Ehlers-Danlos

Claude Hamonet

Europäischer Spezialist für physikalische Medizin und Rehabilitation
Doktor der Sozialanthropologie
Ehemaliger Schwerbehindertenexperte, aufgeführt in der Liste der Weltgesundheitsorganisation (Genf).

Ehlers-Danlos

Die von der Medizin vergessene Krankheit

Vorwort von Professor Rodney Grahame,
Universität London

L'Harmattan

5-7, rue de l'École-Polytechnique ; 75005 Paris
http://www.editions-harmattan.fr
ISBN : 978-2-14-034704-7
EAN : 9782140347047

Übersetzung: Martin Leinen

An erster Stelle danke ich meiner Frau und unseren Kindern, die mich unterstützen und mir die Kraft und Energie für diese Übersetzungsarbeit geschenkt haben.

Ein großes Dankeschön an die tollen Korrekturleserinnen:

Géraldine, Hannah, Hélène, Rosa, Yvonne und Andrea.

Ohne Euch hätte ich die Übersetzung nicht realisieren können.

Ebenso bedanke ich mich ganz herzlich bei Frau Dr. Isabelle Brock, die mir dieses Projekt ermöglicht und mich dabei unterstützt hat.

Abschließend geht mein großer Dank an
Professor Claude Hamonet
für dieses außergewöhnliche und spannende Buch.

Meine größte Hoffnung ist, dass wir mit Hilfe dieser Übersetzung auch möglichst viele Ärzte und Therapeuten im deutschsprachigen Raum erreichen und Betroffene von den Erkenntnissen und dem Wissen profitieren.

DANKSAGUNGEN

An die Angehörigen der Gesundheitsberufe, die Familien der Patienten und ihre Verbände, die Leiter von Krankenhäusern und Gesundheitszentren, die uns vertraut haben und den Mut hatten, uns zu unterstützen, trotz vieler Missverständnisse und Widrigkeiten. Ein besonderer Dank gilt unserem Kollegen, dem damaligen Chief Medical Officer von CNAMTS, der uns vor einigen Jahren mitgeteilt hat: „*Schreib ein Buch*". Es ist erledigt. Ich möchte dem Direktor und den Teams von L'Harmattan für ihren enthusiastischen und professionellen Ansatz bei dieser Arbeit danken.

ÜBERSICHT

VORWORT

Professor Rodney Grahame,
Universität London

Professor Claude Hamonet ist im französischsprachigen Raum unangefochten führend im Kampf gegen die oft schlimmen oder schwerwiegenden Folgen des Ehlers-Danlos-Syndroms (EDS). Aus diesem Grund sollte dieses bemerkenswerte Buch von allen Angehörigen der Gesundheitsberufe gelesen werden, die an der Betreuung von Menschen mit dieser Krankheit beteiligt sind. Ich habe keinen Zweifel daran, dass es auch für Patienten sehr nützlich sein wird, die versuchen, das Wissen und Verständnis über ihre Krankheit zu erweitern.

Was macht dieses Buch so außergewöhnlich?

Zuerst bringt es ein umfangreiches, mit großer Sorgfalt beschriebenes Wissen mit, das aus der klinischen Erfahrung über das gesamte Berufsleben des Autors stammt, der sich sehr für seine Patienten engagiert.

Dieser verschafft sich mit kritischem Blick einen Überblick über die Geschichte des EDS, was ihn zu einer sicheren Stellungnahme zu bestimmten Standpunkten bringt, die über diese Krankheit vorgebracht und verbreitet wurden. Es ist bewundernswert, dass der Autor die 27 Kapitel selbst geschrieben hat, eine gigantische Aufgabe, die auch die therapeutischen Aspekte weitgehend umfasst. Die vorgeschlagenen Behandlungen sind ein sehr großes Vermächtnis aus der Handschrift des Autors. Über die Neurologie und Rheumatologie hinaus hat er sein ganzes Leben als Arzt und Forscher der physikalischen Medizin und der medizinischen Rehabilitation gewidmet. Seine Erfahrungen auf diesem Gebiet hat er bei der Betrachtung der Symptome des EDS eingebracht. Dies macht den wichtigsten und *„konstantesten"* Teil dieser Arbeit aus, in dem er viele innovative Ideen aufzeigt. Sie eröffnen neue Perspektiven, die wir erforschen müssen.

Ich gehöre vermutlich, zusammen mit einer Handvoll anderer noch lebenden Kliniker, zu denen, die die Geburt des EDS in den 1960er Jahren miterlebt haben. In den folgenden Jahren entwickelte es sich sehr langsam: über ein halbes Jahrhundert hinweg. Seit der ursprünglichen Entdeckung der Symptome am Bewegungsapparat im Zusammenhang mit der Hyperlaxität kommen wir nun zur Vorstellung einer Multisystemerkrankung, bei der es schwierig ist, ein einziges Körpersystem zu finden, das nicht auf die eine oder andere Weise vom EDS betroffen ist.

Und doch ist es unverständlich, dass die überwiegende Mehrheit der Ärzte, ob Spezialisten oder nicht, sie nicht erkennen, nicht wissen, wie man sie diagnostiziert, und natürlich nicht wissen, wie man sie behandelt. Viele leugnen sogar ihre Existenz und führen den Patienten und die Familie oft in ein dramatisches und unnötiges Leiden. Einer meiner Kollegen nennt es *„willentliche Unwissenheit"*! Diese ersten Jahre mit EDS waren frustrierend für diejenigen von uns, deren Ziel es war, die Grenzen des Wissens zu erweitern, aber noch mehr für unsere Patienten, deren Zustand sich immer mehr verschlechterte.

Aber langsam und sicher gab es über die Jahre *„Fortschritte"* bezüglich der klinischen Identifizierung und Erforschung verschiedener Aspekte des EDS. Dies betraf ihre Pathogenese, ihre genetischen Aspekte, die Entwicklung von Behandlungen, einschließlich Rehabilitation und Physiotherapie, psychologischer Betreuung und manchmal auch Operationen, um nur einige zu nennen. Die Ärzte, die zunächst allein tätig waren, bildeten multidisziplinäre Teams, um effektiver zu sein. Doch zunächst gab es nur sehr wenig Austausch zwischen den verschiedenen Pflegeeinrichtungen, den verschiedenen medizinischen Disziplinen und auch nicht von einem Land zum anderen.

Ein wichtiger Schritt nach vorn war 2016 die Gründung der internationalen Ehlers-Danlos Gesellschaft (von der Professor Hamonet ein prominentes Mitglied ist). Es ist eine globale Organisation, die Wissenschaftler, Kliniker und Therapeuten aus allen relevanten Disziplinen und Regionen der Welt zusammenbringt und aktiv in der Praxis und Forschung zu allen Aspekten des EDS tätig ist. Eine der bedeutendsten Errungenschaften ist die Veröffentlichung einer internationalen Klassifikation des Ehlers-Danlos-Syndroms im Jahr 2017. Es ist zu früh, um die Auswirkungen einer solchen Bewegung zu messen, aber ihre Existenz verheißt Gutes für die Zukunft unserer Patienten mit EDS.

Rodney Grahame, London 15. Juni 2018
Beratender Rheumatologe,
London International Hypermobility Clinic.
Honorarprofessor, Abteilung für Medizin, Universität
College London, Universität London
Außerordentlicher Professor, School of Medicine,
University of Washington, Seattle, MD, USA

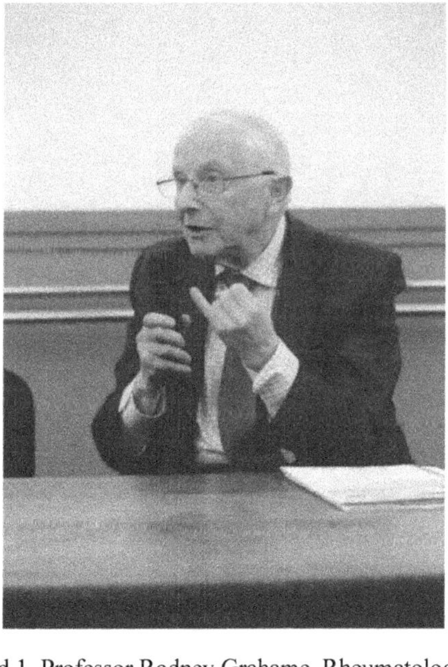

Bild 1. Professor Rodney Grahame. Rheumatologe.
Universität London. 4. Ehlers-Danlos Internationales Symposium,
17. März 2018 Pariser Hôpital de la Salpêtrière

EINFÜHRUNG

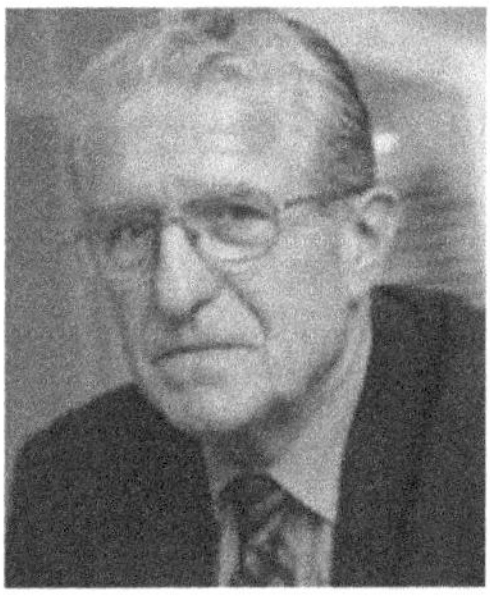

Professor Emeritus Claude Hamonet.
Physikalische Medizin und Rehabilitation

Der Name Ehlers-Danlos ist eine Vereinigung der Namen der beiden Entdecker (1, 2), er ist schwer aussprechbar und zu verstehen. Dies ist anscheinend ein *„Nachteil"* für die Bekanntmachung einer Krankheit, die komplex und vielfältig durch ihre Erscheinungsformen ist, keine festen biologischen Kriterien hat und zudem aufgrund der so gut wie nicht vorhandenen Lehre nur wenigen Ärzten bekannt ist. Und doch ist dieser erblichen Bindegewebserkrankung in den letzten 20 Jahren der Durchbruch gelungen, was sie in den 127 Jahren seit ihrer ersten Beschreibung (3) durch den russischen Dermatologen Alexis Andrei Chernogobov (oder Tschernogobow) 1891 nicht geschafft hatte. Die Anerkennung gilt vor allem den betroffenen Patienten, die laut Rodney Grahame *„ihre Krankheit besser kennen als die Ärzte selbst"* (4). Indem man sich allmählich vom karikierten Bild der Person mit hypermobilen Gelenken oder übermäßig dehnbarer und etwas *„monströser"* Haut entfernte (5), haben sie sich in Vereinigungen zusammengeschlossen, deren Treffen durch die neuen Kommunikationstechniken unterstützt wurden, Diskussionsgruppen und Symposien geschaffen, die Ärzte und betroffene Patienten zusammenbringen. In Spanien hat eine besonders dynamische Vereinigung (*Associacion National Sindromes Ehlers-Danlos Hiperlaxitud*) in den letzten drei Jahren die Initiative ergriffen, in Zusammenarbeit mit den spanischen Universitäten in Murcia und Barcelona und bald auch in Salamanca, einen hervorragenden jährlichen internationalen Universitätskurs auf höchstem Niveau zu schaffen. Die internationale, amerikanische Ehlers-Danlos Society hat eine internationale Gruppe von Ärzten aus verschiedenen Fachgebieten gebildet, die alle am Ehlers-Danlos-Syndrom beteiligt sind, einem *internationalen Konsortium für das Ehlers-Danlos-Syndrom* unter der Leitung von Lara Bloom, Exekutivdirektorin der *internationalen Ehlers-Danlos Gesellschaft*. Außerdem gibt es weitere Patienten- oder Gesundheitsorganisationen (Ehlers-Danlos-Syndrom, Study and Research Group, GERSED) in Frankreich, Belgien (GERSED Belgien), der Schweiz, Italien, Schweden, Brasilien... die dazu beigetragen haben, Treffen zwischen Fachleuten und Patienten mit dem Ehlers-Danlos-Syndrom zu organisieren. Wir selbst konnten mit Unterstützung der Medizinischen Fakultät von Créteil ein Universitätszertifikat über die Krankheit Ehlers-Danlos einrichten. In diesem akademischen Kontext veranstalten wir seit 2015 mit Unterstützung eines wissenschaftlichen Komitees und den verschiedenen Vereinigungen jedes Jahr eine internationale Jahreskonferenz auf Französisch und Englisch, die sich hauptsächlich auf die Behandlung des Syndroms und seit kurzem (März 2018) auf kognitive Aspekte konzentriert. Die digitale Revolution der Verbreitung und des Zugangs zu Informationen hat begonnen und wird noch weiter zunehmen. Hier steckt die Hoffnung vieler Familien, die hart von dieser Krankheit betroffen sind, einerseits durch ihre vielen verursachten Behinderungen und andererseits durch ihre Ablehnung seitens der Mitarbeiter der Gesundheitsberufe.

Unser Ziel ist es, mit diesem Buch die Erfahrungen eines Arztes und klinischen Forschers zu teilen, die auf den Beobachtungen von mehr als 5.500 Patienten basieren, die er in 23 Jahren diagnostizierte. Wir glauben, dass wir eine umfassende und globale Beschreibung einer Krankheit liefern können, die über verschiedene medizinische Fachgebiete verteilt ist. Die große Zahl der untersuchten Patienten und die Nutzung von Instrumenten zur quantifizierten Erfassung klinischer Daten ermöglichte es, die Gleichartigkeit der Symptome der Krankheit Ehlers-Danlos-Chernogobov und die Möglichkeit einer rein klinischen Diagnose zu zeigen (4). Das Vorhandensein anderer Familienfälle ist ein Argument für ihren erblichen und übertragbaren Charakter. Diese Ergebnisse stehen im Einklang mit denen anderer klinischer Wissenschaftler mit umfangreicher Erfahrung mit dieser Krankheit, wie Rodney Grahame (London), Antonio Bulbena (Barcelona), Daniel Manicourt (Brüssel), Pradeep Chopra (Long Island, USA), Jaime Bravo (Santiago de Chile), Neuseli Lamari (Brasilien), Carolina Baeza-Velasco (Paris/Montpellier), Régine Brissot (Rennes/Paris), Roland Jaussaud (Nancy), Gilles Mazaltarine (Nantes), Boris Bienvenue (Caen/Marseille). Die Frage der diagnostischen Kriterien ist von entscheidender Bedeutung, denn im Gegensatz zu dem, was oft behauptet wird, ist Ehlers-Danlos keine seltene, sondern eine häufige Krankheit, wie die große Zahl von Fällen zeigt, die von Ärzten identifiziert wurden, die die Symptome der Krankheit kennen. Diese Häufigkeit erklärt sich auch durch die Übertragung auf alle Kinder einer Person mit einem Ehlers-Danlos, wie wir es in den Familien beobachteten, die wir dazu befragt haben. Sie ist daher eine *„unterdiagnostizierte“* Krankheit, die oft mit anderen Krankheiten verwechselt wird. Die Ignoranz hinsichtlich der Diagnose und vor allem der diffusen Gewebeempfindlichkeit dieser Patienten kann zu schweren iatrogenen [von unwissenden Ärzten ausgelöst] Komplikationen führen, einschließlich Blutungen oder zu verheerenden Operationen wie bei einem Patienten, der 47 Operationen unterzogen wurde.

Neben der Wiederentdeckung einer vergessenen Krankheit stellt die Krankheit Ehlers-Danlos zwei weitere Aspekte vor, die in der Medizin von größter Bedeutung sind. Der erste Aspekt ist ethischer Ordung. Es handelt sich um die Auswirkungen der neuen medizinischen Verfahren auf die Diagnosestellung. Diese beruhen heute weitgehend auf der Verwendung biologischer oder bildgebender Tests, zum Nachteil der Klinik und des Zuhörens des Patienten. Der zweite Aspekt ist wissenschaftlich, es geht um den Mechanismus der Symptome, der mit einer generalisierten Störung der Wahrnehmung des Körpers und seiner Umgebung durch das Gehirn verbunden ist, die eine neue Art der Betrachtung der Zusammenhänge zwischen Körper und Geist einführt, wie auf dem letzten internationalen Symposium am 17. März 2018 im Salpêtrière-Krankenhaus in Paris zum Thema *„Ehlers-Danlos-Syndrom. Kognitive und psychopathologische Aspekte“* umfassend gezeigt wurde.

VORBEMERKUNGEN

Erste Begegnungen mit Ehlers-Danlos

1996, ein gewöhnlicher Beratungsnachmittag in der Medi zinischen Rehabilitationsabteilung des Henri-Mondor-Krankenhauses und Universitätszentrums in Créteil, Val de Marne. Eine 40-jährige Frau stellt sich vor. Sie wird von einem Allgemeinmediziner aus einer nahegelegenen Stadt überwiesen, um Rat zur Durchführung ihrer Rehabilitation zu bekommen. Mehrmals pro Woche durchläuft sie eine äußerst schmerzhafte intensive Rehabilitation. Bei diesen Sitzungen handelt es sich hauptsächlich um ein intensives Training, bei dem insbesondere ein Laufband benutzt wird, das während des Trainings diffuse Schmerzen verursacht, die danach tagelang andauern. Trotz ihrer Proteste bestehen die Rehabilitationsmitarbeiter darauf, dass die Sitzungen fortgeführt werden, auch wenn sie schmerzhaft sind, denn die Schmerzen würden dadurch auf Dauer verschwinden. Nichts davon geschieht, deshalb sucht sie uns auf. Auch die Erschöpfung ist sehr wichtig.

Die Krankengeschichte dieser Patientin ist durch langjährige, diffuse, oft sehr intensive Nacken- und Rückenschmerzen geprägt. Sie läuft schwer und unsicher, die Gelenke sind instabil. Beide Knie, Hals und Lendenwirbelsäule wurden ohne funktionelle Ergebnisse operiert, so dass sehr sichtbare Narben entstanden sind. Neuerdings sind Probleme mit dem Blasenschließmuskel aufgetreten, mit Episoden schwerer Harninkontinenz. Diese Symptome sind mit einer Muskelentspannung des Dammes bei Gebärmuttervorfällen verbunden. Dieser Krankheitsverlauf veranlasst uns, diese Patientin einem Urologen am Henri-Mondor-Universitätsklinikum vorzustellen, der sie nach Absprache mit uns operiert. Im Hinblick auf die schlechte Qualität des Bindegewebes bestanden wir im Rahmen der präoperativen Diskussion darauf, dass er solide Befestigungselemente verwendet, die Wahl fiel auf Metalldrähte, die fest mit der Knochenhaut verbunden werden. Wir wussten damals nicht, dass auch Knochen und Knochenhaut von den Läsionen dieser Krankheit betroffen sind. Die Operation scheitert vollständig. Eine weitere wichtige Entwicklung ist der Beginn einer plötzlichen, vollständigen, einseitigen Taubheit, die zum Krankenhausaufenthalt in der HNO-Abteilung des Interkommunalen Krankenhauses Créteil führt, ohne dass HNO-Spezialisten die Ursache feststellen können. Der Hörverlust ist dauerhaft. Ein weiteres bemerkenswertes Ereignis ereignete sich während einer unserer Konsultationen in Anwesenheit ihres Mannes: Während sie saß, brach sie plötzlich zusammen und stand nach ein paar Sekunden auf und nahm ihren Platz ein, als wäre nichts passiert. Das Gespräch ging weiter, aber wir hatten Zweifel an der Organizität dieser überraschenden Symptome. Später werden wir erfahren, dass es sich um ein posturales orthostatisches Syndrom (POTS) handelte, das eng mit den sehr wichtigen neurovegetativen Störungen bei dieser Krankheit zusammenhängt. Die klinische Untersuchung zeigt viele schmerzhafte Stellen beim Drücken oder Strecken von Muskeln und Sehnen und vor allem zwei Zeichen, die unsere Aufmerksamkeit auf sich ziehen: Die Gelenke sind sehr beweglich und die Haut ist dehnbar.

Das sind die beiden Besonderheiten, die uns an eine Krankheit denken ließen, die wir bereits während unseres Praktikums in der medizinischen Rehabilitation am Raymond-Poincaré-Krankenhaus in Garches im Dienste von Professor André Grossiord, dem Gründer der Fachrichtung Physikalische Medizin und Rehabilitation, erlebt hatten. Es handelte sich um ein algerisches Kind, das im Rahmen des algerisch-französischen Kooperationsabkommen aufgenommen wurde. Es hatte eine akute frühkindliche Kinderlähmung mit multipler Lähmung. Diese Krankheit breitet sich im Körper aus, sie kann einige Gliedmaßen verschonen und andere ganz oder teilweise lähmen. Wie in diesen Fällen üblich, nehmen die gelähmten Muskeln ohne frühzeitige Physiotherapie an Länge ab, ziehen sich zusammen und begrenzen die Gelenkbeweglichkeit. Dies war bei der Mehrheit der algerischen Kinder der Fall, die in Garches aufgenommen wurden, da es damals in Algerien sehr wenige Rehabilitationseinrichtungen gab. Es ist der Kenntnis und dem klinischen Sachverstand von Dr. Philippe Lacert, dem damaligen Leiter der Klinik in dieser Abteilung, zu verdanken, dass man von der Abwesenheit der üblichen muskelbedingten Verkürzung überrascht wurde. Bei der Untersuchung des Jungen entdeckte er eine diffuse Überbeweglichkeit der Gelenke, der Gliedmaßen und eine sehr dehnbare Haut. Basierend auf diesen beiden Anzeichen diagnostizierte er das Ehlers-Danlos-Syndrom. Daraufhin war er entschlossen, den Fall dieses Jungen bei der wöchentlichen Sitzung der Abteilung vorzulegen. Ohne etwas über die Krankheit zu wissen, die uns noch nie zuvor beigebracht worden war, führten wir eine Literaturrecherche durch. Die Ausbeute ist gering: eine Angelegenheit für Dermatologen, Patienten mit sehr beweglichen, sehr *„flexiblen"* Gelenken, Begabung für Schlangenmenschen. Die Haut wird als sehr dehnbar bezeichnet. Diese wurde manchmal genutzt, um auf Märkten ihren Lebensunterhalt zu verdienen. Kurz gesagt, *„normale"* Menschen, ein wenig *„monströs"* oder zumindest *„seltsam"*, fähig, mit ihren körperlichen Eigenschaften zu überraschen und abzulenken, *„sonst normal"*, wie Professor Rodney Grahame es später ausdrücken wird. Nirgendwo wurden Schmerzen, Müdigkeit, Prolaps oder Inkontinenz, geschweige denn Hör- oder Haltungsstörungen ausdrücklich erwähnt.

Mit diesem spärlichen Wissen beschlossen wir, diese einzigartige Beobachtung durch das Vorhandensein ungewöhnlicher Anzeichen im Zusammenhang mit der Krankheit Ehlers-Danlos auf unserem Nationalen Kongress für Physikalische Medizin und Rehabilitation (MPR) in Form eines Posters zu präsentieren. Das Interesse an dieser Neuheit bei den MPR-Ärzten blieb sehr gering, wenn nicht gar bei Null, mit Ausnahme von Dr. Marylène Boucand de Lyon. Sie hat eine Vereinigung von Patienten mit dieser Krankheit gegründet: die Association française du syndrome d'Ehlers-Danlos (AFSED), die sie auch leitet. Nach Rücksprache bat sie uns, Mitglieder dieser Vereinigung zu empfangen, vor allem Frauen. Die Ärzte glauben ihnen nicht, *„sie denken, dass wir alle verrückt sind"*, sagt sie. Wir akzeptierten.

KAPITEL I

Der Aufbau eines klinisch-medizinischen, diagnostischen Rahmens, die ersten 177 Patienten

> *"Es gibt kein besseres Buch für den Arzt als den Patienten"* (Baglivi, Ragusa, 17. Jahrhundert).
>
> *"Hör auf deinen Patienten, er wird die Diagnose stellen"* (William Osler; Baltimore, 1900).

Die ersten Patienten, die von der AFSED [französische Patientenorganisation Ehlers-Danlos-Syndrom] zur Untersuchung geschickt wurden, wurden oft begleitet von ihren Kindern, ihren Eltern, Brüdern und Schwestern. Sehr schnell zeigte sich, dass sich die Erkrankung unter den Angehörigen der Betroffenen ausbreitet, was zu einem sehr schnellen Anstieg der Untersuchungszahlen führte.

Die im ersten Fall beobachteten Anzeichen wurden bestätigt: Diffuse Schmerzen, starke Erschöpfung, Gelenkinstabilität und Störungen der Motorik, Hörstörungen (häufiger im Sinne von Überhöhung als Verminderung), neurovegetative Störungen und nicht zuletzt Gelenkhypermobilität und Hautdehnbarkeit.

Andererseits aufmerksames Zuhören und die Regel, dem Patienten immer zu glauben, seine Aussagen nicht in Frage zu stellen, auch wenn sie a priori überraschend erscheinen. Ein Patient beschreibt die Symptome, wie er sich fühlt, mit seinen eigenen Worten, mit mehr oder weniger Glück, seine medizinischen Kenntnisse mehr oder weniger erweitert, um vom Arzt besser verstanden zu werden.

Hier ist es besonders schwierig wegen der Veränderungen in der Propriozeption, die die vom Patienten wahrgenommenen Empfindungen *„durcheinanderbringen“* und ihm oft extravagante Eigenschaften verleihen, für die er nicht die genauen Worte hat, um sie an einen Arzt zu übermitteln. Um einen konstruktiven Dialog zu führen (4), muss der Arzt seinerseits hier mehr als anderswo seine Vorurteile zerstreuen, die ihm oft von Anfang seiner medizinischen Ausbildung an in Bezug auf sogenannte *„funktionelle“* Patienten eingeflößt wurden, die sich Symptome einbilden, die für den Arzt keine organische Grundlage haben und daher nicht vorhanden sind. Dies ist ein sehr bedeutendes Hindernis für die Kommunikation zwischen diesen Patienten und ihren Ärzten. Alle leiden erheblich und fühlen sich angesichts eines medizinischen Unverständnisses gedemütigt oder sogar schuldig, manchmal begleitet von harten Kommentaren über sie. Bei dieser ersten semiologischen Untersuchung der Krankheit Ehlers-Danlos haben wir von vornherein keine Symptome abgelehnt. Dabei lassen wir uns nicht von den aktuellen, symptomatisch restriktiven Beschreibungen beeinflussen, die hauptsächlich von Beighton und seinen Schülern gemacht wurden (6).

So haben wir a priori unerwartete Erscheinungen wie einen hochentwickelten oder verzerrten Geruchssinn nicht ausgeschlossen. Nachdem wir gehört hatten, dass es von einem Patienten zufällig erwähnt wurde, fragten wir die folgenden Patienten danach und erhielten überwiegend die gleiche Antwort. Wir haben daher die Hypersomie in die Liste der Symptome von EDS aufgenommen. Nach und nach wurde die klinische Semiologie erweitert, so dass eine Verbindung zu den so unterschiedlichen Erscheinungsformen des Syndroms hergestellt werden kann, wie z.B. gastroösophageale Refluxerkrankung, Kurzatmigkeit, Hyperakusis, vasomotorische Störungen der Extremitäten (kalte Füße), unwillkürliche plötzliche Bewegungen (Tremor), Zittern der Extremitäten, Dysurie mit abnehmendem Harndrang und manchmal Episoden von Harnverhalt, umgekehrt häufiges und zwingendes Verlangen mit manchmal Leckagen, Anfälle von gewaltsamen Muskelkontraktionen, Episoden von vorübergehendem Ausfall eines Körperteils, das Vorhandensein von kognitiven Störungen, Angst, hyperemotionalem, autistischem Verhalten…

Um die Erfassung und Verwendung dieser Daten zu erleichtern, haben wir ein Raster mit zwei Spalten von Symptomen und Untersuchungszeichen auf einer einzigen Seite aufgebaut. Diese Darstellung erschien uns nützlich, um auf einen Blick einen Überblick über die klinischen Anzeichen zu haben, die in 16 ärztlich vertrauten Rubriken zusammengefasst wurden, die schließlich 79 Positionen umfassen. Wir haben uns dafür entschieden, sie nach Organen oder *„Einheiten"* oder *„Systemen"* zu identifizieren, entsprechend der üblichen medizinischen Klassifikation: Bewegungsapparat, Haut, neurovegetatives System, Herz-Kreislauf-System, Verdauungsorgane, Zahngesundheit, HNO-Organe (HNO), Sehorgane (Ophthalmologie), Blasen- und Schließmuskelsystem, Atmungssystem, Sexualität und Fortpflanzung. Vier Rubriken sind rein symptomatisch: Schmerzen, Müdigkeit, Schlaf, kognitiv-emotionale Verhaltensstörungen.

All diese Manifestationen können sehr alltäglich erscheinen, wie Erschöpfung, Schmerzen, Verstopfung. Sie sind es nicht wegen ihrer Eigenschaften, Schmerzen im Besonderen, sondern wegen ihrer Verbindungen zueinander (vor allem Schmerz/Erschöpfung) und auch ihrer Intensität. Aus diesem Grund haben wir ein Quantifizierungssystem eingeführt, bei dem wir eine Likert-Skala (7) von fünf Schritten, von 0 bis 4, gewählt haben, die wir bereits für die Bewertung bei Behinderungen verwendet haben. Dieses Instrument wurde weitgehend durch die Arbeit (8) bestätigt, die wir zusammen mit Professor Maria Teresa Magalhaes (Porto), Marie de Jouvencel, Neuropsychologin (Paris) und Professor Louise Gagnon (Mac Gill University, Montreal) veröffentlicht haben. Es ist einfach und unkompliziert an alle menschlichen Funktionen und Behinderungen anzupassen. Sie basiert auf dem Ausmaß der Abhängigkeit der Person, die die Tätigkeit ausübt oder eine Lage nach folgendem Schweregrad bewältigt: Beschwerden (Mühsam), Abhängigkeit von technischer Hilfe, einschließlich Medikamenten oder Tieren, Abhängigkeit von teilweiser menschlicher Hilfe, Abhängigkeit von vollständiger menschlicher Hilfe.

Messung von Funktionseinschränkungen und Behinderungssituationen. Schweregrad-Skala:

0: keine Schwierigkeit
1: Mühsam
2: Einschränkung, die durch technische oder medizinische Hilfe ausgeglichen wird.
3: Funktionseinschränkung oder Situation, die eine teilweise Nutzung menschlicher Hilfe erfordert.
4: Funktionseinschränkung oder Situation, die eine völlige menschliche Hilfe erfordert oder absolut unmöglich ist.

Anwendungen:

Für das Aufstehen:
0: Kein Problem.
1: Mühsam, unangenehm.
2: Bedarf an technischer Hilfe: Unterstützung durch einen festen Halt mit Hilfe eines Gehstocks, einer Orthese, eines Medikaments (gegen Schmerzen, Muskelkontrakturen, Hypotonie, Schwindel...).
3: Bedarf an teilweiser menschlicher Unterstützung zur Hilfestellung oder zur Beruhigung oder Stabilisierung.
4: Absolute Unmöglichkeit oder nur mit Hilfe einer Person, die ihn in den Armen hält.

Für die Situation, etwas zu trinken:
0: Es ist kein Problem, eine Flasche oder einen Dekantier zu greifen und die Flüssigkeit in ein Glas zu gießen.
1: Mühsam und mehr oder weniger schmerzhaft, langsam oder unangenehm.
2: Notwendigkeit, den Vorgang anzupassen (wenig Flüssigkeit in der Flasche oder Karaffe, spezielle Form der Karaffe (angepasster Griff, leicht zu greifen), Möglichkeit, die Karaffe oder Flasche zu kippen, um die Flüssigkeit zu gießen, ohne sie anheben zu müssen...).
3: Teilweise menschliche Hilfe erforderlich (die Karaffe füllen, sie in die Nähe des zu füllenden Glases bewegen)
4: Absolute Unmöglichkeit und totale menschliche Unterstützung erforderlich.

Die Wahl fiel auf die Bewertung aller Symptome, die während der Untersuchung auf der gleichen Likert-Skala von 0 bis 4 gefunden wurden, einschließlich Hautdehnbarkeit, Gelenkhypermobilität, Blutergüssen, Hyperakusis, Verstopfung, Gedächtnis, etc. Für alle Punkte wurde eine Punktzahl von 2 gewählt, da erwartet wird, dass dieses

Zeichen oder Symptom signifikant wird. Auf diese Weise kann ein Gesamtüberblick über den Schweregrad gegeben werden, indem man sich das Übersichtsblatt ansieht, das das Krankheitsbild in Bezug auf die Dominanz der Werte bei 3 oder 4 wiedergibt. Wir sind uns der Bedeutung der Subjektivität des Arztes bewusst, aber so funktioniert die klinische Medizin. Durch das Zuhören und die sorgfältige Beobachtung des Patienten kann der Arzt die signifikanten Symptome auswählen und deren Schwere messen, um eine Entscheidung zu treffen. Erfahrung und Validierung haben gezeigt, dass dieses System effektiv und reproduzierbar von einem Arzt zum anderen ist. Die Implementierung einer Schwereskala in der Symptomatik des Syndroms wird sehr wichtige Konsequenzen für die Identifizierung des Ehlers-Danlos-Syndroms haben. Es wird ermöglichen, die Schwere der Symptome zu vergleichen, die so unterschiedlich sind wie die Zerbrechlichkeit der Haut und die auditorische, visuelle, kutane und vestibuläre Hypersensibilität, was die Homogenität der Krankheit belegt. Es wird auch den diagnostischen Wert der Zeichen von EDS aufzeigen, indem es sie mit den Ergebnissen vergleicht, die bei gesunden Patienten und bei Patienten, die nicht von EDS betroffen sind, erzielt wurden (4).

Der Umgang mit EDS-Patienten lehrte uns sehr schnell die fast systematische Unwissenheit über dieses Syndrom in der Ärzteschaft, oder schlimmer noch, eines falschen Wissens, das von einem falschen Bild der Gutartigkeit oder Banalität dominiert wird. Die beobachteten Symptome stehen im Zusammenhang mit anderen Krankheitsbildern. Die Auswirkungen der vertauschten diagnostischen Darstellung sind sehr wichtig

Eine im Juli 2010 durchgeführte Umfrage bei 135 Personen zu den als Reaktion auf die Symptome der Krankheit genannten Diagnosen zeigt in diesem Zusammenhang insbesondere die Art der diagnostischen Verläufe, deren durchschnittliche Dauer enorm war: 23 Jahre seit dem Auftreten deutlich suggestiver Anzeichen. Tatsächlich ist eine frühzeitige Diagnose bereits im ersten Lebensjahr möglich, in dem bestimmte Manifestationen (Prellungen, spontane Rippenbrüche oder epiphysäre Tränen) beobachtet werden und leitende Ärzte aus Unkenntnis des Ehlers-Danlos-Syndroms die Diagnose *„elterliche Gewalt“* mit der grausamen Konsequenz der Entziehung des Kindes stellen. Die Frage ist heute in der Tat einfacher, da die klinische Beobachtung der systematischen Übertragung von Bindegewebsschäden und Fragilität auf alle Kinder eines betroffenen Elternteils (Frau oder Mann) erfolgt.

Ehlers-Danlos-Syndrom, diagnostischer Verlauf
(Ergebnisse einer Umfrage, durchgeführt bei 135 Personen mit einem Ehlers-Danlos-Syndrom, Juli 2010.)

- *„Psychische"* Störungen *(„es ist im Kopf", „Hysterie", „es ist psychosomatisch")*: **88 mal (65%)**
- Rheumatische Erkrankung (außer Fibromyalgie): **59 mal (44%)**
- Fibromyalgie: **47 mal (35%)**
- Neurologische Erkrankungen: **42 mal (31%)**, davon **17 mal (13%)** Multiple Sklerose
- Marfan-Krankheit: **24 mal (18%)**
- Syndrom des geschlagenen Kindes: **20 mal (15%)**
- Morbus Crohn oder Zöliakie: **19 mal (14%)**
- Sehr oft auch Asthma, das aber nicht berücksichtigt wird.

Als Reaktion auf diese Situation beschlossen wir, das Syndrom auf Basis der Daten der ersten 177 Patienten, die wir erhielten, neu zu gestalten. Wir haben dieses Dokument auf der Website (claude.hamonet.free.fr) veröffentlicht, die gerade für unsere Studenten erstellt wurde, um sie über die Realität dieses Syndroms zu informieren und hoffen, dazu beizutragen, Verzögerungen bei der Diagnose zu reduzieren. Dank der Server und der weit verbreiteten Nutzung der IT war das Ergebnis sofort sichtbar. Sicherlich konsultierten Ärzte die Seite, aber es waren vor allem Patienten mit einer Fehldiagnose, die zufällig die Schlüsselwörter ihrer Symptome (Schmerzen, Erschöpfung, Luxationen, gastroösophageale Refluxerkrankung, Verstopfung/ Darmobstruktion, Blutdruckabfall, etc.) einsetzten und sich in weniger als einer Sekunde vor der Seite und der Beschreibung des Syndroms befanden! Sofort *„erkannten"* sie sich selbst und nahmen Kontakt auf. Nach der Diagnose wurde der Arzt darüber informiert, dass sein Patient keine Fibromyalgie oder Multiple Sklerose, sondern ein Ehlers-Danlos-Syndrom hatte. Einige Zeit später rief er an und kündigte an, dass er einen anderen Fall, ähnlich dem vorherigen Patienten, überweisen wolle.

Derzeit haben **1.235.157** erste Besucher diese Website besucht, was unserer Meinung nach ein sehr starkes Argument dafür ist, dass es sich nicht um eine seltene Krankheit handelt.

Medizinisch zertifizierter Bericht zum Ehlers-Danlos Syndrom, Hotel Dieu in Paris

Name:
Vorname:
Geschlecht: W / M   Geburtsdatum:
Lateralisierung: rechts / links
Größe: Gewicht:
Alter bei der Diagnose:
Alter der ersten Symptome:
Alter der letzten Untersuchung:
Andere Familienfälle: ja   nein
Soziale Aktivitäten:
Datum der Untersuchung:
Name des Untersuchers:

Schmerzen					
Gelenke oder Knochen	0	1	2	3	4
Muskulatur	0	1	2	3	4
Bauchraum	0	1	2	3	4
Genitalbereich	0	1	2	3	4
Brustkorb	0	1	2	3	4
Hautveränderungen durch Hyperästhesie	0	1	2	3	4
Migräne und/oder Kopfschmerzen	0	1	2	3	4
Erschöpfung	0	1	2	3	4
Schlafstörungen	0	1	2	3	4
Gelenk- und Bewegungsstörungen					
Gelenkhypermobilität	0	1	2	3	4
Beighton Score	0	1	2	3	4
Unregelmäßiger Zyklus					
Rückbildung der Kniesehnen	0	1	2	3	4
Verstauchungen oder Pseudo-Verstauchungen	0	1	2	3	4
Subluxation / Dislokation / Knacken	0	1	2	3	4
Propriozeptive Störungen	0	1	2	3	4
Skoliose	0	1	2	3	4
Rückbildung der Fußsohle	0	1	2	3	4
Dystonie	0	1	2	3	4
Hautmanifestationen					
Dünne und transparente Haut	0	1	2	3	4
Schwierige Heilung	0	1	2	3	4
Dehnungsstreifen	0	1	2	3	4
Überstreckbarkeit	0	1	2	3	4
Dysautonomie					
Kälte	0	1	2	3	4
Wärmeunverträglichkeit	0	1	2	3	4
Unerklärliches Fieber	0	1	2	3	4
Übermäßiges Schwitzen	0	1	2	3	4
Konjunktivale Trockenheit	0	1	2	3	4
Trockener Mund	0	1	2	3	4
Tachykardie	0	1	2	3	4
Hypotonie	0	1	2	3	4
Gefäßerkrankungen der Extremitäten	0	1	2	3	4
Kardiovaskuläre Manifestationen					
Morphologische Herzveränderung	0	1	2	3	4
Veränderungen in den Arterien	0	1	2	3	4
Hämorrhoiden	0	1	2	3	4

Dominante(s) Symptom(e)

Schweregradindex
0: nicht vorhanden; 1: unbedeutend; 2: von mittlerer Bedeutung; 3: wichtig; 4: sehr wichtig

Hämorrhagische Manifestationen					
Hautblutungen	0	1	2	3	4
Nasenblutungen	0	1	2	3	4
Zahnfleischbluten	0	1	2	3	4
Genitalblutungen	0	1	2	3	4
Verdauungs- und parietale Symptome					
Verstopfung	0	1	2	3	4
Blähungen	0	1	2	3	4
Falsche Wege	0	1	2	3	4
Dysphagie	0	1	2	3	4
Blasensteine	0	1	2	3	4
Gastroösophageale Refluxerkrankung	0	1	2	3	4
Hernien der Bauchdecke	0	1	2	3	4
Abdominalchirurgie	0	1	2	3	4
Zustand von Blase, Schließmuskel und Damm					
Dysurie (Verminderung oder Verlust des Bedarfs)	0	1	2	3	4
Inkontinenz & Dringlichkeit der Notwendigkeit	0	1	2	3	4
Prolaps	0	1	2	3	4
Harnwegsinfektionen	0	1	2	3	4
Orale und zahnärztliche Manifestationen					
Temporäres Kiefergelenk	0	1	2	3	4
Zähne	0	1	2	3	4
Zahnfleisch und Mundschleimhaut	0	1	2	3	4
Kieferorthopädie	0	1	2	3	4
HNO- Manifestationen					
Hyperakusis	0	1	2	3	4
Gehörverlust	0	1	2	3	4
Bilaterale Wahrnehmung	0	1	2	3	4
Tinnitus	0	1	2	3	4
Hyperosmie	0	1	2	3	4
Schwindelgefühl	0	1	2	3	4
Augenärztliche Manifestationen					
Kurzsichtigkeit	0	1	2	3	4
Visuelle Ermüdung	0	1	2	3	4
Diplopie	0	1	2	3	4
Atemwegsmanifestationen					
Blockaden	0	1	2	3	4
Kurzatmigkeit	0	1	2	3	4
Wiederholte Bronchitis	0	1	2	3	4
Erkrankungen der oberen Atemwege	0	1	2	3	4
Stimmstörung					
Sexualität & Fortpflanzung					
Sexuelle Funktionsstörung	0	1	2	3	4
Erektionsprobleme	0	1	2	3	4
Fortpflanzung, Entbindung	0	1	2	3	4
Spontane Fehlgeburten	0	1	2	3	4
Symptome der kognitiven Ebene					
Arbeitsgedächtnis	0	1	2	3	4
Aufmerksamkeit	0	1	2	3	4
Konzentration	0	1	2	3	4
Räumliche Orientierung	0	1	2	3	4
Zeitliche Orientierung	0	1	2	3	4
Emotionalität	0	1	2	3	4
Angstzustände	0	1	2	3	4
Phobien	0	1	2	3	4

Unterschrift & Stempel

KAPITEL II

Patienten sprechen. Erfahrungsberichte

Rodney Grahame (9) meint, dass *„es sich um eine Krankheit handelt, die die Patienten besser kennen als ihre Ärzte“*. Tatsächlich sind es oft Patienten, die Symptome bei Menschen in ihrer Umgebung, in der Familie oder bei Freunden erkennen. Unsere Erfahrung hat uns auch gelehrt, dass sie und einige ihrer Vereine die besten Grundlagen für das Wissen von Ärzten sind, die ihnen zuhören wollen. Die Entdeckung der Diagnose ist in hohem Maße auf die Entwicklung der Internet-Kommunikation zurückzuführen, die internationale medizinische Publikationen und spezielle Websites allgemein zugänglich gemacht hat. Wir veröffentlichen hier einige der vielen E-Mails, die wir häufig nach dem Lesen unserer Website (www.claude.hamonet.free.fr) erhalten. In den letzten Jahren war das Internet ein gewaltiger Beschleuniger bei der Verbreitung des Wissens über diese Krankheit, die bei den Ärzten weitgehend unbekannt ist. Leider. Die Internet-Entdeckung der Diagnose durch die Patienten selbst verwirrt viele Ärzte. Einige sind dieser Diagnose sogar misstrauisch gegenüber in einem Kommunikationsnetzwerk, in dem, fürwahr, viele fantasievolle Informationen zirkulieren. Sie vergessen jedoch, dass es dieselbe Art des Zugangs zu Informationen ist, die sie in der Ausübung ihres Berufs nutzen.

Die Suche nach der Diagnose 1

„Ich möchte mich direkt mit Ihnen in Verbindung setzen, ***da ich einen Arzt suche, der die Diagnose Ehlers-Danlos-Syndrom*** *(a priori hypermobil) bei meiner elfjährigen ältesten Tochter (und wahrscheinlich auch bei meinem Mann und meiner jüngeren Tochter) bestätigen und offiziell machen kann. Seit Jahren konsultieren wir verschiedene Spezialisten für die Gesundheitsprobleme meiner Tochter, die sich vor allem durch starke Erschöpfung, verschiedene Schmerzen (Bauchschmerzen, Kopfschmerzen und diffuse Gelenkschmerzen), die gegen die üblichen Schmerzmedikamente resistent sind, und Verdauungsprobleme (Übelkeit, Verstopfung) äußern. Ohne größere Gelenkprobleme ist sie trotzdem anfällig für Verstauchungen (z.B. zwei in den letzten sechs Monaten). Darüber hinaus gibt es ein fehlerhaftes Erlernen der Koordinierung und Konzentration sowie Probleme mit der Wärmeregulierung (übermäßige Kälteempfindlichkeit) und einigen hypertrophen Narben.* ***Andererseits hatte meine Tochter vor einigen Jahren eine Schädelfraktur, die den Beginn der Verschlimmerung markierte.*** *“*

Diagnosesuche 2

„Ich komme zu Ihnen, weil **ich völlig am Ende bin**. *Vor einigen Wochen wurde ich für 15 Tage ins Krankenhaus eingeliefert, zuerst dachten sie, ich hätte einen Schlaganfall und dann, nach mehreren Tests, schlossen sie Schlaganfall und Hirnhautentzündung aus, indem sie eine Lumbalpunktion machten. Aber es brauchte viermal, um mich zu stechen und diese Punktion richtig zu machen. Letztlich diagnostizierte man bei mir Cluster-Kopfschmerz. Drei Tage nach meiner Entlassung aus dem Krankenhaus hatte ich einen Termin bei meinem Rheumatologen, der bei mir eine Fibromyalgie diagnostizierte, aber ich bezweifle diese Diagnose sehr, da einige meiner Symptome nicht der Fibromyalgie, sondern eher dem Ehlers-Danlos-Syndrom entsprechen...Mein Alltag wird sehr kompliziert, mein Mann ist gezwungen, mir beim Essen oder Trinken zu helfen, weil ich wegen der Schmerzen nicht mehr allein essen kann, oder der Versuch, einen Gegenstand in die Hände zu nehmen oder zu schreiben, wird kompliziert, weil auch meine Finger, Handgelenke und Hände schmerzen.* Ich habe starke Schmerzen.*”*

Diagnosesuche 3

„Ich möchte Ihnen diese Nachricht schicken, weil bei meiner Tochter im Alter von 14 Jahren EDS diagnostiziert wurde, aber die Ärzte davon nichts hören wollten, für sie war alles in ihrem Kopf. Erst im vergangenen Sommer wurde uns gesagt, dass es sich um EDS handelt, Schriftliches bekamen wir aber nicht. Heute ist sie bald 16 Jahre und bewegt sich im Rollstuhl, kein Schmerzmittel hilft ihr. Vor zwei Monaten sahen wir die Genetikerin, die eine Blutprobe entnahm. Sie sagte uns, dass es lange dauern würde, bis die Ergebnisse vorliegen. Die Ärztin für funktionelle Rehabilitation sagte meiner Tochter bei einem Termin, dass sie nicht mehr wisse, was sie tun könne...“

Unverständnis und Unkenntnisse seitens der Ärzte

„Ich bin von Geburt an so sehr von verständnislosen Ärzten behandelt worden, dass ich nicht wirklich über meinen Schmerz und was mich behindert sprechen kann. Zum Beispiel ging ich zu einer Konsultation mit Nordic-Walking-Stöcken (sie verdrehen mir nicht die Handgelenke, halten mich vom Fallen ab, kompensieren meinen Schwindel), und einem Rucksack auf dem Rücken... also dachte der Arzt, ich sei eine Läuferin und ich widersprach ihm nicht.... pff.! Ich war am Ende meiner Kraft inmitten einer depressiven Phase. Ich habe ihm nicht einmal gesagt, dass ich ohne diese Ausrüstung einsam zu Hause leben müsse, denn das Gehen mit den Schmerzen ist schrecklich.“

Schwierigkeiten bei der (guten) Behandlung. Brief an einen Arzt.

„Nach der Konsultation im Juni bei Ihnen habe ich viele Schritte unternommen, um Beihilfe für behinderte Erwachsene und Pflege zu erhalten. Das war keine leichte Aufgabe. Erst seit diesem Monat erhalte ich Beihilfe für behinderte Erwachsene, da ich nicht mehr in der Lage bin, zu arbeiten. Zur Einrichtung für Menschen mit Behinderung: 79%, also kann man sagen, dass ich die Hilfe, die ab 80% gilt, knapp verfehlt habe.

Ich habe nicht genug um meine Miete, meine Rechnungen zu bezahlen, kurz gesagt, um ohne Hunger zu leben (RSA), ich lebte im Rucksackmodus mit Zahnbürste bei Freunden, die mich beherbergen wollten.

Bisher hatte ich keinen Zugang zu Pflege, Sauerstoff, Sprachtherapie, Physiotherapie, etc.“

Ehlers-Danlos-Syndrom. Diagnose unmöglich? Oder *„die Probleme, die nach einer Fachberatung zum EDS aufgetreten sind“.*

„Sie haben mich gestern in Ihrer Praxis empfangen. Ich habe EDS. Sie haben mir zu Beginn der Konsultation erklärt, dass sie es kennen, was mich für einen Moment beruhigte. Aber am Ende haben Sie leider meine Probleme heruntergespielt und meine Erklärungen nicht gehört. Ich habe jetzt den Eindruck, dass Sie es auf eine „einfache Hyperlaxität“ reduzieren. Sie haben sogar gewagt, während des Diktierens Ihres Befundes zu erwähnen, dass ich selbständig in der Lage bin, die Handlungen des täglichen Lebens auszuführen. Aber was für ein Fehler!! Und ich war so schockiert, dass ich nicht einmal reagierte. Sie sagten auch, dass ich keine Anzeichen einer sensitiven Verschlechterung habe, obwohl ich Ihnen zuvor von meinen Beindefiziten (Hypoästhesie) sowie meiner Hyperästhesie selbst gegenüber den leichtesten Stößen berichtet hatte. Diese Symptome sind auch Teil des EDS. Am Ende des Diktats haben Sie angegeben: „Sie hat, a priori, EDS“... Nein, aber was bedeutet das??? Deshalb bitte ich Sie, diesen Bericht nicht zu schreiben, wenn es so ist, dass solche Dinge darin enthalten sind, die nicht der Realität entsprechen. Dies wird Ihrer Sekretärin unnötige Arbeit ersparen.

Außerdem haben Sie nicht gehört, dass ich erklärt habe, dass ich bereits seit vielen Monaten eine Rehabilitation oder Wiederherstellung versucht habe, was unter anderem zu einer Verschlechterung meines Zustands geführt hat. Und Sie bitten mich, das noch einmal zu tun und gleichzeitig verweigern Sie mir einen Rollstuhl...

Sie sagten mir, dass Sie EDS kennen, aber in diesem Fall hätten Sie mir nicht die Arme in alle Richtungen verdreht, was den ganzen Nachmittag über zu schrecklichen Schmerzen in meinen Händen bis zu den Schultern hinaufführte, ebenso wie am Rücken und Nacken, nach Ihren etwas übertriebenen Handlungen, um meinen Kopf in alle Richtungen zu drehen. Heute kann ich meinen Kopf nicht mehr drehen, weder nach links noch nach rechts. Bei mir ist es schon geschehen, wenn Sie aber andere EDS-Patienten sehen, tun Sie es Ihnen bitte nicht an. Es ist wirklich eine sanftere Untersuchung notwendig.

Sauerstoff ist kein „Schuss“, wie Sie sagen, sondern ein Element, das Schmerzen lindert, die Erschöpfung ein wenig verbessert und Sie sich in Atemkrisen erholen lässt. Die Blase, ich habe sie nicht dazu gebracht, sich selbst zu verschlechtern, aber es ist ja eines der vielen Symptome von EDS! Die Medikamente, für die Sie von mir verlangen, sie nicht mehr zu nehmen, weil sie für mich nicht geeignet wären, werden unter Berücksichtigung meines Zustands und seiner klinischen Untersuchung von einem Arzt verschrieben, der über umfangreiche Erfahrungen mit dieser Krankheit verfügt.

Außerdem ist meine Bitte um einen Rollstuhl keine Laune, sondern eine sorgfältig überlegte Bitte angesichts meines fortschreitenden Verlustes der Autonomie. Es ist alles ein psychologisches Werk der Akzeptanz und Sie fegen es in wenigen Sekunden weg. Der Elektrorollstuhl wäre kein Zeichen des Scheiterns oder des Aufgebens, sondern im Gegenteil eine wertvolle Hilfe, um sich weiter vorwärts zu bewegen, zu arbeiten, einfach zu leben. Und abgesehen davon, dass ich eine gewisse Autonomie außerhalb meines Hauses finden würde, würde es mir erlauben, den Rest der Zeit zu Hause besser (ja!) zu gehen, da ich durch seine Verwendung weniger Kraft einsetzen müsste. Es würde auch die vielen Schmerzen und Verrenkungen des täglichen Lebens reduzieren... Und warum ein Elektrorollstuhl? Weil ich in allen meinen Gliedmaßen an Kraft verliere. Ich kann mich mit einem manuellen Rollstuhl nicht alleine bewegen (ich habe es bereits ausprobiert).

Ärzte sind keine Götter. Fehler sind menschlich, aber es ist wichtig, dem Patienten zuhören zu können. Vor allem ist es sehr unklug, eine Krankheit in Frage zu stellen, die von führenden Ärzten und sogar Genetikern international anerkannt ist.

Diese E-Mail ermöglicht es mir, meine Gefühle besser auszudrücken, was während der Konsultation nicht möglich war, weil ich von all den Behandlungen und Tests so schockiert und müde war (große Ermüdbarkeit bei EDS). Und dann fühlte ich mich, als würde ich mit einer Wand des Missverständnisses sprechen. Und das wiederholte sich bei vielen Ärzten, aber VOR der Diagnose. Und die letzten „1min30 für die letzten Fragen", die Sie mir gegeben haben, waren ein wenig zu kurz, um mich auszudrücken. Diese E-Mail ermöglicht es mir auch, Sie auf zukünftige EDS-Patienten aufmerksam zu machen, falls Sie welche bekommen. Ich erspare Ihnen die lange Liste anderer Symptome, die mein Leben ein wenig komplizierter machen. Wir sind keine Betrüger. Die diagnostische Suche dauerte schon lange, also respektieren Sie uns bitte."

Brief an die Ärzte zu: *„Wer bin ich? Wie sehe ich aus? Ich lebe mit EDS."*

Einer unserer Patienten gab uns dieses schriftliche Dokument zu dem Zweck, besser verstanden zu werden.

„Offener Brief an Sie, die Sie meine Akte, meine Zukunft verwalten".

Ich kann die Entbehrungen ertragen, die täglichen Schmerzen, aber die größte Angst eines Patienten ist es, ignoriert zu werden und von der Gesellschaft in eine Schublade gesteckt zu werden.

Nicht anerkannt zu werden bedeutet, dass der Albtraum des Alltags, unsere Reise falsch ist, auch unsere Leiden.

Ich schlafe nicht mehr, seit ich weiß, dass meine Akte durch Ihre Hände gehen wird.

Haben Sie über mich gelesen, dass ich heute mit einem schlecht bekannten Syndrom lebe, das das Bindegewebe in meinem ganzen Körper betrifft, ich mir in dieser Woche meine Schulter ausgekugelt und sie für acht Tage mit einem Schal fixiert hielt. Ich bin dort überbeweglich, ohne jegliche sportliche Betätigung. Manchmal sind es die Knie, die Finger, die Hüften, der Kiefer ... wussten Sie, dass ein Augapfel blockieren kann? Vorher, ich auch nicht.

Die Muskel- und Gelenkschmerzen sind an der Tagesordnung. Aber das ist nur die Spitze des Eisbergs.

Meine Nächte sind schlecht, die Schmerzen in meinen Rippen lassen mich in alle Richtungen drehen, zum Glück habe ich meine Memory-Foam-Matratze, ohne sie wäre die Nacht eine zusätzliche Tortur, ich zähle schon so die Stunden!

Mein Verdauungssystem funktioniert nicht normal. Im Moment, nach langen Verstopfungsphasen, erlebe ich unmittelbar danach seit drei Monaten ... genau das Gegenteil! Unnötig zu sagen, dass ich nicht viel

Zeit habe, um auf die Toilette zu kommen. Zu jeder Tageszeit!

Es ist zauberhaft, das ESD, nicht wahr?

Nicht zu erwähnen das Sodbrennen, nach jedem beliebigen Nahrungsmittel oder blutige Spucke oder Schleim, der den Rachen auf unerklärliche Weise füllt.

Nein, es ist immer noch EDS.

Ganz zu schweigen von den propriozeptiven und sprachlichen Störungen, die im Alltag dazu kommen. Oder, wie man in der Gesellschaft wie jemand der seltsam ist aussieht, obwohl man sich im Kopf ganz gut (normal) fühlt.

Letzte Woche schwoll mein ganzes Gesicht an, eine weitere Allergie, schätze ich! Ich muss sagen, dass ich nicht viel toleriere.

Ich musste während der Schwangerschaft 2014 für drei Monate im Bett liegen, nahm von 52 kg auf mehr als 90 kg zu. Ich habe auch beim Einsetzen des Katheters geblutet (EDS mag keine Fremdkörper) und beim Legen des intravenösen Zugangs hat sich der Umfang meines Handgelenks verdoppelt. Ich bekam bei der Geburt eine Vollnarkose und einen Kaiserschnitt

Dann ging ich in eineinhalb Jahren auf 47 kg zurück und aß immer noch wie ein Riese. Nach den Untersuchungen war alles in Ordnung. EDS und die Folgen der Schwangerschaft, auch eine tolle Geschichte.

Ich konnte nur die komprimierende Kleidung tragen, die mich sehr unterstützt, denn mein Gewichtsverlust war zu groß, um richtige Maße bekommen zu können.

Ich habe auch einen Blutverlust in der linken Brust, der seit vier Jahren besteht. Mammographie: keine Auffälligkeiten. EDS und ihre zerbrechlichen Blutgefäße, die dort brechen, wo sie wollen...

Im Moment habe ich eine Reihe von Zahnarztterminen, wie meine Mutter vor mir, die mit 20 Jahren ihre Zähne verloren hat, fange ich an, nekrotische, gebrochene Zähne und Karies zu entwickeln, ohne Ernährungsumstellung und bei gesunder Ernährung, mit 27 Jahren versichere ich Ihnen, dass es beängstigend ist, wenn man mit Ihnen über Kronen oder Zähne ziehen spricht!!

EDS liebt es auch, das Gebiss anzugreifen, in der Tat ist alles außer Kontrolle!

Die Haut? Dünn, zerbrechlich, die Narben bleiben! Suchen Sie nicht nach einem zu pingeligen Mann, weil das Messer jede Woche und für Jahre Verletzungen zufügt. Die blauen Flecken? Die ganze Zeit, vergiss die Röcke!

Ich kann Ihnen eine sehr lange und langweilige Liste meines täglichen Lebens machen, obwohl ich keine Zeit habe, mich zu langweilen! Jeder Tag hat mir den schönsten Schatz gegeben, meinen kleinen Gabriel, geboren 2014. Aber man muss wieder einmal wissen, dass das Leben beschlossen hat, die Dinge zu erschweren. Mein kleiner Engel wurde mit einer angeborenen Herzerkrankung, Hypoplasie der linken Herzkammer, geboren und wartet auf seine dritte offene Herzoperation. Seine Lebenserwartung zum Erreichen des Erwachsenenalters liegt nach Ansicht der Ärzte bei einem Drittel.

Mein Mann, der sich meiner Pathologie bereits stellen muss, muss sich jetzt eine Menge Sorgen um unseren Sohn machen.

Ich kann meine Krankheit bewältigen, die meines Sohnes, uns als Paar, aber bitte fügt meiner Reise keine Gleichgültigkeit hinzu, ich brauche mehr Jahre, lasst es mich selbst aufbauen, nehmt mich ein wenig mehr wahr, bewahrt meine Rechte. Ich bin kein Geist, die Krankheit ist Teil meines Lebens, es ist mein tägliches Leben, der Kampf.

Danke für Ihre Unterstützung." Elodie.

Sie ist 7 Jahre alt, mit einer verzerrten Handschrift, sie füllt eine Seite aus, die sie bei der Konsultation abgibt: *„Ich habe überall Schmerzen, Kopfschmerzen, ich bin erschöpft, ich will schlafen. Mein Finger ist krumm, es knackt, Becken, Knöchel, Hüfte, Finger, Kiefer, Nacken, Knie. Mein Fuß sinkt nach rechts, es klemmt im Becken, es sticht im Fuß, Becken, es schlägt, im Kopf, Knie, Rücken und die Unterseite des Knies klemmt..." dann wird die sich verbreiternde Schrift unlesbar und die Mutter fügt hinzu, was sie meint, aber nicht mehr schreiben kann: „Stuhlinkontinenz und Harnprobleme". Diese Leiden von Kindern und Jugendlichen werden in der Regel nicht gehört und den Kindern wird vorgeworfen, sich „die ganze Zeit zu beschweren"...natürlich für nichts! Vor kurzem jedoch (Ouest France, 24.04.2018) wurde ein Teenager im Elysée von Präsident Emmanuel Macron empfangen, der ihn fragte, „wann es im Laufe des Tages weh tue," worauf er antwortete: „Ich* *leide die ganze Zeit, Tag und Nacht, ohne Pause" und er fungierte als Dolmetscher auf höchster Ebene des französischen Staates für Tausende von Kindern, denen nicht von Ärzten oder ihren Eltern geglaubt werde, bis sie sicher wissen, dass sie die gleiche Krankheit haben.*

KAPITEL III

Eine bewegte Geschichte, die die aktuelle Ablehnung durch Ärzte erklärt

Klinisch vor 137 Jahren identifiziert (3), ist ihr Schicksal paradox, da diese Krankheit, die leicht zu erkennen ist, fast allen Ärzten, *die sie nie diagnostizieren*, unbekannt ist. (Rodney Grahame, 9). Für dieses Kapitel haben wir sehr von der effektiven Zusammenarbeit mit der Bibliothek der Medizinischen Akademie profitiert.

Gelenke zu beweglich, Haut zu dehnbar, zwei Anzeichen, die die ersten Beschreibungen dominierten.

Die überwiegende Mehrheit der Ärzte, die ihren Namen kennen, betrachtet Ehlers-Danlos eher als Kuriosität denn als Krankheit, die sich durch hochmobile Gelenke auszeichnet, die an das Bild des Schlangenmenschen erinnern, und eine sehr dehnbare Haut. Dieses Vorurteil ist das Ergebnis einiger historischer Beschreibungen und der Übertragung einer sehr vereinfachten Vision einer sehr komplexen Krankheit durch *„Mundpropaganda"*, wie sie in der heutigen medizinischen Praxis üblich ist. Wir können auch die oft unbewusste Aufmerksamkeit der Ärzte für die spektakuläre Erscheinung der Zeichen hinzufügen, die sie bei ihren Patienten sehen. Dies veranlasste zwei amerikanische Autoren, Gould und Pyle, 1888 zu schreiben: *„Anomalien und Kuriositäten der Medizin"* (10). Sie beschreiben, zur Unterstützung mit Illustration, einen Mann, einen Budapester Schausteller unter dem Namen *„Elastic-Skin-Mann"*, mit einer sehr hohen Elastizität der Haut seines ganzen Körpers und einer ebenso dehnbaren Nase. Ein weiterer Schausteller namens Felix Wehrle wird ebenfalls vorgestellt: Er konnte seine Haut weit dehnen, aber auch seine Finger leicht biegen. Die Patienten mit dem Ehlers-Danlos-Syndrom, die wir trafen, erreichten diese Leistung nicht. Goulds Fälle, wie auch der des von Van Meek'ren (11) beschriebenen spanischen Matrosen, hatten höchstwahrscheinlich eine andere Bindegewebserkrankung als Ehlers-Danlos.

Es gibt noch immer kulturelle Prägungen und Vorurteile, so dass diese ersten klinischen Ansätze schwer auszulöschen sind. Sehr offensichtliche Hyperlaxität wird allzu oft von Patientenverbänden hervorgehoben, die diese *sichtbare* Seite einer *unsichtbaren* Krankheit nutzen, um wahrgenommen zu werden. Dieser Ansatz kann kontraproduktiv und schädlich für die Förderer sein, indem er eine *„monströse"* Seite hervorhebt, die zu weit ausgenutzt wird, durch eine *„spektakuläre"* Seite, die das Bild der Krankheit schädigt und kontraproduktiv ist. Sie verzerrt eine klinische Realität, die in vielen Fällen glücklicherweise moderat und mit einer hohen Lebensqualität vereinbar ist. Diese beeindruckenden Bilder können auch dazu beitragen, Ärzte von der Diagnose fernzuhalten und sie hin zu einer reinen psychopathologischen Erklärung zu leiten.

Dieser Kontext, kombiniert mit dem Begriff der sportlichen Leistung in der Kindheit und vor der Pubertät, veranlasst die Ärzte (9), Ehlers-Danlos als *„eine leichte Krankheit, eine nicht schwere Krankheit, kurz gesagt eine zu vernachlässigende Krankheit"* (Rodney Grahame) zu betrachten. Einige schließen ihre Konsultation sogar mit folgenden Worten ab: *„Sie sollten in einem Zirkus arbeiten"*. Es scheint daher notwendig zu sein, die *„Teile"* dieser chaotischen Geschichte zu rekonstruieren. Diese Rekonstruktion wird sich als die Zusammenstellung der verschiedenen *„Ersatzteile"* des Körpers in Form eines Puzzles erweisen, wie einige Patienten spontan betonen, wenn sie die mit ihrer Krankheit verbundenen Symptome entdecken, während der klinischen Untersuchung das Gefühl haben, sich selbst *„zusammenzusetzen"*. Neben der Achtlosigkeit und dem Missverständnis gibt es auch die Missachtung und den Verdacht, dass diese Patienten sehr oft Opfer sind, die

Diskrepanz zwischen dem *„normalen"* Aussehen ihres Körpers, dem Ort oft qualvoller Schmerzen und unkontrollierbarer Ungeschicktheit, der *„unsichtbaren"* Seite ihrer Krankheit, setzt sie unangemessenen und manchmal heftigen Reaktionen von Ärzten aus, die von den Menschen um sie herum widergespiegelt werden, die beide *„nicht verstehen"*.

Die Stunde der Dermatologen und Cutis Laxa

Die offensichtlichsten Anzeichen erregten ganz natürlich die Aufmerksamkeit in einer der ersten medizinischen Fachrichtungen, die sie selbst identifizierten und strukturierten: die Dermatologie. Die ersten bekannten Beschreiber sind Dermatologen (Chernogobow, 3, Ehlers, 1), die die beiden Anzeichen vorstellten, die die Geschichte dieser Krankheit bisher geprägt haben: Die Dehnbarkeit der Gewebe, insbesondere der Haut und die übermäßige Beweglichkeit der Gelenke. Die Bedeutung, die diesen beiden Zeichen beigemessen wird, wird für die betroffenen Patienten unheilvolle Folgen haben, da in ihrer Abwesenheit einerseits Fälle von echten Ehlers-Danlos-Krankheiten ausgeschlossen werden und andererseits andere Anzeichen, die die Schwere dieser Krankheit ausmachen, die heute eine sehr häufige Ursache für Behinderungen zu sein scheint, verharmlosen oder diese ausschließen. Es ist ein Däne (4), Edvard Lauritz Ehlers (1863-1937), der in Berlin und Paris Medizin studiert hat und der die vollständigste Beschreibung liefern wird.

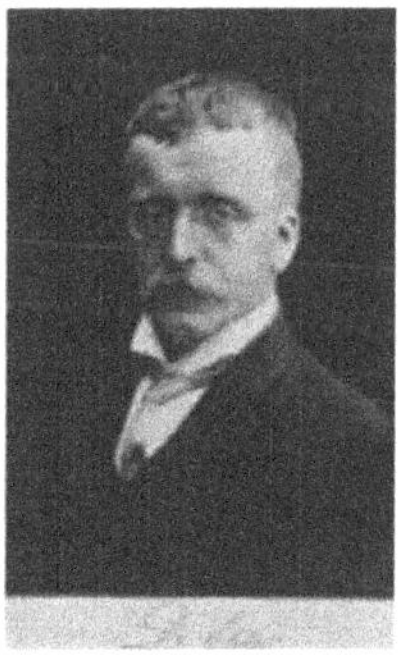

Nr. 3 Edvard Lauritz Ehlers, Kopenhagen 1863-1937.
Geschlechtsdermatologe, Studium in Berlin und Paris

Am 15. Dezember 1900 stellte er den Fall eines 21-jährigen Jurastudenten von der Ostseeinsel Bornholm den Ärzten der Dänischen Gesellschaft für Dermatologie und Hypophilographie in Kopenhagen vor. Er nennt seine Mitteilung *„Cutis laxa, Tendenz zu Hautblutungen, Entspannung mehrerer Gelenke (Fall für die Diagnostik)"*. Sie wird in deutscher Sprache veröffentlicht. In einem sehr kurzen Text stellt Ehlers eine sehr genaue Beschreibung auf, in der wir mehrere klinische Symptome des derzeit bekannten Ehlers-Danlos-Syndroms finden: Blutungen, Hautbrüchigkeit, Dehnbarkeit, Hypermobilität, Luxationen, Dysautonomie (Schwitzen, Kälteempfindungen an den Extremitäten).

„Der Patient wurde bis zu seinem achten Lebensjahr durch Hämatome geplagt, die bei sehr kleinen Traumata auftraten". „Sie kann gefaltet werden, bis noch genügend Haut an den Fingern und Gelenken vorhanden ist, so dass z.B. die Finger eine zusätzliche halbe Länge gewinnen.... Die Finger sind der Sitz externer Subluxationen, fast im rechten Winkel. Der Patient leidet oft unter spontanen Kniegelenkluxationen, die beim Gehen korrigiert werden müssen... Die Schweißbildung ist erhöht. Der Gang ist etwas gestört, zögerlich. Er hat das ständige Gefühl kalter Haut an seinen Extremitäten."

Er vermutet eine Erblichkeit, indem er beim Vater dieses Studenten gemeinsame Symptome findet, die als „*Gichtanfälle*" bezeichnet werden und Ausdruck der schmerzhaften Gelenksymptome bei EDS sein könnten.

Es ist bemerkenswert, dass dieser ausgezeichnete Arzt, Ehlers, die Schwierigkeiten bei der Identifizierung vorausgesehen hat, auf die sein Syndrom stoßen wird, wenn er schreibt:
„Die Definition von Krankheiten auf der Grundlage ihrer Ätiologie ist viel wichtiger als der Versuch, seltene Krankheiten zu kennzeichnen und zu klassifizieren".

Diese vergessene Beschreibung folgt der des russischen Dermatologen Alexander Nikolaiev Chernogobow (3) im Jahr 1892, der zwei Patienten (einen 17-jährigen Mann und eine 50-jährige Frau) der Moskauer Gesellschaft für Dermatologie und Venerologie vorstellte. Der erste hatte wiederholte Luxationen, Hautknötchen, zerbrechliche und sehr dehnbare Haut, mehrere Narben von minimalem Trauma, dehnbarer Haut, Gelenkhypermobilität und pseudotumoröse Geschwülste der Knie, Ellenbogen. Er führt die beobachteten Läsionen auf Bindegewebsschäden zurück. Die zweite Patientin wurde wegen Tumoren operiert und hatte sehr schwere Narbenerkrankungen. Unter dem Namen dieses allerersten Beschreibers beziehen sich die Russen auf EDS. Um die Liste der Vorläufer zu vervollständigen, sei auf den Fall von Sir Malcolm Morris hingewiesen, der 1900 von Cohn (12) der London Society of Dermatology vorgestellt wurde und der 1907 auf dem IX. Kongress der Deutschen Dermatologischen Gesellschaften den Fall *„ein Patient mit Gummihaut (cutis laxa)"* vorstellte.

Im Jahre 1908 (13) stellte der Physiker und Dermatologe Henri Alexandre Danlos (inspiriert von Marie Curie, er war der erste, der Radium-Nadeln bei Hautkrebserkrankungen einführte), der mit M. Pautrier für Histologie verbunden war, der Französischen Gesellschaft für Dermatologie und Syphiligraphie in Paris *„einen Fall von Cutis laxa mit Tumoren durch chronische Quetschung der Ellenbogen und Knie"* vor. Er besteht auf zwei Zeichen: Die *„abnormale Dünne"* und *„außergewöhnliche Elastizität"* der Haut, die er mit der von *„einer dünnen Gummiklinge"* vergleicht. Tatsächlich hatte Danlos einen Patienten untersucht, den François Hallopeau und Macé de Lépinay bereits 1906 der Französischen Gesellschaft für Dermatologie mit dem Titel *„Jugendliches pseudodiabetisches Xanthom"* vorgestellt hatten. *„Danlos Präsentation bestand darauf, dass Macé de l'Epinay vergaß, dass er die Hyper-Extrahierbarkeit der Haut dieses Patienten nicht beschrieben hatte."* Die Gewichtung dieses Symptoms wird schwerwiegende Folgen für die Einstellung der Ärzte zu diesem Syndrom haben, von dem sie erwarten, dass es sehr wichtig ist, während es in den meisten Fällen von EDS nur gering und manchmal gar nicht vorhanden ist. Die *„Abwesenheit"* auf dem Handrücken wird von vielen Ärzten noch immer als formales Ausschlusskriterium für die Diagnose verwendet.

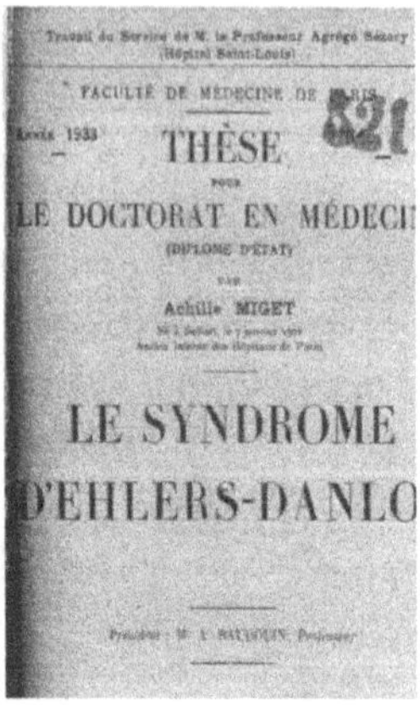
FACULTÉ DE MÉDECINE DE PARIS
THÈSE
POUR
LE DOCTORAT EN MÉDECI
(DIPLOME D'ÉTAT)
Achille MIGET
LE SYNDROME
D'EHLERS-DANLO

Nr 4. Achille Migets Doktorarbeit in der Medizin, Paris, 1933,
die erste, die Ehlers und Danlos in derselben Krankheit zusammenführte.

Achille Miget (14) schreibt in seiner medizinischen Doktorarbeit am Hôpital-Saint-Louis, Paris, 1933 in seiner Einleitung: *„Das Syndrom, das Gegenstand dieser Arbeit ist, kombiniert Hyperelastizität und Dermatolyse („ein Zustand, der durch ein Erschlaffen der Haut gekennzeichnet ist, die sich ausdehnt, sich zweimal faltet und zurückfällt“.* Wörterbuch der französischen Sprache, E. Littré, 1874) *zum dritten Element: die gemeinsame Hyperlaxität. Typische Fälle sind selten, eine Seltenheit, die möglicherweise darauf zurückzuführen ist, dass man diesen seltsamen Zustand nicht kennt.“*

Es gibt Elemente in Migets These, die den von Danlos beschriebenen Fall histologisch anders darstellen als den in dieser Arbeit beschriebenen, aber auch von anderen Autoren: *„Wenn die Läsionen im Falle von E. Schulman und G. Lévy-Cobentz identisch mit denen sind, die wir beobachtet haben, scheinen sie sich etwas von den histologischen Veränderungen zu unterscheiden, die Pautrier im Falle der Danlos-Prinzipien beschrieben hat.“* Das klinische Bild (erhebliche Bedeutung der Dehnbarkeit bei Beibehaltung der Elastizität, die beim EDS fehlt), sowie diese histologischen Befunde lassen Zweifel an der Ähnlichkeit des Falles von Danlos mit denen aufkommen, die wir Ehlers-Danlos nennen. Diese Bemerkungen deuten darauf hin, dass Danlos wahrscheinlich ein elastisches Pseudo-Xanthom beschrieben hat. Trotzdem wird Miget Ehlers und Danlos im selben Syndrom zusammenbringen. Wie Valérie Galopin in ihrer Doktorarbeit in der Medizin (15) betont, wurde die Unterscheidung zwischen dem Zustand von *Cutis laxa*, also loser Haut und unelastischer Haut, 1936 von Petges und Le Coulant (16) hervorgehoben. Trotz dieser Einschränkungen wird Miget Ehlers und Danlos in den Titel seiner Arbeit unter dem gleichnamigen Titel aufnehmen, nach Schulmann und Levy Coblentz, die 1932 (17) vorgeschlagen hatten, dieser neuen Krankheit diesen Namen zu geben. Dies wurde 1936 (18) von Frederick Parkes-Weber bestätigt, der im Zusammenhang mit einem von ihm beschriebenen neuen Fall auch den Namen Ehlers-Danlos-Syndrom vorschlug. Erwähnenswert ist die bemerkenswerte Abhandlung (dritte Ausgabe 1966) von Mackusick (19), die mit einer sehr vollständigen Bibliographie ohne Miget zu vergessen, die erste zusammenfassende Beschreibung des Ehlers-Danlos-Syndroms bietet.

Die Sicht der Rheumatologen und die Zeit der Hypergelenk-Laxität

Der Rest der Geschichte des Ehlers-Danlos-Syndroms ist geprägt durch die Beteiligung zweier medizinischer Disziplinen an den Beschreibungs- und Identifizierungsverfahren: Rheumatologie mit Bywaters (20) und Genetik mit P. Beighton, der einen sehr unvollkommenen Hypermobilitätstest vorschlagen wird (zumindest für den therapeutischen Arzt): Es basiert auf der Mobilisierung von acht Extremitätenabschnitten und einem kombinierten Wirbelsäulen- und Hüftmobilisierungstest. Der Test, der nur 30 der 350 Gelenke des menschlichen Körpers betrifft, wird mit neun (ein Punkt pro Segmentmobilisierung) bewertet und vergisst einen Gelenkkomplex, der bei diesem Syndrom besonders betroffen ist: Die Schulter und die Hüfte werden nur indirekt untersucht, mit dem Rumpf, in nur einer seiner Amplituden: der Flexion.

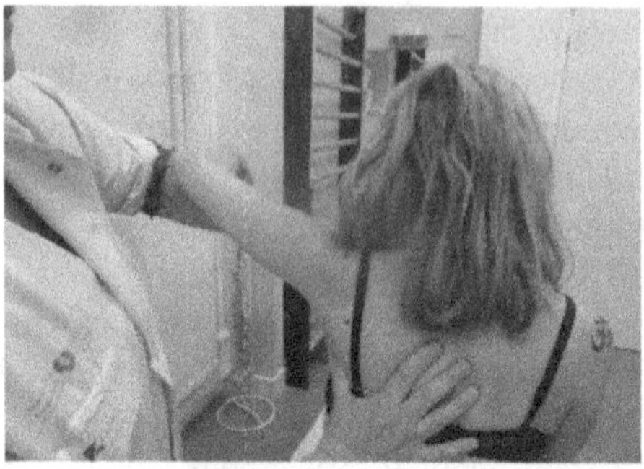

Abbildung 5: Hypermobilitätstest der zypriotischen Schulter positiv (kein Neigen des Schulterblattes über 90° über die Abduktion hinaus). Beachten Sie die Tätowierung, sie verformt sich trotz der Dehnbarkeit der Haut nie.

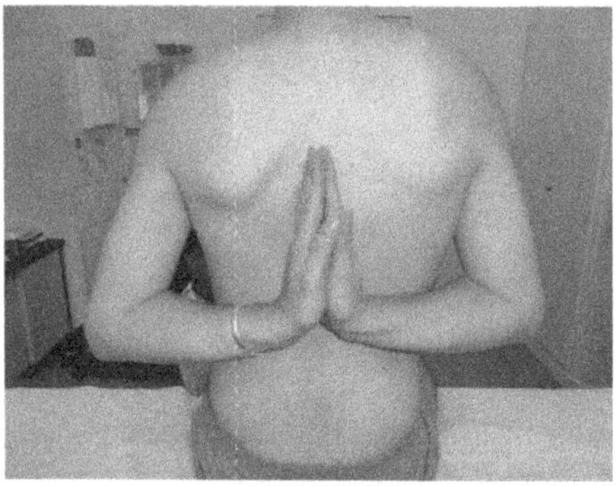

Abbildung 6 Hypermobilität der Schulter.
Das Zeichen *„Namaste"*.

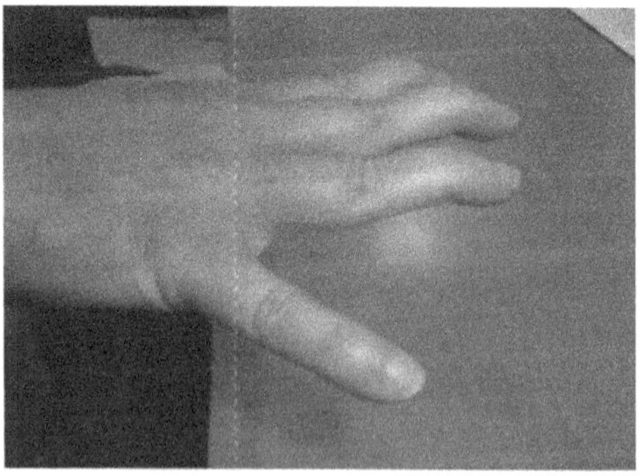

Abbildung 7.
Verformung der Finger zur *„Schwanenhalsform"*.

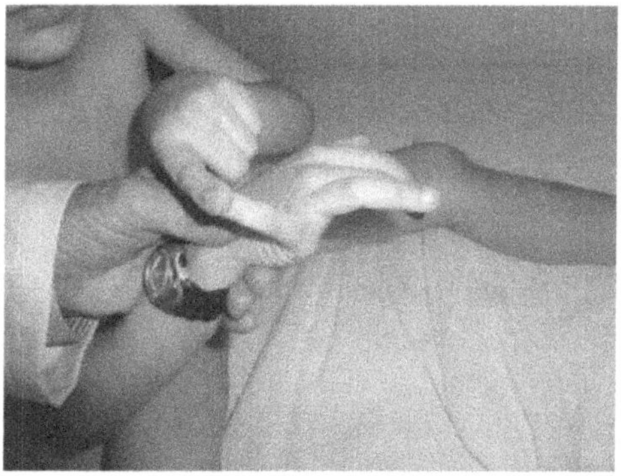

Abbildung 8 Hypermobilität der Finger

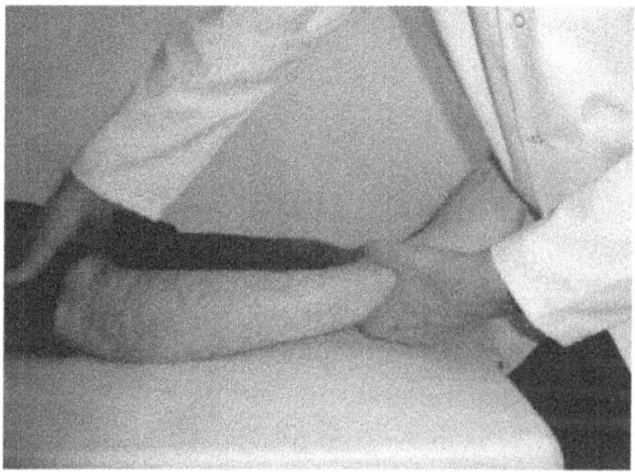

Abbildung 9.
Rückbildung des Knies

Der Charakter der Benignität wurde von rheumatologischen Kreisen dramatisch hervorgehoben, wie Rodney Grahame (9) im Zusammenhang mit dem „*Joint Hypermobility Syndrom*", einem Namen, den Rheumatologen dieser Krankheit gegeben haben, betont: „*1967 wurde ein Artikel über das generalisierte Hypermobilitätssyndrom des Bewegungsapparates in der Chronik der rheumatologischen Erkrankungen veröffentlicht*" (20). Diese Menschen werden von Rheumatologen als „*ansonsten normal*" angesehen, d.h. „*diese Menschen sind überhaupt nicht krank, sie sind bei guter Gesundheit*", sagt Rodney Grahame (9). Letzterer und Jaime Bravo (21) haben versucht, eine klinische Beschreibung in rheumatologischen Kreisen zu entwickeln, indem sie diese allmählich mit anderen Symptomen bereichern: Schmerzen, Müdigkeit, Verdauungsstörungen, Dysautonomie (21), Behinderungssituationen... Grahame entwickelt die sogenannten Brighton-Diagnosekriterien (22) mit zwei Hauptmerkmalen: einen Beighton-Hypermobilitätstest von mehr als 4/9 zum Zeitpunkt der Untersuchung und Gelenkschmerzen über mehr als drei Jahre bei vier oder mehr Gelenken. Er fügt kleinere Kriterien wie Schwangerschaftsstreifen, Epikondylitis, Luxationen hinzu... Schließlich ist dies im Einklang mit den historischen Beschreibungen und ist in der Nähe der Beobachtungen, die von anderen Autoren gemacht werden. Diese Klassifizierung wird von vielen (einschließlich einiger Genetiker) als die am wenigsten schlechte angesehen. Die Schwierigkeit für Rheumatologen im Umgang mit EDS ist auch, dass sie die Fibromyalgie unter den Krankheiten ihres Fachgebietes eingeführt haben. Darauf werden wir in einem separaten Kapitel zurückkommen. Die Rheumatologen, *„Erfinder"* der Fibromyalgie (23) wählten diesen neuen Namen, um Fälle der Krankheit Ehlers-Danlos zu bezeichnen, die sie nicht kannten, was zu großer Verwirrung führte und die Identifizierung des Ehlers-Danlos-Syndroms erschwerte, die Fibromyalgie, die die größten Schwierigkeiten hat, von einer sehr großen Anzahl von Ärzten als eine bestimmte pathologische Einheit identifiziert zu werden und einen Ort (der nicht existiert) zwischen Ehlers-Danlos und der Psychosomatik zu finden.

Klassifikationen der Genetiker und die Zeit des Kollagens und seiner genetischen Mutationen

Die zweite medizinische Disziplin, die seit 1949 an der Erforschung dieses Syndroms beteiligt war, ist die Genetik. Die von Achille Miget in seiner Arbeit erwähnte familiäre Natur wird durch Johnson und Falls und Jansen (24, 25) verdeutlicht. Diese Autoren belegen die Erblichkeit des Syndroms an einem Stammbaum von 123 Personen über sechs Generationen. Jansen (24) zeigte 1949, dass die Verflechtung von Kollagenfasern in der Haut eines Menschen mit einem Ehlers-Danlos-Syndrom weniger eng ist als in der Haut einer Kontrollperson und erklärte auf diese Weise die klinischen Symptome. 1966 verwies Mc Kusick auf die genetische Heterogenität des Syndroms und betrachtete es als eine neue erbliche Bindegewebsstörung, die in die gleiche Gruppe wie das Marfan-Syndrom, die Glasknochenerkrankung und das Hurler-Syndrom eingeordnet wurde (19). Im Jahr 1967 wurde von Barrabas (26, 27) eine erste Klassifizierung anhand von 27 Patienten vorgeschlagen. Es gibt drei Arten: klassische, variköse und arterielle. Der arterielle Typ ist derselbe wie der von Sack 1932 beschriebene, der ihn *„Status dysvascularis"* nannte (28). Es ist das Sack-Barrabas Syndrom, das zum Ehlers-Danlos-Typ-IV Syndrom geworden ist, an das Genetiker eine Mutation von COL3A1 gekoppelt haben. 1968 wurde von Beighton (29) eine X-chromosomale Übertragung veröffentlicht. 1969 schlug Beighton, basierend auf der Beobachtung von 100 Patienten, fünf verschiedene Formen vor, die klinisch nachweisbar waren: den Gravis-Typ oder Typ I, den Mitis-Typ oder Typ II, den hypermobilen Typ oder Typ III, den ecchymotischen Typ oder Typ IV, der dem arteriellen Typ Barrabas und dem *X-linked-Syndrom* oder Typ V (30) entspricht. Beighton wird einem neun-Punkte-Hypermobilitätstest (31) seinen Namen geben, mit dem die Gelenkmobilität von Schwarzen und Weißen in Südafrika verglichen wird. Es wird zu einer Referenz für viele Genetiker und andere werden, die es (missbräuchlich) zu einem wesentlichen Kriterium für die Diagnose gemacht haben. Es ist jedoch unvollkommen, variabel, häufig falsch angewendet und falsch interpretiert, negativ und dient ebenso wie die Dehnbarkeit zu häufig dazu, eine Diagnose zu beseitigen, die bei Vorliegen anderer gleichbedeutender Symptome offensichtlich ist (9). Um den Autor Beighton und seine Schule herum wird eine Klassifizierung auf der Grundlage von Kollagenmutationen erstellt. Diese Klassifizierung, die in Berlin von elf Typen (32) ausgeht, wird in der neuesten Version in Villefranche (33) auf sechs und in der aktuellen Praxis auf drei reduziert (*„classic, hypermobile, vasculär"*). Für Patienten, die Angst vor einem *vaskulären EDS* haben, die frühzeitig als *„tödlich"* mit dem Risiko eines Aneurysmenrisses und schwerer Organrisse (z.B. *„platzen"* der Gebärmutter während der Schwangerschaft) beschrieben wurde, ist dies von großer Bedeutung. Glücklicherweise ist dieses Bild äußerst selten, aber es hinterlässt weiterhin seine Spuren in den Köpfen der Menschen und vielen Frauen in den Wehen droht jetzt ein Kaiserschnitt mit den unglücklichen Folgen von Narben und Restschmerzen, wenn ihr Geburtshelfer erfährt, dass sie Ehlers-Danlos haben. In den Kriterien der Klassifikation von Villefranche (33) fehlen die meisten der derzeit beschriebenen Symptome, was ein Hindernis für den diagnostischen Einsatz darstellt, und zu einer großen Verwirrung führt, die für die Patienten schädlich ist. Es ist klar, wie der Genetiker Brad Tinkle (34) betont, dass die Gelenkhypermobilität von Rheumatologen und das hypermobile Ehlers-Danlos-Syndrom von Genetikern eine einzige klinische Einheit mit der gleichen Vermeidung von iatrogenen Risiken und der gleichen Behandlung sind.

Seitdem von der amerikanischen Patientenorganisation, der *Ehlers-Danlos Society*, im Mai 2016 in New York organisierten Expertenmeeting haben sich mehrere von ihnen, meist Genetiker, zu einer Denkfabrik zusammengeschlossen, die eine neue vorläufige Klassifikation vorschlug (Überarbeitung geplant bei einem neuen Treffen im November 2018 in Gent/Ghent, Belgien). Es definiert 13 Arten des Ehlers-Danlos-Syndroms (35). Sie misst der Gelenkhypermobilität eine übermäßige Bedeutung bei. Diese letzte Klassifizierung bestätigt, dass in den meisten Fällen kein Gentest zur Verfügung steht. In als selten eingestuften Formen zeigt die medizinische Praxis, dass diese Tests schwer zugänglich sind oder lange Zeit in Anspruch nehmen. Die Klassifikationsvorschläge scheinen uns mit der klinischen Realität, die Patienten uns gegenüber ausdrücken, nicht im Einklang zu stehen. Dieser letzte Vorschlag, der von der Gesundheitsgemeinschaft stark publiziert wird, ist Gegenstand eines späteren Kapitels, in dem die verwendete Methodik und die angewandten Kriterien ausführlich kritisiert werden. Das unmittelbare Ergebnis trägt wesentlich dazu bei, viele EDS-Patienten von der genetischen Diagnose, Behandlung und Prävention auszuschließen.

Die Vererbung führt natürlich dazu, dass Patienten, Ärzte und Gesundheitseinrichtungen sich zur Diagnostik an Genetiker wenden. Dieser Trend wird durch die Medien (Télèthon) und die institutionelle Förderung (Schaffung von Referenz- und Kompetenzzentren) von genetischen Krankheiten verstärkt, die zu leicht durch medizinische Unwissenheit als selten oder sogar verwaist beschrieben werden, auch wenn es wie bei der Krankheit Ehlers-Danlos Therapien gibt. Die Ergebnisse, die auf den Beziehungen zwischen den Patienten und ihren Beratungsgesprächen oder auf Briefen und Berichten beruhen, die nach diesen Gesprächen verfasst wurden, verdeutlichen die sehr unterschiedliche Natur der Ergebnisse. Die befragten Genetiker verwenden keine gemeinsamen klinischen Kriterien und lehnen viele sehr wichtige Symptome wie Hyperakusis, Dystonie, propriozeptive Symptome (insbesondere Gehstörungen), kognitive Störungen und sogar... Schmerzen fast systematisch ab. Sie sind durch die Variabilität der Symptome stark verunsichert und interpretieren die Existenz von Anfällen und die Notwendigkeit, zu bestimmten Zeiten einen E-Rollstuhl zu benutzen, als Simulation oder *„Somatisierung"*. Es scheint, dass sie sich immer weniger für die Haut interessieren, aber sie haben das Vorhandensein von Gelenkhyperlaxität zu einem echten *Dogma* gemacht. Sie ignorieren, wie oft die Kniebeugermuskeln und immer der Trizeps und die Planarbeugemuskulatur mit dem Zusammenziehen spart, wie es manchmal in der frühen Kindheit zu finden ist. Sie geben jedoch zunehmend zu, dass diese Hypermobilität in der Kindheit existiert haben könnte und dann verschwunden ist. In den meisten Fällen weisen sie die betroffenen Familien weiterhin darauf hin, dass die Übertragung autosomal dominant ist, während sie nach den Erfahrungen der Patienten, die wir gesehen haben, für alle Kinder systematisch ist. Sie zögern, bei diesen Kindern eine diagnostische Untersuchung durchzuführen, was gefährliche Zweifel für das Kind bedeutet. Obwohl diese Diagnose in den ersten Lebensmonaten gestellt werden kann. Dies ist unerlässlich, um der Diagnose von Kindesmissbrauch entgegenzuwirken, gefolgt von einem Rückzug des Kindes von seinen Eltern, wie wir sowie Michael Holick aus Boston (36) gezeigt haben. Die Unterschätzung der Schwere des EDS durch die Genetiker, die von unseren Patienten konsultiert wurden, ist beträchtlich. Dies gilt für Eine von ihnen, der das Recht auf PMA [medizinisch unterstützte Zeugung] verweigert wurde, weil ihr Syndrom nicht sehr behindernd sei (sie fuhr mit einem E-Rollstuhl aus ihrem Haus) und *„sie könnte durchaus das Risiko eingehen, ein Kind mit EDS zu bekommen“*. Diese funktionelle Schwere ist mit einem Risiko für die Vitalprognose verbunden, insbesondere durch Blutungen. Dies war der Fall bei einer unserer Patientinnen, die von ihrem Chirurgen *„in äußerster Not“* vor einer hämorrhagischen Ruptur einer Eierstockzyste gerettet wurde. Anderenorts sind es Aneurysmenrupturen. Die Einführung der neuen New Yorker Klassifizierung hat diese Situation erheblich verschärft. Ihre strenge und manchmal unzureichende Anwendung führt angesichts seiner Komplexität und Ungenauigkeit zu einer *„Herabstufung“* des seit Jahren authentifizierten, effektiv behandelten und sozial unterstützten Falles, die die Person in unüberwindliche Schwierigkeiten bringt. Diese Situationen wurden bereits 2015 von Rodney Grahame angeprangert (9): *"Leider werden Patienten mit EDS von der Ärzteschaft nicht gut betreut. Sie werden weder angehört, noch wird ihnen geglaubt, noch gut diagnostiziert, noch richtig behandelt.“* Es scheint, dass sich nichts geändert hat und sogar ein Widerstand gegen die Gen-Spekulation stattgefunden hat, ohne Rücksicht auf den oft katastrophalen Zustand dieser Patienten.

Beheben Sie das Vergessen kognitiver und psychischpathologischer Schwierigkeiten. Verbindungen mit Autismus

Eine der ständigen Schwierigkeiten, mit denen Patienten mit EDS konfrontiert sind, ist die missbräuchliche Psychiatrie mit gelegentlicher Internierung. *„Wir werden als verrückt angesehen“*, sagte der Präsident von AFSED bei unserem ersten Treffen. *„Ich kann dir nie genug danken, dass du mir gesagt hast, dass ich nicht verrückt bin“*, sagte einer meiner Patienten in Marseille. Diese Einstellung der Ärzte wird durch das Vorhandensein mehrerer subjektiver Symptome hervorgerufen (diffuse Schmerzen, Erschöpfung, Schlafstörungen, Unwohlsein, Übelkeit, Verdauungsstörungen, Schwindel, Dyspareunie...), oft intensiv, variabel, bei normaler Bildgebung (CT, MRT). Weitere Anzeichen, die in den Augen der Ärzte oft vermutet werden, sind Verstopfung, Blasenschwäche, Menstruationsbeschwerden, Appetitlosigkeit oder im Gegensatz dazu Bulimie. Ein solches Krankheitsbild, zu *„reich“*, zu vielfältig (*„all das ist nicht gleichzeitig möglich!“*), lässt bei vielen Ärzten Zweifel an seiner *„Organizität“* aufkommen und führt zu einer Formel, die den Patienten schnell vertraut wird: *„Es ist in deinem Kopf“, oder auch: „Kümmere dich um dich selbst, gib dir Mühe“.* Zu viele Symptome, die scheinbar nichts miteinander zu tun haben, verwirren Ärzte, die in einer Pathologie nach Organen, Organgruppen oder an *„Geräten“* ausgebildet wurden. Diese bruchstückhafte Betrachtung der Krankheit erschwert es ihnen, sich zu globalisieren, um eine Pathologie zu verstehen, die alle Regionen des menschlichen Körpers betrifft. Darüber hinaus sind diese Patienten von Ärzten oft schwer zu *„erfassen“*, gerade wegen kognitiver Schwierigkeiten. Logorrhoe äußert sich häufig, ist verwirrend, hängt sowohl mit Funktionsstörungen im Arbeitsgedächtnis zusammen, aus Angst, die auszudrückende Idee zu vergessen, als auch mit dem Zustrom von Ideen, die *„drängeln“* und schwer zu kanalisieren sind. Aber auch, wegen des Zustroms von mehreren Ideen, die schwer zu kanalisieren sind. Haltungsschäden mit der Notwendigkeit, sich zu bewegen, vom Sitz aufzustehen, zu gehen, einige unwillkürliche Bewegungen durch Dystonie, ein amimisches Gesicht durch schlaffe Haut, können das Bild der Fremdheit vervollständigen, das oft von diesen Patienten ausgeht und das überrascht, wenn wir sie nicht kennen. Dies sind Patienten, die Zeit benötigen, um sie zu verstehen, und Zeit ist oft das Wesentliche, was bei einer medizinischen Beratung fehlt.

Antonio Bulbena (Barcelona) und sein Team betonten 1988 den Zusammenhang zwischen Gelenkhypermobilität und Angst bei Patienten, gefolgt von der rheumatologischen Abteilung des Krankenhauses del Mar in Barcelona (37): 70% der hypermobilen Patienten haben eine psychopathologische Störung, verglichen mit 22% bei Kontrolluntersuchungen. Dieser Zusammenhang zwischen Angst, Depression und Essstörungen ist Thema zahlreicher Publikationen (38, 39, 40). Das Vorhandensein von kognitiven Störungen (Gedächtnis, Aufmerksamkeit, Konzentration, Orientierung) könnte auch zu erheblichen beziehungsbezogenen und psycho-emotionalen Störungen führen. Manchmal bemerkt der Arzt während einer Konsultation Schwierigkeiten beim Kontakt aufgrund von *„Fluchtzeiten"*, in denen sein Patient den Eindruck erweckt, *„woanders zu sein"*, *„auszusteigen"*. Oder, vor allem bei Kindern, ist es die Hyperaktivität, die Aufmerksamkeit erregt und ein ständiges Bedürfnis nach Bewegung mit sich bringt. Diese Verhaltensweisen ähneln denen im *„autistischen Spektrum"*, einschließlich der klinischen Bilder von Asperger. Diese Verbindung zwischen Autismus und Ehlers-Danlos wurde durch die Zusammenarbeit mit der Abteilung für Kinder- und Jugendpsychiatrie (Professor David Cohen) am Krankenhaus de la Salpêtrière in Paris verstärkt. Der erste Kontakt wurde über propriozeptive Kleidung hergestellt, die für Menschen mit einem Ehlers-Danlos entwickelt wurde. Die Anfrage der Psychiater lautete, ob diese Kleidung, die bei ihren autistischen Patienten beobachteten diffusen Körperschmerzsymptome verbessern könnte. Die Ergebnisse waren bei etwa 50 autistischen Patienten sehr positiv (41). Bei diesen Patienten oder deren Angehörigen wurden Anzeichen von Ehlers-Danlos gefunden: Hämorrhagische Tendenz, zerbrechliche und dehnbare Haut, Hypermobilität, Rückzug des Trizeps beim Gehen auf Zehenspitzen, Verstopfung, Verstauchungen, Luxationen... Diese Zusammenarbeit hat auch die Untersuchung von Kindern hinsichtlich Dyspraxie ermöglicht. Es gibt also eine Überschneidung zwischen der Krankheit Ehlers-Danlos und kognitiven und psychopathologischen Erscheinungsformen, die geklärt werden müssen, was das therapeutische Management voranbringen und viele akademische, berufliche und, allgemeiner, soziale Ausgrenzungen vermeiden würde. Eine signifikante Störung in der Wahrnehmung des Körperschemas, ausgedrückt durch Episoden von *„sensomotorischen Störungen"*, die einen mehr oder weniger wichtigen Teil des Körpers (z.B. ein oder zwei Gliedmaßen) betreffen können, die für Stürze durch Entspannung verantwortlich sind, pseudo-paralytisches Syndrom (sie verwirren Neurologen sehr, wenn sie bemerken, dass Scanner und MRT nichts anzeigen), *„Ungeschicklichkeit"* mit herunterfallenden Gegenständen und Schwierigkeiten, selbst einfache Aufgaben auszuführen. Die Kollision mit Hindernissen und einem der Ausdrücke (das *„Zeichen* *der Tür"* ist das Anschlagen an den Türrahmen beim Durchgang durch eine Tür). Diese Symptome können sich auf die gesamte Umgebung erstrecken, die schlecht wahrgenommen wird, schlecht integriert ist und Schwierigkeiten bei der Lokalisierung verursacht (z.B. beim Parken eines Autos und beim Auffinden vertrauter Gegenstände). Es handelt sich um mentale Darstellungen (z.B. ist es beim Lesen eines Buches schwierig, den Faden der Geschichte zu identifizieren, wenn man in der Mitte eines Kapitels stehen bleibt, was bedeutet, dass man das ganze Kapitel noch einmal lesen muss). Es scheint uns, dass Menschen mit einem Ehlers-Danlos-Syndrom eine Beeinträchtigung der Wahrnehmung des Körperschemas haben, wahrscheinlich aufgrund eines Mangels an peripheren Informationen aufgrund der schlechten Qualität des Gewebes, auf dem die Sensoren platziert sind, die die Aufgabe haben, die Position des Körpers, seine Bewegungen, die erlittenen relativen Einschränkungen und, in Kombination mit der visuellen Wahrnehmung, den Platz des Körpers im umgebenden Raum zu bestimmen. Zusammen mit Schmerz und Erschöpfung ist diese Transformation des Körperschemas der Ursprung der meisten Behinderungssituationen, die bei Menschen mit einem Ehlers-Danlos-Syndrom auftreten. Es gibt eine echte Diskrepanz zwischen einem Gehirn, das auf Wahrnehmung und Entscheidung programmiert ist, und einem *„rebellischen"* Körper, der *„nicht gehorcht"*. Dieser Körper wird manchmal sogar als *„externes Objekt"* oder gar als *„Roboter"* wahrgenommen, sagen uns Patienten. Intellektuelle Funktionen, akademische Leistungen (*„Erster in der Klasse"*) sind oft bemerkenswert, trotz Abwesenheiten und Schwierigkeiten im Zusammenhang mit Erschöpfung und Schmerzen. Phantasie und Kreativität sind oft stark, was den Dialog mit diesen Menschen sehr reich und konstruktiv macht. Viele Künstler (Musiker, Sänger, Maler, Bildhauer, Dichter, Schriftsteller...) sind hier vertreten.

Weitere Anzeichen, die in das Krankheitsbild EDS aufgenommen werden sollen

Andere Symptome wurden in jüngster Zeit mit der Krankheit Ehlers-Danlos in Verbindung gebracht: Mastzellaktivierungssyndrom (MCAS) mit Anfälligkeit gegenüber Allergien, insbesondere Hautallergien (9), Arnold-Chiari und

„angebundenes Rückenmark" [Tethered cord syndrome] (9), die Häufigkeit von Zysten (subkutan, ovarial, hepatisch, renal, was auf Polyzystose hindeutet, Pankreas, Hypophyse...) und Knötchen, MRT-Aufnahmen, die mit einem Diffusionstensor, insbesondere auf der Ebene des Bogenstrahls, aufgenommen wurden, deuten auf die Diagnose hin, die von Professor Daniel Fredy (42), Neuroradiologe, herausgestellt wurde. Diese Bilder sind wahrscheinlich (Fredy) der Ausdruck von posttraumatischen Verletzungen, die zum Zeitpunkt eines Aufpralls (Sturz, Heckaufprall im Auto) für eine Stoßwelle verantwortlich sind, die durch zu weiches, zu *„sanftes"* Gewebe nicht abgefedert wird.

KAPITEL IV

Beitrag zur Klinik des Ehlers-Danlos Syndroms. Die Schmerzen

Die ursprüngliche Beschreibung, basierend auf den ersten 177 untersuchten Patienten, wurde wenig später geändert. Die wichtigsten Anzeichen für eine Diagnose wurden bereits identifiziert. Sie wurde um zwei weitere Patientenkohorten ergänzt: Eine wurde auf dem ersten internationalen Ehlers-Danlos Symposium im September 2014 in Gent (Belgien) vorgestellt, sie umfasste 677 Fälle aus unserer aktiven Patientenpopulation, darunter die ersten 177 Fälle (43). Die zweite Kohorte von 636 Fällen (2014 bis 2017) wurde der National Academy of Medicine am 28. Februar 2017 gemeldet. Sie wurde im Mitteilungsblatt der National Academy of Medicine (4) veröffentlicht. Die semiologische Bereicherung konzentrierte sich auf kognitive Störungen, die nicht oder nur sehr wenig von international anerkannten Autoren beschrieben wurden, die sie, als sie sie erwähnten, in das Kapitel der *„Komorbiditäten"* verbannten, was darauf hindeutet, dass es sich um sekundäre psychosomatische Symptome oder sogar andere Krankheiten handelte, die unabhängig vom Syndrom oder *„verwandt"* waren, und führte mit diesem Epitheton zu einer *„verschwommenen"* Pathologie, die nur schwer zu erkennen ist. Eine solche Haltung, die sich in den jüngsten Erklärungen (35) widerspiegelt, die im Konsens zwischen mehreren Autoren, vor allem Genetikern im Rahmen der Weiterbildung abgegeben wurden, verursacht erheblichen Schaden für Patienten, die nicht wegen fälschlicher Weise als *„komorbid"* bezeichneter Symptome behandelt werden und denen oft und zunehmend das Grundrecht auf Zugang zur Gesundheitsversorgung verwehrt wird. Dies hält natürlich Zweifel an dieser Krankheit aufrecht und fördert die Fortsetzung sehr kostspieliger diagnostischer und therapeutischer Verläufe. Die hier angegebenen Zahlen beziehen sich auf die erste Kohorte von 644 Patienten, einschließlich der ersten 177 Fälle. Die zweite Serie von 636 Fällen, die 2017 auf 853 Fälle erhöht wurde (44), bestätigt die ersten Ergebnisse und zeigt, dass es sich um eine homogene Population und die gleiche einzigartige Pathologie handelt.

Die Beschreibung der Schmerzen beim Ehlers-Danlos-Syndrom

In unseren Patientenkohorten (4, 43, 44) sind Schmerzen das häufigste Symptom (92%), vergleichbar mit Müdigkeit (95%), was ein *astheno-algisches* Bild erzeugt, das weitgehend dominant ist. Sie sind dauerhaft und akzentuiert in Krisen, die die Entwicklung kennzeichnen. Diese Schmerzen sind diffus, *„mein ganzer Körper ist schmerzhaft"*, sagen Patienten. Sie sind schwer zu beschreiben und manchmal auch zu lokalisieren, da die propriozeptiven Störungen sehr stark im Syndrom vorhanden sind. Unabhängig von ihrem Ort werden sie mit den gleichen brutalen Begriffen beschrieben. Die Begriffe Brennen, Ziehen, Zerquetschen, *„Messerstiche"* oder Eindringen mit einem heißen Eisen, Verdrehung, schmerzhaftes Kribbeln, schmerzhafter Stich, Stromschlag, Quetschungsgefühl, Zerquetschen, Schweregefühl, werden im Rahmen neuropathischer Schmerzen verwendet. Der Eindruck, *geschlagen worden zu sein*, wird oft wiederholt, auch für innere Organe. Ihre Wege sind oft ungenau, ohne Bezug zu Wurzel- oder Stammtopographien (mit Ausnahme einiger Verdichtungen der Rippenhaltemuskulatur oder der Ellenbogenmuskel-Rinne). Einige *„Fernprojektionen"* deuten auf die Beteiligung des sympathischen- und des Gefäßsystems hin.

Vor allem aber dominiert ihre Intensität, die oft als unerträglich empfunden wird, was zu der Vorstellung führt, dass das schmerzhafte Glied amputiert werden sollte, um die Schmerzen zu beseitigen. Sie variieren, aber auf permanenter Basis, werden mit 2 bis 5 auf einer analogen Skala von 10 bewertet und in Krisenzeiten mit 9 oder sogar weit über 10 angegeben. Diese Verschlimmerungen können spontan, oft nachtaktiv, vor allem an den unteren Gliedmaßen sein, indem sie Muskel-Gelenk-Leiden und schmerzhafte Gefäßsymptome vermischen, wobei die Rolle der nächtlichen Gefäßerweiterung, aber auch Weichteilunterstützung und algogene Positionen hervor zu heben sind.

Andererseits werden sie durch direktes Trauma, passive Dehnung (z.B. während der Untersuchung, die bei diesen Patienten sanft durchgeführt werden sollte) oder Bewegungen ausgelöst, insbesondere wenn sie plötzlich (z.B. während der Genesung nach einem Sturz) gegen hohen Widerstand oder wiederholt ausgeführt werden (Bügeln, Schreiben, mit einer Computermaus, abwechselnde Bewegungen in der Rehabilitation).

Sie bestehen oft lange Zeit (mehrere Tage) nach der Inanspruchnahme, echte *„zeitverzögerte Schmerzen"*, *„anhaltende"* oder *„verschuldete Schmerzen"*, nach einer Anstrengung, einer Aktivität, die dazu zwingt, das Volumen der Aktivitäten zu *„dosieren"*, Pausen einzulegen. So kann eine Stunde Putzen zu einer generalisierten, schmerzhaften Krise über mehrere Tage führen. Wiederholte Bewegungen (z. B. beim Bügeln), Aktivitäten mit Schulterhöhen über 60/90 Grad, erzeugen unerträgliche Schulter-Nacken-Schmerzen durch die Einschränkungen der Nacken-Schulter- und Schulter-Thorax-Muskulatur, die aufgrund ihrer strikten muskulären Fixierung im Brustbereich Schwierigkeiten bei der Stabilisierung besonders beweglicher Schulterblätter hat.

Häufig widerstehen Schmerzen zumindest teilweise der Zahnanästhesie, Epiduralanästhesie und der Lokalanästhesie, während sie paradoxerweise meist empfindlich oder sehr empfindlich auf Gipsbehandlungen und Lidocain-Injektionen um die Sehnen oder an muskulären Triggerpunkten reagieren.

Sie widersetzen sich auch sehr oft überraschend den üblichen medikamentösen Behandlungen, insbesondere bei Morphium, welche sehr ausgeprägte Nebenwirkungen haben, die die propriozeptive Dissoziation zwischen Körperreizen und Gehirn verschärfen. Dies sollte auf das Syndrom hinweisen, bevor sie einen psychologischen oder psychiatrischen Mechanismus einbeziehen. Andererseits hilft die Wirksamkeit lokaler Behandlungen (Orthesen, elektrische transkutane analgetische Reize) bei der Diagnose, die lokal auf Sensoren und deren Gewebeträger wirken.

Zwei Elemente, die beim Ersten fast konstant sind (56%), spielen beim Zweiten eine wichtige Rolle für das Auftreten und die Ausprägung dieser Schmerzen: Dysautonomie und Dystonie.

Die Gelenkschmerzen

Sie sind sehr häufig (98%) und meist intensiv (gleich oder größer 7 von 10 bei 82% auf der VAS [visuelle Analogskala]. Sie sind hauptsächlich periartikulär, ähnlich einer Art Sehnenentzündung, deren Charakteristika sie aufweisen (Schmerzen beim Abtasten auf der Sehnenbahn und beim Anspannen der Sehnen), mit Beschwerden der periartikulären Muskeln mit einem ständigen schmerzhaften Spannungsgefühl und einem schmerzenden Unterarm. In Kombination mit propriozeptiven Störungen und Erschöpfung führt dies manchmal zu einem Gefühl von *Bleigliedern*, die als unbeweglich empfunden werden, so dass sich die Personen bewusst sind, dass sie dies könnten, dass sie mental Bewegung repräsentiert, dass sie *„nicht gelähmt sind"*, aber ihr *„Körper ihnen nicht gehorcht"*. Plötzliche unfreiwillige Bewegungen oder Bewegungen in extremen Amplituden mit kapselförmiger Dehnung und manchmal vorübergehender Subluxation, Springen oder Gelenkblockaden verursachen heftige Schmerzen, die als tief, intraartikulär wahrgenommen werden.

Der Beginn der Schmerzen ist in der Regel ein Faktor bei Gelenkinstabilität mit Beeinträchtigungen oder Ungeschicklichkeit und/oder einer dauerhaften Funktionseinschränkung aufgrund der schmerzhaften Natur der Bewegungen, die sehr wichtig sein können.

Dagegen können Stretching, Haltungen in extremer Gelenkposition, Selbstmobilisierung mit Knacken (hier ohne Risiko für die Gelenke, die aber die Umwelt beeindrucken, insbesondere wenn die Person hyperakustisch ist) sowie isometrische Muskelkontraktionen vorübergehend entlasten. Hypermobilität scheint nicht für Gelenkschmerzen und -störungen als solche verantwortlich zu sein, da sie bei hypermobilen Kindern und Jugendlichen fehlt, die in Gymnastik, Tanz, Reiten oder Judo gut abschneiden.

Sie betreffen das gesamte orthopädische System: die Wirbelachse, den gesamten Rücken, einschließlich des Beckens, des Schulterbereichs, der Schultern, des Ansatzes des Deltasmuskels an der Außenfläche des Armes, der Ellenbogen, der Handgelenke und der Finger (insbesondere der Daumenbasis) an den oberen Gliedmaßen, der Hüften mit übermäßig schmerzhaften und behindernden Blockaden, beim Aufstehen vom Sitz oder beim Gehen, der Knie und Knöchel mit einer ziemlich charakteristischen Verletzung: Luxation der seitlichen Peronaeussehnen am äußeren Knöchel durch Überdehnung der Ringbänder an der Rückseite des Malleolus lateralis.

Die Muskel- und Sehnenschmerzen

Sie sind in 84% der Fälle vorhanden und weitgehend mit den Gelenkschmerzen verflochten, mit denen sie bei Anfällen verschmelzen. Sie werden als etwas weniger stark wahrgenommen als Gelenkschmerzen (47% sind gleich oder größer 7 von 10 auf der VAS). Sie bilden eine schmerzhafte muskulotendinöse „*Kette*", auf die sich lokale Behandlungen (vor allem Lidocain-Injektionen) konzentrieren, an denen der Trapezmukel (M. trapezius), periskapuläre Muskeln, der untere Ansatz des Musculus deltoideus, die Rotatoren und Adduktoren der Schulter beteiligt sind. Außerdem betrifft die Behandlung die Unterarmmuskeln, die Handgelenksbänder („*fovea radialis*", Streckmuskel carpi radialis longus, Streckmuskel carpi ulnaris, Streckmuskel carpi ulnaris), die Paravertebralmuskeln, die Oberschenkel, die Waden und die Sehnen und Muskelansätze des Knies. An den Enden der Extremitäten sind Finger- oder Zehenspannungen dystonischen Ursprungs. Schmerzhafte Empfindungen werden beschrieben als Krämpfe, Zerquetschungen, Risse, Stichwunden, Quetschungen, schmerzhaftes Drücken, die oft unerträglich sind, weil sie durch ihre Plötzlichkeit und Intensität jede Bewegung lähmen, die sie verstärken.

Die Magenschmerzen

Sie spielen eine wichtige Rolle (77%, darunter 53% haben 7 oder mehr auf der VAS). Am eindrucksvollsten sind die heftigen Oberbauchschmerzen mit Gefühlen der tiefen inneren Verdrehung, des Versinkens eines aggressiven Objekts, das mit plötzlichen Attacken auftritt, insbesondere in der Kindheit und aus Angst vor einem chirurgischen Notfall zu Krankenhausaufenthalten führt. Sie sind oft schwer zu kontrollieren. Klinische- und Ultraschalluntersuchungen sind normal. Viele andere Magenschmerzen können beobachtet werden. Die gastroösophageale Refluxerkrankung ist sehr häufig (80%) und als solche eines der auffälligsten Anzeichen für das Syndrom. Schmerzen im Rahmen von Koliken sind häufig und können im Grad der Kolik oder in der Beckengrube verstärkt werden, begleitet von einem Verstopfungszustand (74% der Fälle), der sich manchmal auf Subokklusion oder Okklusion beschränkt.

Schmerzhafte Blähungen (70% der Fälle) können sehr beeindruckend sein und manchmal eine Sechsmonatsschwangerschaft simulieren, schmerzhaft, die das Schließen eines Rockes oder einer Hose behindern. Diese Blähungen des Bauches verstärken den Xiphoidschmerz, stellen eine Widerstandskraft gegen die einwandfreie Zwerchfellfunktion dar und sind daher ein wichtiges Element der bei diesen Patienten beobachteten Atemwegsbeschwerden.

Der Schmerz des rechten Hypochondriums sollte auf das Vorhandensein von Blasensteinen hinweisen, die besonders häufig beim Ehlers-Danlos-Syndrom auftreten und jedes Jahr systematisch per Ultraschall untersucht werden. Ungewollt voluminös oder zahlreich (bis zu 30) sind sie schweren Komplikationen ausgesetzt: Blasenentzündung durch Wanderung von vesikulärem Sand in einen vergrößerten Wirsunggang, Perforation einer verdünnten Blasenwand, die in diesem Zusammenhang eine besonders schwere Bauchfellentzündung verursacht, wobei sich die Infektionsschwerpunkte in den Falten eines dehnbaren Bauchfells zusammenrollen. Die Symptomatik ist irreführend: Die Schmerzen werden gerne in einem Bild von diffusen Bauchschmerzen ertränkt. Sie strahlen nicht auf die rechte Schulter, aber im Hintergrund ist der Bauch geschmeidig, der fieberhafte Schub ist in diesem Zusammenhang bei thermoregulatorischen Störungen unwahrscheinlich. Wir glauben, dass die vernünftige

Lösung darin besteht, die Blasensteine zu entfernen, ohne auf Komplikationen zu warten, die sehr wahrscheinlich sind und zu oft erst spät diagnostiziert werden. Die Analregion ist besonders häufig auch eine schmerzhafte Stelle beim Stuhlgang mit oder ohne dem Vorhandensein von Hämorrhoiden, die durch eine Operation verschlimmert werden können, die somit im Allgemeinen kontraindiziert ist.

Genitalschmerzen. Schwangerschaft. Geburten und Entbindungen

Sie sind bei Frauen sehr häufig und sehr ausgeprägt. Sie begleiten die Menstruation, die als sehr schmerzhaft (43, 44) und reich an Intensität oder Dauer beschrieben wird. Dyspareunie (45) ist in 49% der Fälle zu finden, tiefe Schmerzen beim Geschlechtsverkehr, sie werden durch ein dickflüssiges Xylocain-Gel gut gelindert, das vor und nach dem Geschlechtsverkehr eingesetzt werden kann. Während der Schwangerschaft kommt es manchmal zu einem Rückgang der Schmerzen, ein zusätzliches Argument für die wichtige Rolle der hormonellen Faktoren bei Frauen. Die Geburt wird oft als langwierig und mühsam beschrieben, die PDAs sind möglicherweise nicht effektiv oder unvollständig. Genitalschmerzen gibt es auch bei Männern: Hodenschmerzen beim Geschlechtsverkehr und Hodenverdrehung. Letzteres führt manchmal zu einer Operation. Die Erektionen, manchmal sehr schmerzhaft, reagieren empfindlich auf Lidocain.

Die Brustwandschmerzen

Sie sind häufig (71%), aber weniger stark als Bauchschmerzen (nur 23% haben mehr als 7/10 auf der VAS). Sie spielen jedoch eine wesentliche Rolle in der Symptomatik. Tatsächlich führt ihre Lage im präkordialen Bereich, insbesondere wenn eine schmerzhafte Tachykardie dysautonomen Ursprungs vorliegt, zu einer irrtümlichen Angst vor einer Herzschädigung, die große Besorgnis erregt und zu unnötigen kardiologischen Untersuchungen führt. Dieses Bild wird bereits als Tietze-Syndrom bezeichnet.

Die Diagnose von Rippenschmerzen erfolgt durch eine unterstützte Abtastung, die Schmerzen auf einem Rippenweg oder einem Brustbeingelenk verursacht. Sie sind mit xiphoiden Schmerzen verbunden (Ehlers-Zeichen).

Dieselben parietalen Brustschmerzen spielen eine sehr wichtige Rolle in der respiratorischen Symptomatik dieses Syndroms. Sie befinden sich hauptsächlich auf der vorderen Oberfläche des Thorax um das Brustbein herum. Sie sind besonders anschaulich am xiphoiden Blinddarm und diffundieren von dort zum inneren Teil des Rippenrandes. Sie sitzen auch auf dem gesamten unteren Teil des Thorax, dem costovertebralen Übergang in seinem unteren Teil, im Achselbereich, im oberen Teil des Thorax nahe den Sternoklavikulargelenken. Sie verursachen schmerzhafte Atemblockaden, die zu schweren Atemnotattacken mit Zwerchfellbeteiligung führen, da sie schmerzhafte Einschränkungen an den Rippenansätzen verursachen. Diese schmerzhaften Erstickungsanfälle erhöhen die Möglichkeit einer Lungenembolie oder eines Pneumothorax, das zusätzlich (Emphysem) eine mögliche Komplikation des Ehlers-Danlos-Syndroms darstellt. Alle diese Rippenschmerzen sind für lokale analgetische Behandlungen (Anästhesiepflaster, TENS, aber vor allem lokale Mikroinjektionen von Lidocain) sehr gut zugänglich.

Die Überempfindlichkeit der Haut

Sie ist in 39% der Fälle vorhanden. Sie manifestiert sich vor allem in einer Unverträglichkeit gegenüber Kontakten, wenn auch vorsichtig, so werden sie doch auf schmerzhafte Weise wahrgenommen, an manchen Stellen kann es verschärft und unerträglich sein, diese hyperalgischen Zonen können mit Bereichen der Hypo- oder Anästhesie koexistieren. Es ist diese Unverträglichkeit, die die Beseitigung von Blusenetiketten („*Labelzeichen*") erklärt. Es ist ein Hindernis bei der Verwendung von Orthesen (insbesondere von Kleidung), die für diese Patienten sehr nützlich sind. Es erschwert die lokale Injektion von Lidocain, obwohl es sehr wichtig ist. Der einfache Kontakt der Nadelspitze, das Durchdringen der Haut und die, auch langsame, Injektion des Produkts lösen Schmerzensschreie aus und zwingen zur Verwendung von Lidocainpflastern vor der Injektion. Diese Kontakte können lokale oder diffuse dystonische Reaktionen mit mehr oder weniger heftigen spontanen Kontraktionen auslösen. Diese Hautüberempfindlichkeit ist vergleichbar mit der sehr hohen Reaktionsfähigkeit auf Elektrostatik, insbesondere beim Öffnen einer Autotür („*Zeichen der Autotür*") oder beim Halten eines Einkaufswagens mit Exposition gegenüber elektrostatischen Entladungen. Die Dünne der Haut, die die Übertragung durch den „*Kapazitäts*"-Effekt (Kombination aus Widerstand und Kapazität) nicht verhindert, welcher den Durchgang von elektrostatischen, elektrischen Impulsen auf der Fahrzeug- oder menschlichen Haut verhindert. Eine Reihe unserer Patienten klagen über Juckreiz, der manchmal mit psoriösen oder ekzemartigen Ausschlägen und/oder trockener Haut im Zusammenhang mit Mastozytose verbunden ist. Dies kann die häufige Notwendigkeit des Kratzens erklären. Letzteres kann auch eine Möglichkeit sein, schmerzhafte Empfindungen zu reduzieren, indem man den Gate-Effekt oder die „*Gangkontrolle*" nutzt, um die Schmerzpfade auf Rückenmarksebene zu blockieren.

Die Migräne

Sie gehört zu den am stärksten behindernden Symptomen und ist in 84% der Fälle vorhanden. Unterscheidbar von posterioren Schmerzen, auch häufig unter Beteiligung von Sehstörungen, im Zusammenhang mit Blockaden, Gleichgewichtsstörungen und vor allem durch ihre Stärke (VAS gleich oder größer 7 in 57% der Fälle). Sie wird durch eine regelmäßige intermittierende Sauerstofftherapie in 98% der Fälle verbessert und verschwindet in 45% der Fälle vollständig.

Andere schmerzhafte Symptome

Die **akustische Überempfindlichkeit** kommt sehr häufig (89%) vor und kann sehr schmerzhaft sein, wenn man mit dem Fernsehen konfrontiert wird, im Verkehr, bei der Arbeit, besonders bei offenen Büros oder bei Familienmahlzeiten. Dies tritt manchmal kombiniert mit einer außergewöhnlichen Hörschärfe auf, mit Begabungen für Musik und Gesang, die es einigen Patienten ermöglicht haben, ihre Karriere zu machen und berühmt zu werden. Viele Menschen in unserer Reihe haben *„das absolute Gehör"*. Dieses feine Gehör, das nicht zwischen einer nahen Stimme und einem weiter entfernten Geräusch und dem Unterschied in der Gleichzeitigkeit der Wahrnehmung zwischen den beiden Hörorganen unterscheidet, erzeugt stereoakustische Probleme, die Nachrichten verwischen und Hörverlust simulieren (*„Zeichen von Tohuwabohu"*). Das Tragen von akustischen Filtern oder Kopfhörern hilft, diese Hörschäden zu überwinden. Ein **echter Hörverlust**, objektiviert durch Audiogramme, kann mit sogar plötzlicher einseitiger Taubheit verbunden sein. Ein **Tinnitus** ist in 69% der Fälle vorhanden. Sehr starke Schmerzen können durch Druckentlastung während einer Flugreise verursacht werden, was akustische Filter erfordert. **Positionsschwindel** kommt häufig vor (80%), in einigen Fällen sogar mit Stehverbot oder starker Gehbehinderung. Eine **gesteigerte Geruchswahrnehmung** ist ein häufiges Zeichen (69%). Die Verbindung mit der akustischen Überempfindlichkeit deutet sehr auf dieses Syndrom hin. Sehr nützlich zur Erkennung eines Gaslecks, als Parfümeur oder Koch wird es besonders störend, wenn es um die Verschlimmerung bestimmter übler Gerüche oder Geschmacksveränderungen geht, auch unter Einnahme von Medikamenten.

Orale Schmerzen spielen bei diesem Syndrom eine wichtige Rolle, was der überwiegenden Mehrheit der Zahnärzte noch unbekannt ist. Temporomandibuläre Schmerzen, die oft mit Blockaden, Knacken, Subluxationen oder Luxationen verbunden sind, sind in 76% der Fälle vorhanden. Zahnschmerzen mit Überempfindlichkeit gegen Hitze und Kälte charakterisieren einen zerbrechlichen (gebrochenen), schlecht implantierten Zahn, die Stelle der pathologischen Zahnmobilität. Hinzu kommt (80% der Fälle) eine Hypertonie der Zahnfleischschleimhaut, die beim Zähneputzen zurückgezogen und leicht hämorrhagisch ist, aber auch aller Zungenschleimhäute und der Mundhöhle.

Visuelle Müdigkeit und Erschöpfung sind häufig (86%), was mit der Schwierigkeit zusammenhängt, die beiden Netzhautbilder im visuell kortikalen Bereich übereinander zu legen. Dies zeigt sich besonders deutlich an einem Bildschirm. Eine trockene Bindehaut mit schmerzhaftem Kribbeln und manchmal auch eine Bindehautentzündung führen oft, wenn sie mit Mundtrockenheit in Verbindung gebracht werden, zu einer fehlerhaften Diagnose der Krankheit Gougerot-Sjögren. Es ist auch notwendig, die übliche Lichtempfindlichkeit zu erwähnen, sowohl bei natürlicher als auch bei künstlicher Beleuchtung. Diese Ungleichheit der binokularen Sicht ist Teil des propriozeptiven Syndroms und stellt einen post-urologischen Forschungsweg zur Behandlung des Syndroms dar.

Vesiko-sphinkterielle Entzündungen, schmerzhafter Harndrang (63%), Brennen beim Wasserlassen sind häufig, sie stehen im Gegensatz und sind mit dem Verlust der Notwendigkeit des Urinierens (51%) verbunden, was zu einem Abstand von 12 Stunden oder mehr führt. Die Auswirkungen auf die oberen Harnwege sind in unserer Reihe von Fällen jedoch moderat, obwohl es manchmal Harnsteine gibt, deren Häufigkeit nicht beurteilt wurde. Dies sind vor allem gleichzeitige Entzündung von Nierenbecken und Nieren, Harnwegsinfektionen, interstitielle Blasenentzündung, Folgen von zu viel Restharn, was manchmal eine intermittierende Selbstkatheterisierung erfordert. Die Operation (insbesondere die Verwendung von „*Bändern*") ist in der Regel wirkungslos, ebenso wie die Rehabilitation. Blaseninstabilität (Harndrang und Auslaufen) ist für Anticholinergika wie Solifenacin zugänglich, das auch bei starken Schweißausbrüchen wirkt.

Atemwegsbeschwerden wurden im Zusammenhang mit Brustschmerzen erwähnt. Letztere sind nicht die einzigen, die für diese Schwierigkeiten verantwortlich sind, die sich in schmerzhaften und beunruhigenden „*Atemanfällen*" (65%) äußern und fast immer mit Asthma verwechselt werden, weil das Syndrom nicht bekannt ist. Der Einsatz eines Percussionaire und danach des Sauerstoffs ermöglichte eine erhebliche Verbesserung dieser Situation, zu unserer großen Überraschung mit einem sehr positiven Effekt auf die Erschöpfung, indem er einen neuen therapeutischen Weg eröffnete, der durch die bei Patienten erzielten Ergebnisse weitgehend bestätigt wurde.

Auch Schmerzen, Ödeme und Gefäßverengungen sind für die Schmerzen verantwortlich. Dies ist der Fall bei schmerzhaften Kälteempfindungen (seltener heiß) in den Extremitäten, die zu Unrecht als Raynaud-Syndrom bezeichnet werden, bei sehr schmerzhaften Verspannungen in den unteren Gliedmaßen, vor allem nachts, verbunden mit einem harten Ödem, was auf eine lymphatische Herkunft hindeutet, was durch die oft sehr positive Wirkung der Drucktherapie und Lymphdrainage bestätigt wird.

Schmerzen und Schlaf. 40% der Patienten haben Schlafstörungen, bei denen schmerzhaftes Erwachen aufgrund von Lagerungsbeschwerden und nächtlichen propriozeptiven Störungen eine wichtige Rolle spielt.

KAPITEL V

Erschöpfung, Körperwahrnehmung (Propriozeption) und deren Kontrolle beim Ehlers-Danlos-Syndrom

Erschöpfung ist neben Schmerzen das Symptom, das das Syndrom dominiert und das sich bei Anfällen mit ihm entwickelt. Es wird von den meisten Patienten als das behinderndste Symptom angesehen. Es ist normalerweise morgens beim Aufstehen vorhanden, was mühsam, langsam und sehr schmerzhaft ist. Sie nimmt im Laufe des Tages zu, z.B. nach den Mahlzeiten, am Ende des Tages ist sie stärker ausgeprägt. Sie nimmt mit der Zeit zu, was bei Kindern zu plötzlichen Schläfrigkeitsschüben, insbesondere im Klassenzimmer, führen kann. Es erzeugt einen beschwerlichen Zustand in allen Handlungen des täglichen Lebens, verstärkt durch Schmerzen, Gelenkinstabilität und Kurzatmigkeit. Das Gefühl der Schwere des Körpers, der *„Schwere"*, *„als wäre es aus Blei"* oder *„in einer Rüstung"* oder gar in einer *„Blase"*, weist auf die Bedeutung der propriozeptiven Störung bei der Wahrnehmung hin. Diese Störung des Lebensgefühls zwingt uns, *„mit einem schmerzhaften Körper zu leben, der mit einem schweigsamen Körper verbunden ist"*. Der Körper ist still, er scheint *„leer"* und drückt sich nicht aus, verhindert nicht eine Gefahr, wie z.B. einen Sturz. *"Er ist ein Fremder"*, sagten mir einige Patienten, *„er gehorcht mir nicht"*, sagten andere. Wir können ihm nicht trauen, er wird von vielen als Außenstehender wahrgenommen, der nicht zu ihnen gehört, oder sogar als gelähmtes oder fehlendes Segment. *"Ich habe meinen Körper von meinem Geist getrennt, damit ich nicht mehr leiden muss"*, sagte uns ein anderer Patient.

Tatsächlich werden innere oder äußere Körperempfindungen nicht wahrgenommen oder sind verzerrt und irreführend. Stürze sind häufig, im Dunkeln erhöht durch mangelnde Kompensation aufgrund fehlender Sichtkontrolle. Der Gefühlsverlust ist manchmal so groß, dass eine Art von Pseudolähmung eines oder mehrerer Gliedmaßen entsteht, die den Neurologen am meisten stört, besonders wenn die Bildgebung normal ist. Es gibt dann nur noch einen Schritt, um die berühmte Hysterie zu erreichen, die freundlicherweise durch die Formel übersetzt wird: *„Es ist im Kopf"*! Die Nicht-Wahrnehmung einer Blasenüberdehnung, die es Ihnen ermöglicht, einen Tag lang zu verbringen, ohne das Gefühl zu haben, urinieren zu müssen, ist auf denselben Mechanismus zurückzuführen, der auch bei der Rektumampulle auftritt. Es gibt echte propriozeptive Störungen bei diesem Syndrom, 2001 begannen wir, sie zu beschreiben. Dabei handelt es sich nicht um so genannte Tiefempfindlichkeitsstörungen, wie sie bei einigen neurologischen Erkrankungen auftreten, sondern um weniger systematische, variable Intensitäten, die durch eine sensorische Dysfunktion verursacht werden, die zu Informationsverzögerungen führen. Die Behinderung durch Schmerzen und die schlechte mechanische Leistungsfähigkeit des Bewegungsapparates stören nach wie vor die motorischen Fähigkeiten bei sowieso erschöpften Menschen. Die Kompensation durch das Auge und auch das Ohr wurde kürzlich von einer Patientin großartig demontiert, die uns sagte, dass sie uns sehen würde, als ob wir durch einen Rahmen gingen, wenn sie diesen Rahmen (ihren Blick) bewegte, konnte sie uns nicht mehr finden. Wenn sie sich umdreht, wird sie nicht in der Lage sein, die Bewegung ihres Körpers zu berechnen, um der anderen Person gegenüber zu stehen. Sie drückte auf diese Weise aus, dass die falsche Wahrnehmung ihrer Körperposition es ihr nicht erlaubte, den umgebenden Raum in Bezug auf die Person, die sie betrachten wollte, zu lokalisieren. Diese Dyspropriozeption, die der wichtigste Schlüssel zum Verständnis der Manifestationen des Ehlers-Danlos-Syndroms ist, ist auch die Ursache für die schmerzhaften Wahrnehmungen, die wir gerade im vorherigen Kapitel beschrieben haben. Diese propriozeptive Störung ist für die bei den Patienten üblichen Haltungsschäden verantwortlich. Unter dem Namen *Posturologie* [die Lehre des Körperhaltungssystems] haben sich diese Geschehnisse, die sich in der Klinik zeigten, dank unseres sehr alten Freundes Martins da Cuhna, einem Rehabilitationsarzt in Lissabon, in den letzten Jahren dank Dr. Patrick Quercia an der Universität Burgund (46), stark weiterentwickelt. In einigen Fällen sind sie Ausdruck eines authentischen Ehlers-Danlos-Syndroms und sollten nicht alleine diagnostiziert werden: Es handelt sich um eine *„Haltungsstörung“* und wird von Ärzten, die es nicht wagen, die Diagnose zu stellen, als eine andere Krankheit als Ehlers-Danlos angesehen, obwohl es nur ein Anzeichen ist. Die ständige und irreführende Dyspropriozeption bei der Krankheit Ehlers-Danlos steht im Einklang mit den neuen neurophysiologischen Konzeptionen der Propriozeption, die von Professor Alain Berthoz vom Collège de France entwickelt wurden. Das heißt, Propriozeption, die den *„inneren Körper“*, den *„äußeren Körper“* und seine Bewegungen umfasst, aber auch die Umgebung, die von der Haut, den Augen, dem Gehör, dem Geruch, dem vestibulären System des Fühlens der Kopfposition unmittelbar wahrnehmbar ist. Das ist wichtig, denn das *„Existenzielle“* durch die vom Menschen wahrgenommenen Empfindungen, wird globalisiert und macht es zu einem *„Umweltwesen“* und nicht nur zu einem *„physiologischen Wesen“*. Dies führt auch zur Wahrnehmung anderer Menschen, die ein integraler Bestandteil dieser engen Umgebung sind. Man selbst zu sein bedeutet also, durch alle Wahrnehmungen zu existieren, die man spürt. Wir können dann die vielfältigen Schwierigkeiten verstehen, mit denen Menschen mit der Krankheit Ehlers-Danlos aufgrund der Verformung in Richtung Übertreibung (Schmerz) oder Abschwächung (Anästhesie, Pseudo-Lähmung) konfrontiert sind. Ihre Wahrnehmung der Welt unterscheidet sich von der anderer und sie sagen oft, dass sie sehr große Schwierigkeiten haben, verstanden zu werden oder andere zu verstehen. Diese Wahrnehmung des anderen erklärt wahrscheinlich, was wir beobachten: Die Häufigkeit des Auftretens des Syndroms bei beiden Mitgliedern desselben Paares. Diese notwendige Anpassung, vom ersten Tag der Geburt an, an ein normales Gehirn mit einem bestimmten Körper, aber oft gut funktionierend wegen seiner

Flexibilität, seinem absoluten Ohr, ist wahrscheinlich der Beginn einer Erklärung für eine Entwicklung in den Bereichen Beobachtung, Beurteilung und Anpassung. So ist der Klassenerste zu einem Zeichen für das Syndrom geworden. Neben der sportlichen Kompetenz (z. B. Reitchampion) in der Kindheit und frühen Jugend. So erscheint das Ehlers-Danlos-Syndrom als eine außerordentliche Gelegenheit, die Mechanismen der Anpassung an körperliche Schwierigkeiten besser zu verstehen und führt im Gegensatz zur freudschen Vision der Psychosomatik eine *somatopsychische* Vision des Menschen ein, die reich an Entwicklungen ist. Gleichzeitig finden die Lernschwierigkeiten und die vielen *„Dys"*, die auch bei diesen Patienten beobachtet werden, sowie das Verhalten, das das *„autistische Spektrum"* erreicht, in diesem Zusammenhang einen Forschungsansatz, der sich als erfolgreich erweist. Der Schlaf kann gestört werden, wenn es Probleme beim Einschlafen und häufigem Aufwachen gibt. Das Einschlafen wird oft von einem *„Restless-Legs Syndrom"* begleitet, das eine der extrapyramidalen Manifestationen ist, die sich in dieser Pathologie ausdrückt. Schlafwandeln ist nicht ungewöhnlich. Andernorts sind es Hypersomnien, die nicht immer leicht von Anzeichen von Erschöpfung zu trennen sind.

Die Frage nach dem Ursprung dieser Störung der Propriozeption stellt sich nicht bezüglich des zentralen oder peripheren Nervensystems, sondern in einem sehr einfachen und diffusen Mechanismus: dem generalisierten Angriff auf das Bindegewebe. Diese Erklärung ermöglicht es, alle Symptome zu interpretieren. Tatsächlich sind die aus Kollagen bestehenden Bindegewebe alle in ihrer Struktur und damit in ihrem mechanischen Verhalten verändert. In diesen Geweben oder in den von ihnen umgebenen Organen befinden sich die in unserem Körper verstreuten Sensoren, die uns darüber informieren, was dort passiert. Die Signale, die sie an automatische Wahrnehmungs- oder Regulierungssysteme auf allen Ebenen der Selbstkontrolle senden, sind nicht vorhanden, übertrieben, oder müssen mit großem Aufwand an bestimmten Stellen verändert werden. Das Bindegewebe ist zu dehnbar und die Sensoren reagieren nicht (oder zu stark), die

Schlankheit dieser Gewebe und ihre Verformungen schützen nicht gut vor einer Quetschung bei übermäßigem Druck, die Elastizität ist verschwunden, was den wesentlichen Mechanismus der Anpassung der Muskelkontraktion und ihre Koordination mit anderen Muskeln bei Bewegungen stört, z.B. die der Augenmuskulatur, was die visuelle Ermüdung und das doppelte Sehen erklärt. All dies bietet Möglichkeiten für die Rehabilitation von Menschen mit einem Syndrom: Es ist im Wesentlichen ein Ansatz für die Propriozeption und ihre Rehabilitation oder Kompensation, an dem wir uns orientieren müssen. Es ist für zwei Gruppen von Hauptsymptomen bei diesem Syndrom verantwortlich: Ungeschicklichkeit (*Pierre-Richard Syndrom*) und Gelenkinstabilität. Das *„Pierre-Richard Syndrom"* verdankt seinen Namen dem Vergleich, der oft von Patientenfamilien mit Ehlers-Danlos über das Verhalten ihrer Lieben mit dem des berühmten und freundlichen Schauspielers des *„großen Blonden mit schwarzem Schuh"* gemacht wird. Die signifikante Störung in der Wahrnehmung des Körperschemas wird durch Episoden von *„sensomotorischen Abschaltungen"* ausgedrückt, die einen mehr oder weniger wichtigen Teil des Körpers betreffen können (z.B. ein oder zwei Extremitäten), die für Stürze, pseudo-paralytisches Syndrom, *„Ungeschicklichkeit"* mit herabfallenden Gegenständen und Schwierigkeiten bei der Ausführung auch einfacher Aufgaben (z.B. einen vollen Löffel in den Mund stecken) verantwortlich sind. Die Kollision mit Hindernissen und einem der Ausdrücke (das *„Zeichen der Tür"* ist das Anschlagen an den Türrahmen beim Durchgang durch eine Tür). Diese Ereignisse können sich auf die gesamte Umgebung erstrecken, die schlecht wahrgenommen, schlecht integriert ist und Schwierigkeiten bei der Ortung verursacht (z.B. beim Parken eines Autos, beim Auffinden vertrauter Gegenstände). Auch die mentalen Abläufe sind betroffen (z.B. ist es beim Lesen eines Buches schwierig, den Faden der Geschichte zu identifizieren, wenn man in der Mitte eines Kapitels stehen bleibt, was bedeutet, dass man das ganze Kapitel noch einmal lesen muss). Diese Störung der Wahrnehmung des Körperschemas ist zurückzuführen auf einen Mangel an peripheren Informationen aufgrund der schlechten Qualität des Gewebes, auf dem die Sensoren platziert sind. Zusammen mit Schmerz und Erschöpfung ist diese Transformation des Körperschemas der Ursprung der meisten Behinderungssituationen, die bei Menschen mit dem Ehlers-Danlos-Syndrom auftreten. Es gibt eine echte Trennung zwischen dem Gehirn, das weiß, was zu tun ist, und einem rebellischen Körper, der *„nicht gehorcht"* und manchmal sogar als *„externes Objekt"* oder gar als *„Roboter"* wahrgenommen wird, wie uns Patienten sagen. Dieser Aspekt ist derzeit Gegenstand der Arbeiten von Professor Bulbena (Barcelona) und Carolina Baeza-Velasco (Paris). Mentale Funktionen und akademische Leistungen sind sehr oft bemerkenswert, trotz Fehlzeiten und Schwierigkeiten im Zusammenhang mit Erschöpfung und Schmerzen. Die Phantasie und Kreativität des Denkens sind oft stark, was den Dialog mit diesen Menschen sehr reich und konstruktiv macht.

Ein weiteres wichtiges Zeichen für die Diagnose ist die Gelenkinstabilität. Zumindest manifestiert es sich im Gelenkknacken bei aktiven oder passiven Bewegungen, die von der Umgebung, insbesondere von Müttern, wahrgenommen werden und keine Gefahr für die Gelenke darstellen und oft sogar schmerzhafte Spannungen lösen. Bei der Beobachtung einer großen Zahl von Fällen von Ehlers-Danlos haben wir es zu einem Zeichen der Überbeweglichkeit bei dieser Krankheit erhoben. Gleiches gilt für das *„Zeichen der Elle"*, das eine Subluxation des unteren Endes dieses Knochens am Handgelenk ist, eine Subluxation, die mit zunehmendem Alter zunimmt. Sie wird manchmal von einer hintern ulnaren Sehnenentzündung begleitet, die zu funktionellen Beschwerden durch Instabilität und Handschmerzen führt. Die häufigste Manifestation ist das Auftreten von Verstauchungen bzw. Pseudo-Sprunggelenken. Bei diesen sehr dehnbaren und nur schwer reißbaren Bändern kommt es nicht zu Bandrissen. Dies ist meist auf eine Unterversorgung des kurzen, lateralen Peronealmuskels zurückzuführen, dessen Sehne auf dem Peronealknöchel nach vorne geschwollen ist. Dieser Ausgang aus der retro-malleolären Rinne, wo er durch die Wölbung gegen das untere Ende des Wadenbeins eine beträchtliche Kraft ausübt, die der Tendenz zur Bewegung des Fußes nach Innen (Varisation) durch den sehr starken Wadenmuskel entgegenwirken kann. Diese unglückliche Verschiebung erklärt sich durch die pathologische Dehnbarkeit der Gewebe, die die faserige Rinne bilden, die die Sehne des kurzen lateralen Wadenbeins unter dem Wadenbein hält.

Schmerzhafte Blockaden der Gelenke von Gliedmaßen, Hals und Rumpf, Kiefer sind eine weitere Manifestation sowie Subluxationen oder Luxationen der Schultern, Hüften, Knie, Finger. Eine zu rigorose und lang anhaltende Ruhigstellung sowie Operationen sind schädlich. Diese Instabilitäten sind nicht, wie es logisch erscheinen mag, auf Hypermobilität zurückzuführen, sondern auf die propriozeptiven Störungen. So kann man in der Kindheit ein erfolgreicher Sportler sein und einige Jahre später gezwungen sein, eine Freistellung von der Sportveranstaltung beim Abitur zu beantragen.

Beim Ehlers-Danlos-Syndrom gibt es keine Lähmung, aber die Muskeln funktionieren unter schlechten Bedingungen aufgrund der Elastizität von Sehnen und intermuskulären Teilungen, übermäßiger Gelenkmobilität und propriozeptiven Störungen, die die Bewegung auf Muskelebene unsicher und kostspielig in Bezug auf den Energieverbrauch, insbesondere Sauerstoff, machen. Andererseits sind die oberflächlichen Nerven (Ellennerv am Ellenbogen, Brachialplexus in der Skalenuslücke), die durch *„zu weiche"* Weichteile schlecht geschützt sind, von Kompressionen bedroht, die für die oft unvollständige und vorübergehende Lähmung verantwortlich sind, die eher ein orthopädisches Hilfsmittel und einen Schutz gegen äußere Einflüsse erfordern, anstelle einer Operation mit dem Risiko bei einer Denervierung. Der Mediannerv am Handgelenk wird niemals durch ein zu flexibles Ringband komprimiert. Zu oft herrscht Verwirrung zwischen der Symptomatik, die sehr reich an schmerzhaften Empfindungen ist, aufgrund des Ehlers-Danlos-Syndroms und den Anzeichen einer Kompression des Medians. Mit dem Verwenden einer Handgelenksorthese, vor allem während der Nacht, kann man meist auf diese Arten von Schmerzen reagieren. Unnötige Operationen verschlimmern die Schmerzen. Die Schmerzen beim Ehlers-Danlos-Syndrom ähneln denen, die als *„neuropathisch"* bezeichnet werden, sind aber nach unserer Erfahrung nicht mit einer echten Neuropathie oder *„Polyneuropathie"* verbunden, was zur Fehldiagnose und -behandlung beitragen kann.

KAPITEL VI

Hypermobilität und Gelenkinstabilitäten beim Ehlers-Danlos-Syndrom

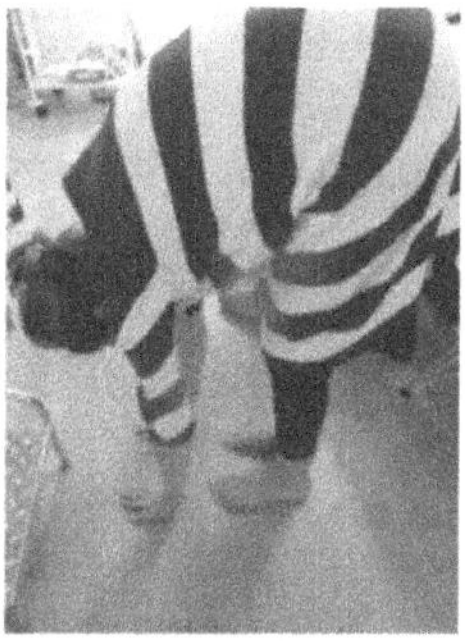

Abbildung 10: Berühren Sie den Boden mit der flachen Hand, ohne die Knie durch Hypermobilität der Hüften zu beugen: einer von 9 Punkten für den Beighton-Test.

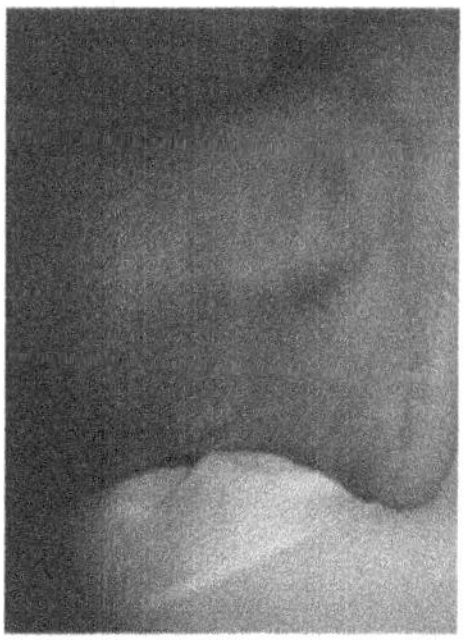

Abbildung 11: Dislokation des knöchelstabilisierenden faserigen kurzen Muskels, der eine Pseudoverstauchung des Knöchels durch einen Hohlfuss verursacht.

Es ist eine der wichtigsten Erscheinungsformen des Syndroms, die zu seiner Bekanntheit beigetragen hat, insbesondere durch die spektakulären Formen, bei denen Personen mit gestrecktem Bein mit den Handflächen den Boden berühren können, einen Fuß hinter ihren Kopf schieben, am großen Zeh lutschen, die Innenkante des Unterarms berühren, indem sie ihren Daumen drehen, um eine vollständige Verlängerung der Finger zu erhalten, Handgelenk in Geradlinigkeit, eine vollständige Drehung des Daumens um seine Achse durchführen, einen Spagat ohne Probleme machen, etc. Dieser spektakuläre und unterhaltsame Aspekt hat diesem Syndrom nicht gedient und sehr stark zu seinem Bild der Hypernormalität beigetragen und nicht als Zeichen einer behindernden Krankheit. Seltsamerweise wurde sie von Genetikern (insbesondere Marco Castori) *„in die erste Reihe"* gestellt, die sie nach ihrer Aufteilung zu einem Zeichen der Klassifizierung der *„genetischen"* Formen der Krankheit gemacht haben. Eine solche Interpretation ist völlig unvereinbar mit dem, was wir bei unseren Patienten sehen. Wir widmen der Kritik an dieser neuen (fünften) Klassifikation auch ein Kapitel. Noch schlimmer ist, dass einige Ärzte, Genetiker oder andere davon überzeugt sind, dass es ohne Hypermobilität kein Ehlers-Danlos-Syndrom gibt. Diese Sichtweise wird in der medizinischen *„Grundausbildung"* häufig vertreten und richtet weiterhin gravierende Schäden durch andere Fehldiagnosen an. Die Bedeutung dieses Zeichens ist so stark, dass bestimmte Assoziationen dazu gehören, unter anderem manchmal das Bild von einem überstreckten Daumen, für ihre Vorstellung von: *„Hypermobilität"*, *„Hypermobilität"*, *„Hypermobilität"*. Es ist wahr, dass die meisten Ärzte und andere es nicht *„sehen"*, sondern sogar von *„unsichtbarer Behinderung"* sprechen (AFSED).

Es ist nicht immer so ausgeprägt und vor allem im Laufe der Zeit unterschiedlich. Sie war vielleicht in der Kindheit wichtig und dann fast abwesend. Dies sollte nicht dazu führen, dass die Diagnose abgelehnt wird. Wichtig ist, wie auch für andere Erscheinungsformen der Krankheit, dass sie irgendwann im Leben des Menschen existierte. Die Wirbelsäule scheint von Hypermobilität betroffen durch manchmal falsche Bilder einer Skoliose bei stehenden Röntgenaufnehmen, sie betrifft den Hals besonders dort, wo Wirbelbewegungen beobachtet werden können (Möglichkeit des

Arnold-Chiari-Syndroms), die in der Regel neurologisch gut erträglich sind. Es ist jedoch ratsam, eine Kopfstütze im Auto zu haben, um die möglichen Folgen eines Heckaufpralls zu verhindern, der manchmal der aufschlussreiche oder stark erschwerende Faktor eines Ehlers-Danlos-Syndroms ist. Die Skoliose ist relativ häufig, aber sehr moderat und ohne funktionelle Folgen, bis auf wenige Ausnahmefälle. Wir haben die so genannte *„kyphoskoliotische"* Form, eine der 13 Formen der *„Klassifizierung"* der Genetiker nie identifiziert, auch wenn einige unserer Patienten mit den Fixationstechniken der Cotrel-Dubousset-Methode operiert werden mussten. Ihr Krankheitsbild unterschied sich nicht von dem der anderen Patienten. Der Zusammenbruch des Fußgewölbes lässt sich am besten durch eine Untersuchung mit einem Podoskop oder durch Abdrücke beurteilen. Die Aspekte sind irreführend und erinnern manchmal an einen hohlen Fuß, der nicht als solcher angepasst werden sollte, oder man riskiert ein Versagen. Sehr einfache Sohlen mit Unterstützung unter dem Vorfuß und der Plantarstütze und dem hinteren Pronatorenkeil übernehmen die verschiedenen Elemente des Fußes und bieten propriozeptive Reize, die von den Patienten als sehr angenehm wahrgenommen werden.

Die Instabilität kann die Gelenke ungleichmäßig betreffen, meist an Handgelenken und Fingern, Ellenbogen (Überstreckbarkeit ist manchmal sehr ausgeprägt) und Schultern. Die unteren Gliedmaßen sind weniger betroffen. Die Kniescheibe ist manchmal sehr beweglich, das Rezidiv der Knies deutlich akzentuiert, aber es gibt wenig oder gar keine Schubladenbewegung und Lateralität.

Wir haben manchmal das Vorhandensein von scheinbar paradoxen Retraktionen der Kniesehnen, Trizeps, Muskeln und des Fußgewölbes festgestellt, die zu einem *„falschen Hohlfuß"* führen, insbesondere wenn sie nicht als solche angepasst werden. Dies wurde veröffentlicht (84). Ihr Vorhandensein, vor allem bei Kindern, sollte die Diagnose nicht eliminieren, wie wir es kürzlich bei einem unserer deutschen Patienten gesehen haben, sondern es ist im Gegenteil ein Zeichen, vor allem, wenn die vorderen Oberschenkelmuskeln dehnbar sind und es derselben Person ermöglichen, ihr Gesäß mit der Ferse zu berühren. Für Genetiker ist dies ein interessantes Element des Phänotyps, denn eine muskulotendinöse Gruppe entkommt der Hyperlaxität.

Der Beighton-Test verdient besondere Aufmerksamkeit. Bewertet mit 9, indem man die Punkte von fünf künstlich isolierten Gelenkgruppen ohne Rücksicht auf die Funktionalität addiert und sehr diskrete Werte (10 Grad für Ellenbogen und Knie) wählt, die selbst mit einem Goniometer schwer zu messen sind, wenn man eines hat und weiß, wie man es benutzt. Professor Rodney Grahame wies zu Recht auf den internationalen Kurs an der Universität Murcia in Spanien im November 2017 und auf das 4. Internationale Ehlers-Danlos Symposium in Paris am 19. März 2018 hin: Warum beschränken Sie sich auf fünf Gelenkgruppen, die willkürlich ausgewählt werden unter Vernachlässigung von Hüfte, Prono-Supination, Hals, Kiefer und vor allem der Schultern, die bei dieser Krankheit Schlüsselgelenke sind? Er schlug vor, die Schulterrotation zu messen. Wir unsererseits schlagen zusammen mit Dr. David Cypel vor, die passive Abduktion der Schultern über 90 Grad hinaus zu messen (47). Es ist positiv, wenn eine passive Abduktion möglich ist, ohne das Schulterblatt zu kippen. Das Vorhandensein von Schmerzen und Muskelkontrakturen kann sich störend auf die Durchführung des Tests auswirken. Die Existenz eines einzigen hypermobilen Gelenks wäre ausreichend, um die Existenz einer Hypermobilität zu bestätigen. Die 9-Punkte-Quantifizierung gibt eine falsche Vorstellung von der Quantifizierung des Schweregrads der Krankheit, während es keinen klinischen Zusammenhang zwischen dem Vorhandensein von Hypermobilität und den beobachteten funktionellen Folgen gibt. Es wird versucht, die Positivität des Tests zu *„begrenzen"*, mit unterschiedlichen Zahlen je nach Autor und Alter der Patienten. Nach Ansicht der Autoren wird dieser Schwellenwert ohne überzeugende Argumente und ohne jegliche Differenzierung der Orte auf 4 oder 5 festgelegt. Wenn man weiß, dass ein Punkt in dieser Punktzahl das Leben einer Person verändern kann und dass die sorgfältige Untersuchung der Gelenkbeweglichkeit der unteren Extremitäten bei der Mehrheit der Patienten mit der Krankheit Ehlers-Danlos eine muskulös-tendinöse Retraktion (Knie und Knöchel) zeigt, wobei die Negativität des Handflächen zu Boden-Tests und das Rezidiv der Knie als häufige Folgeerscheinungen auftreten. Diese Ergebnisse stellen die Validität des Beighton-Tests in Frage und ganz allgemein die Tatsache, dass Hypermobilität ein unvermeidliches Merkmal des Ehlers-Danlos-Syndroms ist, da die muskulotendinöse Retraktion eine der nahezu konstanten Erscheinungsformen ist. Sie wurde in 88% der Fälle in einer ersten Studie gefunden, die wir auf dem ersten internationalen Symposium für das Ehlers-Danlos-Syndrom in Gent vom 8. bis 9. September 2012 vorgestellt haben (43); sie wird durch eine neue Studie mit 232 Fällen bestätigt, die genau die gleiche Prävalenzrate von 86% findet. Diese Retraktion erfolgt frühzeitig (59% in der Gruppe der Kinder bis zehn Jahre). Es ist leichter zu verstehen, warum das Umherirren der betroffenen Patienten anhält. Dies muss korrigiert werden. Medizinische Abhängigkeit ist jedoch bekannt für Vorurteile, die als wissenschaftliche Dogmen wahrgenommen werden, und wir haben diesbezüglich viele Bedenken. Wir haben auch den Eindruck, dass in Ermangelung biologischer Tests, insbesondere genetischer Tests, ein übermäßiger Anteil auf einen fragwürdigen klinischen Test entfällt, der eine Zahl angibt, genau wie bei einem Bluttest. Es erscheint daher dringend geboten, diesen unsicheren und irreführenden Test zu ändern, der bei ein und demselben Patienten, der von verschiedenen Ärzten untersucht wurde, unterschiedliche Ergebnisse liefert, wie wir oft gesehen haben. Das wird sehr schwierig sein, denn es hat sich als Dogma durchgesetzt, und wir wissen seit Einstein, dass es *„schwieriger ist, ein Atom zu zerstören als ein Vorurteil“*.

Gelenkinstabilitäten beim Ehlers-Danlos-Syndrom

Sie sind eines der Zeichen zur Orientierung und Diagnose. Eine nahezu konstante Manifestation ist das Vorhandensein von *„Gelenkknacken“* während der aktiven oder passiven Gelenkmobilisierung. Sie sind perfekt hörbar und befinden sich in allen Gelenken, proximal und distal *(„beim Ehlers-Danlos-Syndrom knackt man von überall her“)*. Wir machen es zu einem Zeichen der Subluxation. Sie entlasten oft und sollten nicht verboten werden, wenn sie durch aktive oder passive Bewegungen des Patienten selbst verursacht werden. Andererseits sind die im Rahmen der Osteopathie durchgeführten zervikalen Manipulationen formal kontraindiziert, sie können, wie wir beobachtet haben, schwere Schäden verursachen. Insbesondere eine sehr deutliche Verschlechterung des schmerzhaften und propriozeptiven Syndroms des ganzen Körpers. Dies gilt auch für alle Gelenke. Die propriozeptive Störung erlaubt es dem Manipulator nicht, den Widerstand wahrzunehmen, der es ihm erlaubt, seine Beweglichkeit zu beurteilen.

KAPITEL VII

Knochen und Ehlers-Danlos-Syndrom

Der Knochen ist Teil des Bindegewebes und wird als solcher strukturell verändert und geschwächt. Osteopenie ist weit verbreitet, Osteoporose ist eine Möglichkeit und ein Risiko, das verhindert werden muss. Die Knochenbrüchigkeit bei Säuglingen im ersten Lebensjahr ist in der pädiatrischen Notaufnahme sehr wenig bekannt und führt allzu oft durch Unwissenheit über die Anzeichen des Syndroms beim Säugling und bei den Eltern zu dramatischen Fehlern mit falschen Missbrauchsvorwürfen (Silverman-Syndrom). Die Folge ist der Entzug von Kindern durch Gerichtsbeschluss. Diese Entscheidungen basieren auf Berichten von Rechtsexperten, die das Syndrom und insbesondere seine Knochenbrüchigkeit nicht kennen. Diese Brüchigkeit ist in den ersten Lebensmonaten verantwortlich für sogenannte *„spontane"* Frakturen, ohne gewaltsames Trauma. Die umfassendste Studie zu diesem Thema ist die von Michael Holick aus Boston, veröffentlicht in der Dermatologie-Endokrinologie im Januar 2017 (37) mit 79 Fällen von Spontanfrakturen, die bei einfachen Bewegungen (beim Wickeln des Babys oder bei seiner Körperpflege) im ersten Lebensjahr, die weder durch Gewalt noch gewollt oder durch Mithilfe (auf der Brust, z.B. durch Anschnallen in einem Kinderwagen oder eines Kindersitzes in einem Auto) auftreten. Sie befinden sich am Konjugationsknorpel oder der Diaphyse von Oberarmknochen, Oberschenkelknochen, Rippen, aber auch am Schlüsselbein, Schulterdach, Schädelknochen...
Sie können bei einer Fehlstellung

eines Gliedes mit Verlust oder Einschränkung der willentlichen Mobilität entdeckt werden. An anderer Stelle handelt es sich um *„Bruchlinien"*, Anomalien der Knochenstruktur, ohne klinischen Hinweis, gefunden bei bildgebenden Untersuchungen anlässlich der Feststellung einer Fraktur mit klinischem Ausdruck. Die fast vollständige medizinische Unkenntnis der Anzeichen des Ehlers-Danlos-Syndroms, insbesondere bei Notfällen in Kinderkliniken, kombiniert mit Kampagnen zur Förderung der Früherkennung von Kindesmissbrauch, verschärfen den Trend zur Fehldiagnose weiter. Zuletzt (Februar 2018) hat der Nationalrat der Ärztekommission in seinem nationalen Bulletin einen Abschnitt zu diesem Thema veröffentlicht, um die Berichterstattung hierüber zu verbessern. Da keine Informationen über das Risiko von Diagnosefehlern beim Ehlers-Danlos-Syndrom vorliegen, ist es sehr wahrscheinlich, dass die Zahl der Fälle, die wir in unseren Konsultationen feststellen, ansteigen wird. Mangelndes Wissen über die erbliche Natur mit systematischer Übertragung auf alle Kinder ist auch eine Säule der Diagnose, da die Entdeckung der Krankheit bei der Mutter oder dem Vater (oder beiden) ein sehr starkes Argument für die Entlastung der Eltern ist. Dieser erbliche Charakter lässt sich durch die Identifizierung bei Geschwistern, Onkeln, Tanten und Großeltern bestätigen. Schlimmer noch, aufgrund fehlerhafter und vor allem unvollständiger Beschreibungen, die zwischen den Ärzten *„zirkulieren"*, ohne auf bestehende internationale medizinische Publikationen über das Vorhandensein einer Störung bei der Knochenbildung im Syndrom hinzuweisen, konnten forensische Mediziner in ihrem Bericht schreiben: *„In der Literatur (mit medizinischer Bedeutung) wurden keine Fälle von nicht unfallbedingten Frakturen bei nicht gehfähigen Kindern gemeldet."* Die Folge dieses Berichts ist, dass das Kind von den Eltern entfernt und in eine Pflegefamilie eingewiesen wird. Dies steht im völligen Widerspruch zu bekannten wissenschaftlichen Daten von Ärzten, die das Knochenproblem kennen, wie Owen (1984), Roberts (1984), de Paepe (2012), Yen (2006), Castori (2015) und natürlich Michael Holick (2017). Letzteres zeigte die Rolle des Vitamin D-Mangels bei Kindern und Müttern, besonders während der Schwangerschaft, während der der Fötus einen Mangel hatte.

Diesen Vitamin D - Mangel finden wir bei unseren Patienten fast ständig. Er muss von Geburt an, aber auch in der Gebärmutter durch eine höhere Zufuhr von Vitamin D als die übliche Dosis für die Mutter ab Beginn ihrer Schwangerschaft korrigiert werden. Frakturen können während der Geburt, bei Eingriffen und insbesondere bei einem erschwerten Geburtsverlauf auftreten. In der Gebärmutter sind auch Läsionen möglich, ebenso wie intrazerebrale Hämatome. In diesem Zusammenhang ist Vorsicht geboten, wenn es um sogenannte *„craniale Osteopathie“* - Therapie geht, die in einigen Entbindungskliniken in Mode kommen. Diese Vorsicht erstreckt sich natürlich auch auf die Mobilisierung von Hals und Gliedmaßen. Die für diesem Lebensabschnitt angebotene *„Gymnastik“* ist für Kinder mit der Krankheit Ehlers-Danlos nicht empfehlenswert. Diese Babys sind sehr zerbrechlich.

Andere Begleiterscheinungen beim Baby sollten zur Diagnose führen: Blutergüsse und Blutungen, für die leider auch oft der Vorwurf der Gewalt erhoben wird, Schluck- und Refluxschwierigkeiten bei der Einnahme von Flaschen- oder Muttermilch, die Feinheit und Transparenz der Haut, Verstopfung, Dehnbarkeit und Laxität von Gelenken, die subluxieren oder *„knacken“* können, Klumpfuß- oder Hüftluxation und Darmeinstülpungen bei der Geburt sind in diesem Zusammenhang ebenfalls sehr wichtige Zeichen.

In vielen Fällen, die uns begegnet sind, sind eheliche Missverständnisse und die Trennung der Eltern der auslösende Faktor. Ein Elternteil, in jedem uns begegneten Fall der Vater, will die Manifestationen des Syndroms bei seiner Frau nicht wahrhaben und meint, *„dass sie verrückt ist“*, *„dass es in ihrem Kopf ist“*, *„dass die Kinder nichts haben“*, dass folglich *„ihr Kind nicht wegen einer Krankheit behandelt werden sollte, die es nicht hat und an die der Hausarzt nicht sehr glaubt“* und vor allem nicht das Sorgerecht an die Mutter zu übertragen, insbesondere wenn *„Blutergüsse“* (Prellungen) festgestellt wurden und das *„der Beweis wäre (?), dass dieses Kind brutal behandelt, missbraucht wird“*.

Die emotionalen Folgen für das Kind und die Mutter sind, dass sie doppelte Opfer sind, sowohl bezüglich des Syndroms als auch eines Unrechts. Sie ist bereits schuldig, eine Erbkrankheit an ihr Kind weitergegeben zu haben, und wird beschuldigt, es geschlagen zu haben! Fakt ist, dass dieses Kind nicht wegen seines Syndroms behandelt wird und dass das Risiko von Komplikationen besteht (Perforation der Harnblase und Bauchfellentzündung, gangränöse Blinddarmentzündung, Riss des arteriellen Aneurysmas, blutungsbedingter Unfall durch Antiaggregate oder Antikoagulantien, Verschlechterung der Knochenbrüchigkeit durch Kortikosteroidtherapie, Unfall durch zervikale Manipulation...Schulausschluss). Diese Knochenbrüchigkeit nimmt nach den ersten Lebensmonaten ab, was gegen elterliche Gewaltlosigkeit sprechen kann, da Frakturen verschwinden, während das Kind in einer Pflegefamilie ist. Dies ist die normale physiologische Entwicklung, da das Kind nach der Anfangsphase seine Knochen rekalysiert und deren Widerstand erhöht.

In der späteren Kindheit können Frakturen auftreten, begünstigt durch Ungeschicklichkeit und Stürze, aber diese Traumata haben weniger direkte Auswirkungen auf die Knochenstruktur aufgrund der Flexibilität des Gewebes, die den Knochenaufprall begrenzen kann. Andererseits dauert die Verfestigung im Falle einer Fraktur oft lang und Pseudoarthrosen kommen häufiger vor. Die Brüchigkeit erklärt das Auflösen von Knochentransplantaten, die z.B. zur Verbindung eingesetzt werden, um eine Dislokation vor der Schulter zu verhindern. Nach ein paar Monaten ist vom Transplantat nichts mehr übrig, nur die Schraube ist vorhanden, die es halten soll. Diese Art der Intervention wird nicht empfohlen bei Luxationen des Syndroms, die multizentrisch sind. Der vordere Anschlag verhindert nicht die Luxation nach unten, nach oben oder nach hinten, die besonders schmerzhaft und schwer zu reduzieren ist. Diese Konsolidierungsschwierigkeiten finden sich bei Osteotomien, die bei Kindern mit diesem Syndrom in der Regel nicht erforderlich sind und bei der Operation von schweren Formen der Skoliose, die beobachtet werden können, was außergewöhnlich ist bei diesem Syndrom.

Manchmal werden Exostosen gefunden, aber nur in Ausnahmefällen. Sie sollten keine Arthrose nahelegen, die nach unserer Erfahrung bei der Krankheit Ehlers-Danlos fehlt oder sehr diskret ist. Die im Syndrom üblicher Weise beobachtete Knorpelatrophie (wie z.B. Hautdünnheit) kann zum Auftreten von Knorpelverschleiß führen, insbesondere wenn die Gelenkhypermobilität falsche Bilder von Gelenkverklemmungen erzeugt, die zu einer Irreführung des ungewohnten Rheumatologensyndroms führen können. Es besteht die durch einen Arzt verursachte Gefahr durch die Anwendung von ungeeigneten und risikoreichen allgemeinen (Kortikosteroide) und lokalen (Gelenkinfiltrationen, Operationen) Behandlungen.

Ein Sonderfall ist die Algoneurodystrophie, d.h. ein regionales Syndrom der Schulter und Hand oder des Knies und Sprunggelenks, mit Schmerzen, Entzündungsreaktionen (Hitze und Ödeme), Gelenkseinschränkungen, die zu einer völlig eingesteiften *„Frozen Shoulder"* führen können. Hier ist die Behandlung vor allem lokal: Wechselnde Anwendung von kalten Kompressen, dann heißen Kompressen, schmerzstillenden und entzündungshemmenden Gels, Unterstützung der Schulter durch einen Schal, der die Gelenkfreiheit lässt *(„universeller Schulterschal“* bekannt als *„Montreal“*), während er die Schulter stützt, weil er unter dem Ellenbogen gestützt wird und nach hinten geht, im Rücken, um zur Schulter und zum Handgelenk zurückzukehren, mit Einstellung durch ein Klettverschluss-System. Dies ist praktisch der einzige Indikator für eine Gelenkinfiltration entlang des hinteren Cyriax, unter dem hinteren Rand des Schulterblatts, in Form von Kortikosteroiden mit Xylocain. Diese Injektion kann wiederholt werden, wenn die erste nicht ausreicht. Allgemeine rheumatologische Behandlungen der Algodystrophie sind hier nicht indiziert. Die damit verbundenen Xylocain-Injektionen an den muskulären und peritendinösen Schmerzpunkten verbesserten das Krankheitsbild deutlich. Diese Verbesserung wird auch durch das Antidystonikum (L-Dopa) erreicht, wenn Anzeichen von Dystonie (plötzliche unwillkürliche Bewegungen wie *„Zucken“*, Zittern, Muskelkontraktionen) vorliegen.

Erwähnenswert ist das Auftreten der eingefallenen Bandscheiben, insbesondere wenn die Bilder im Stehen aufgenommen werden. Sie bestehen auch aus Bindegewebe und lassen sich dehnen, was sehr oft zur Diagnose einer Bandscheibenquetschung mit den logischen Folgen von Schmerzen in Halswirbelsäule, Rücken, Lendenwirbelsäule und unangemessenen Diagnosen von Ischias, Cruralgie... führt. Die Gefahr besteht hier darin, nicht bei Wurzelkompressionen, sondern bei anhaltenden, syndrombedingten Schmerzen zu operieren. Eine Operation ist aufgrund der üblichen Verschlimmerung im Falle des Syndroms nicht indiziert.

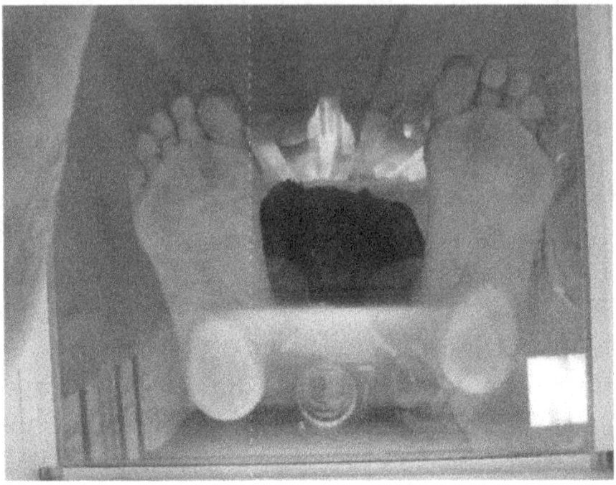

Abbildung 12. Der „EDS-Fuß": vorne flach, in der Mitte eingezogen (nicht hohl) und hinten instabil (Pseudoverstauchungen).

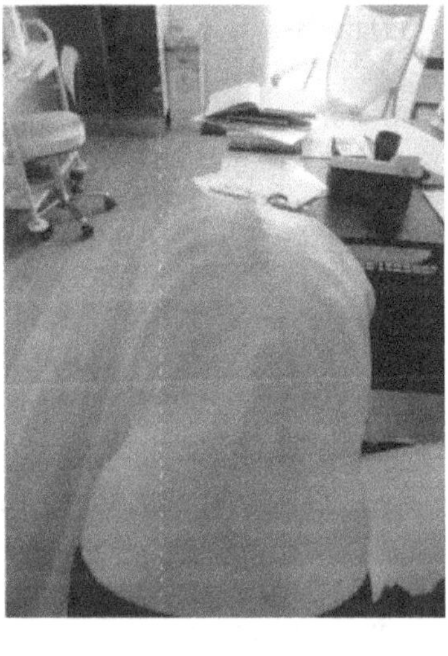

Abbildung 13. Dorsolumbale Skoliose, meist mäßig, nicht progressiv. In 40% der Fälle vorhanden. Nicht durch Bildgebung, sondern durch klinische Prüfung des Verlaufs der vorderen Wirbelsäule.

Die Skoliose ist Teil des *„traditionellen"* Bildes des Ehlers-Danlos-Syndroms, denn sie tritt in 40% der Fälle auf und ist selten schwer. Sie zeigt sich beim Auf- und Abrollen der Wirbelsäule mit gebeugtem Kopf, beiden Händen zwischen den Knien, während man sich vor und hinter die zu untersuchende Person stellt. Es sollte von der frühen Kindheit an systematisch untersucht werden, aber vor allem in der Vor- und Pubertätzeit, wenn die Größe schnell zunimmt. Wir beobachten am häufigsten einen Lendenwirbelbogen mit Höhenungleichheit in den beiden lumbalen paravertebralen Regionen. Im hohen dorsalen Bereich mit kontralateraler Erhöhung ist eine Unebenheit zu beobachten. Es ist nicht immer einfach zu visualisieren. Manchmal handelt es sich um eine eindeutige Skoliose mit großer Krümmung, aber nach unserer Erfahrung ist sie selten. Seine Bedeutung wird durch die Radiologie (Teleradiographie von vorne in liegender Position, das Profil ist nicht sinnvoll) oder der neuen EOS-Bildgebungsverfahren zur Begrenzung der Strahlendosis gemessen. Die Krümmungen rechtfertigen eine halbjährliche radiologische Kontrolle, um die Entwicklung des Skolioseverlaufs und die Bedeutung der Skoliose durch Messung des Cobb-Winkels zu beurteilen, um eine Behandlungsentscheidung zu ermöglichen, wenn 15° überschritten werden. Ein Risser-Test (Grad des Fortschritts der Verknöcherung des Beckenkammes), der das Wirbelsäulenwachstum widerspiegelt, ist ebenfalls erforderlich. Es ist zu beachten, dass es Bilder, in vertikaler Position (Bilder im Stehen aufgenommen) gibt, die eine Wirbelrotation aufgrund der Hypermobilität der Wirbelsäule aufgrund des Syndroms zeigen, ohne dass es eine Skoliose ist. Die Behandlung erfolgt bis zum Ende des Wachstums mit einem Korsett. Physiotherapie allein kann Skoliose oder direktes Wirbelsäulenwachstum nicht korrigieren, entgegen einem weit verbreiteten Glauben. Wir hören oft, wie unsere erwachsenen Patienten von einer Skoliose im Kindesalter sprechen. Die klinische Untersuchung der Wirbelsäule ist normal. Dies sind wahrscheinlich falsche Skoliosen aufgrund von Wirbelsäulenrotation, die durch die übliche Wirbelsäulenhypermobilität beim Ehlers-Danlos-Syndrom erklärt wird. Einige Formen der Skoliose, die nicht das Ergebnis einer speziellen Form des Syndroms sind, werden von Zeit zu Zeit beobachtet und können am Ende des Wachstums eine orthopädische Operation vom

Typ Cotrel-Dubousset erfordern. Abgesehen von dieser wichtigen evolutionären Entwicklung der Skoliose unterschieden sich diese Formen in keiner Weise von den anderen Fällen des Ehlers-Danlos-Syndroms. In Ausnahmefällen beobachteten wir ein spätes Fortschreiten ins Erwachsenenalter, das eine operative Fixierung erforderte.

KAPITEL VIII

Haut beim Ehlers-Danlos-Syndrom

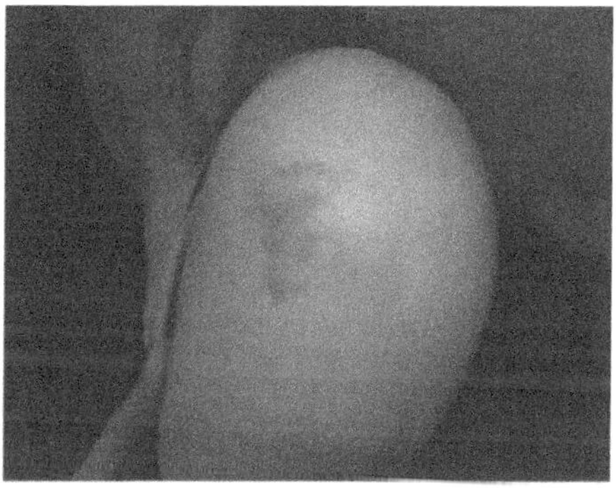

Abbildung 14. Keloidnarbe nach Muskelbiopsie.

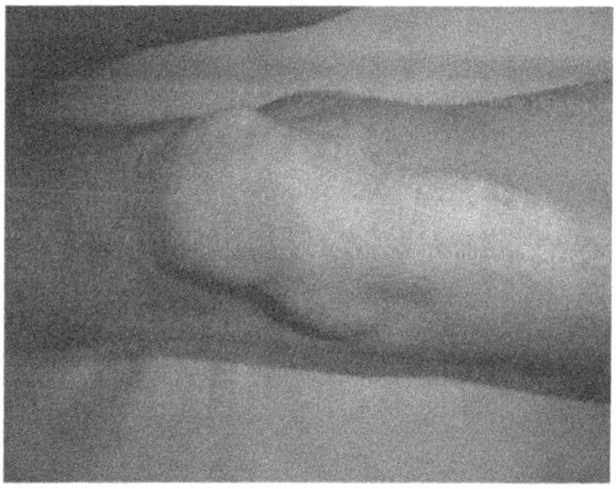

Abbildung 15. Pathologische chirurgische Narbe.

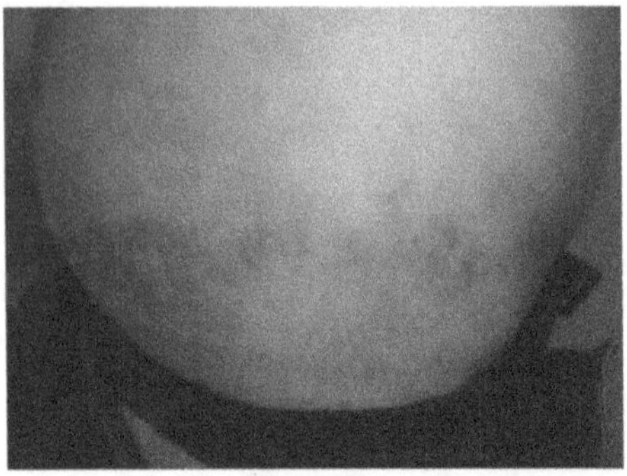

Abbildung 16. Pathologische chirurgische Narben, Dehnungsstreifen, *„gefleckte“* Erscheinungsbild, das bei dieser Krankheit häufig beobachtet wird.

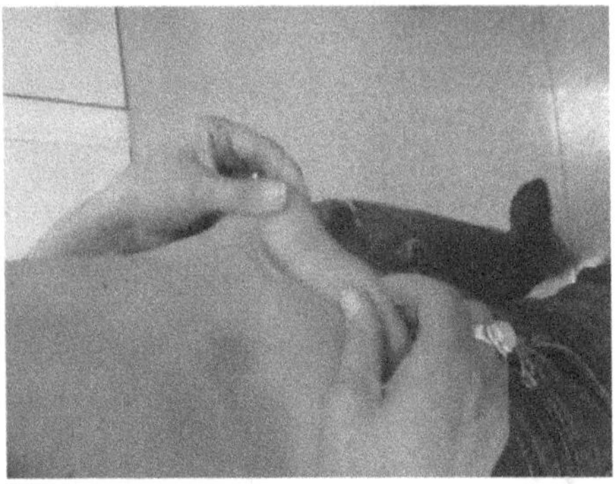

Abbildung 17. Hautdehnbarkeit und Prellungen

Es ist die Quelle der ersten medizinischen Beschreibungen dieser Krankheit, was Sinn ergibt, da sie offensichtlich, sichtbar, fühlbar und objektivierbar sind durch die ersten Fortschritte in der Histologie von Biopsien. Biopsien, die seltsamerweise heute von den französischen Genetikern aufgegeben wurden. So sind es die Dermatologen, die die Auszeichnung erhalten, die ersten Beschreibungen dieser Krankheit gemacht zu haben. Dies ist der Fall bei Chernogobov in Moskau 1871 (3) und Ehlers 1900 in Kopenhagen (1). Danlos, wie wir in der Histologie im historischen Kapitel gezeigt haben, hat klinisch ein pseudoelastisches Xanthom mit dieser Krankheit verwechselt und hat dem manchmal diskreten Merkmal der Hautdehnbarkeit einen zu hohen Stellenwert angerechnet. (2). Dieser erste Beschreibungsfehler wird die Ursache für viele ungerechtfertigte Ablehnungen durch Ärzte sein, unter dem Vorwand, dass die Haut auf dem Handrücken nicht über mehrere Zentimeter dehnbar ist. Die Haut ist dünn und lichtdurchlässig, zerbrechlich (sie reißt leicht, hinterlässt wesentliche Auflagespuren, was die Toleranz der vorgeschlagenen starren oder flexiblen Orthesen teilweise einschränkt). Sie ist sehr oft der Ort der Prellungen, manchmal ohne das Wissen der Person, die sie entdeckt und nicht die Erinnerung an ein Trauma hat. Ihr Befund muss systematisch das Ehlers-Danlos-Syndrom hervorrufen und nicht das eines misshandelten Kindes oder einer misshandelten Frau. Manchmal treten subkutane Hämatome auf, die von Bedeutung sein können, insbesondere bei einer venösen Blutpunktion („*Miget's Zeichen*“) im Zusammenhang mit seiner medizinischen Arbeit von 1933, in der er nach einer Blutuntersuchung ein Bild eines Ellenbogenhämatoms zeigt (14). Sie ist oft mit Dehnungsstreifen (Gesäß, Bauch, Oberschenkel, Brüste oder Rücken) übersät, auch ohne Schwangerschaft. Männer sind davon nicht ausgenommen. Die Heilungszeiten sind lang, mit Nahtablösungen, Narben, die oft von schlechter Qualität, breit, pigmentiert oder weißlich sind. Dieser Umstand ermöglicht es, die Diagnose bereits bei der Durchführung der Kontrolle zu vermuten, wenn sie sich in der oberen Schicht zeigt. Diese unschönen und zerbrechlichen Narben, vor allem am Bauch mit der Gefahr, dass die Atmung beeinträchtigt wird, fördern die Vorsicht bei den Indikationen der plastischen Chirurgie. Dies ist der Fall bei sehr großen Brustptosen, die recht häufig auftreten. Daher ist es notwendig, sich an Chirurgen zu wenden, die die Regeln der Chirurgie beim Ehlers-Danlos-Syndrom genauestens beachten. Brustimplantate hingegen haben oft zu schweren Misserfolgen geführt.

Die Haut ist dehnbar mit dem Verlust ihrer Elastizität, aber meistens ist dieses Zeichen diskret. Es wird am besten an den Wangen, den Augenlidern, der Halshaut, der Bauchhaut, dem Unterarm, der Ellenbogen gesucht, wobei beachtet werden muss, dass bereits genug Haut erforderlich ist, um den Ellenbogen zu beugen. Wir haben das von Ehlers (1) vorgeschlagene Kriterium der Dehnbarkeit übernommen, das der Hälfte der Hautoberfläche entspricht, die Daumen und Zeigefinger maximal zwicken kann. Oberhalb der Hand (ein von Ärzten oft gewählter

Ort) muss sich die Dehnung neben den Kriterien von Ehlers einerseits deutlich zu den Fingern und andererseits zum Unterarm hin erstrecken (Rodney Grahame). Ihre Abwesenheit sollte die Diagnose nicht ausschließen. Andere Hautmanifestationen sind offensichtlich. Diese Zerbrechlichkeit setzt sich selten einem Dekubitus aus, aber Wunden, Hautirritationen, schmerzhafte Hautfalten werden bei mittleren Traumata beobachtet.

Die Haut ist dünn, blass und weiß mit einem gut sichtbaren Netz von subkutanen Venen, insbesondere in den Unterarmen, über den Brüsten und im Rücken. Die Farbe und Temperatur der Haut kann durch vasomotorische Störungen, die ebenfalls Teil des Syndroms sind, variieren, mit Kälteempfindungen, besonders an den Füßen mit Blässe, und Wärmeempfindungen (leichte Gefäßverengung) mit Rötung. Die Haut ist oft sehr überempfindlich und verträgt kaum den Kontakt mit einer Hand oder Kleidung (Etiketten werden in der Regel entfernt, *„Zeichen des Etiketts"*). Seine Dünne ist der Ursprung eines Zeichens, das das beste Kriterium für seine Dickenreduzierung ist: Die Möglichkeit, schmerzhafte Empfindungen von elektrischen Strömen zu empfangen (*„Zeichen der Autotür"*), d.h. die Unmöglichkeit, eine Autotür ohne elektrischen Schlag zu öffnen. Der Grund dafür ist die Abnahme der *„Kapazität"* der Haut, d.h. die Addition von Widerstand und Schutzfähigkeit gegen die Übertragung eines elektrischen Stroms mit einem geringeren Widerstand gegen statische Elektrizität. Dies kann mit einem Einkaufswagen, einem Handschlag oder einem Kuss geschehen.

Gelenkzysten (besonders Handgelenke, Knie) sind häufig und verursachen Schmerzen. Sie können in den Brüsten, der Leber, der Bauchspeicheldrüse, der Lunge, dem Innenohr, dem Kiefer, den Eierstöcken, dem Schädel usw. vorkommen. Sie können in den Nieren zahlreich sein und wie wir beobachtet haben, sich verändern zu einer polyzystischen Niere. Sie verschwinden oft spontan. Sie sollten nicht operiert werden, wenn sie keine Kompression verursachen. Eierstockzysten können Blutungen verursachen und wir hatten die Beobachtung einer Teenagerin, die auf diese Weise fast ihr Leben verloren hätte. Knötchen sind auch in jedem Teil des Körpers verbreitet, wie z.B. in der Schilddrüse. In die Diskussion ihrer Entstehung muss das Ehlers-Danlos-Syndrom einbezogen werden, was in der Regel nicht der Fall ist.

Die Nase kann sehr flexibel sein, leicht zu *„biegen"*, sowie die Ohren, die abgehoben werden können und von einer plastischen Operation profitieren können. Die Nasenscheidewand kann schräg sein und es ist besser, nicht zu operieren. Die Zunge kann manchmal die Nasenspitze berühren und das Zungenbändchen kann fehlen. Es ist manchmal möglich, dieselbe Zunge um ihre Achse zu *„drehen"*. Wir beobachteten ein Ohrläppchen, das durch Reißen durch einen Ohrring zweigeteilt wurden. Das bedeutet, dass ein *„Piercing"* (Ohren, Zunge, Nase, Brustspitzen, Nabel, Mund- oder Vaginallippen, etc.) nicht empfohlen wird. Andererseits stellen Tattoos, die heute so weit verbreitet sind, kein Problem dar, sie verformen sich nicht, sie verblassen nicht. Ihre Verheilung kann jedoch aufgrund von Blutungen und Vernarbungen sehr problematisch sein.

Die Haut muss Gegenstand besonderer Aufmerksamkeit sein: Schutz vor physischen Einflüssen, Sonne, Hitze (Verbrennungen durch vorübergehendes Nachlassen des Hitzegefühls), Kälte (schmerzhafte Reaktionen auf Kälte). Sie muss mit Feuchtigkeitscremes, ätherischen Ölen usw. behandelt werden. Die Behandlungen, die in Thermal- oder Thalassotherapiezentren durchgeführt werden, im sogenannten *„Spa"*, sind hier am häufigsten nützlich und geschätzt.

Oftmals haben wir bei unseren Patienten häufige und schlecht erklärte Hautmanifestationen beobachtet: Pseudoekzeme, Pseudopsoriasis, verschiedene Ausschläge (Rötungen, besonders nach einer Dusche, Nesselsucht, Juckreiz auch im Haar, trockene Haut). Dank Professor Rodney Grahame konnten diese erklärt werden, indem man sich den immunologischen Auswirkungen aufgrund der Empfindlichkeit der Mastzellen (Mastzellaktivierungssyndrom oder SAMA) genähert hat. Dies ist wegen der therapeutischen Möglichkeiten mit dem Einsatz von Antihistaminika, die zu ersten Erfolgen geführt haben, von großem Interesse.

KAPITEL IX

Kardiovaskuläre Symptome des Ehlers-Danlos-Syndroms

In Zusammenarbeit mit Dr. Richard Amoretti, Kardiologe und Jimmy Davaine, Gefäßchirurg

Sagten Sie „*Vaskulär*"? Von Sack (1932) und Barrabas (1957) bis Tinkle (und Castori 2017).

Dies ist ein Thema von großer medizinischer und psychosozialer Bedeutung in diesem Krankheitsbild. Der wesentliche Grund dafür ist der Hinweis auf die Existenz von Formen, in denen Aneurysmen und arterielle Dissektionen beobachtet werden. Die ersten Beobachtungen gehen auf das Jahr 1932 zurück, als Sack den „*Status dysvascularis*" beschrieb, der zur erstmaligen Benennung des Sack-Barrabas Syndrom führte, basierend auf 27 Patienten (26), die 1967 von Barrabas vorgeschlagen wurden. Es folgten vier weitere, die letzte im Jahr 2017 (35), wie in Kapitel III beschrieben. Alle diese Klassifizierungen werden einen „*arteriellen*" Typ (Barrabas) isolieren, der später zu „*vaskulär*" wird (Berlin, Villefranche, New York). Der von Genetikern bei der organisierten Wissensvermittlung beharrlich beschriebene Typ ähnelt dem der „*klassischen*" Form (oder Typ). Diese klassische Form wird als seltene Form präsentiert, ist aber mit einem Begriff versehen, der sich in der Medizin traditionell auf die häufigste Form einer Krankheit bezieht!

Klinische Kriterien für das Screening auf eine *„vaskuläre"* Form sind ungeeignet, da sie bei einer sehr großen Anzahl von Patienten vorkommen. Dies ist in der Villefranche Klassifikation (33) der Fall für sehr dünne, durchscheinende Haut, *„extensive"* Blutergüsse und den charakteristischen *„Gesichtsmorphotyp"* (*„Madonnengesicht"*), die im Übrigen in der New Yorker Klassifikation (35) von *„Hauptkriterien"* auf *„Nebenkriterien"* heruntergestuft wurden. Das *„Madonnengesicht"* oder *„Gesicht von Mona Lisa"* ist bei fast allen Patientinnen, die wir betreuen, präsent und sie erscheinen immer zehn Jahre (oder mehr) jünger als ihr Alter zu sein! Es ist besser, von diesen Annäherungen Abstand zu nehmen und, wie wir es getan haben, zu bedenken, dass Gefäßkomplikationen in allen Fällen möglich sind und dass ihre Suche durch eine geeignete Bildgebung systematisch erfolgen und mindestens alle fünf Jahre wiederholt werden muss. Das Vorhandensein von COL3A1 scheint ein Leitelement und keine Gewissheit zu sein, denn es kann fehlen oder umgekehrt, wie wir gesehen haben, bei einigen Familienmitgliedern vorhanden sein, bei anderen nicht und in derselben Familie auch nicht von vaskulären Komplikationen begleitet sein.

Diese vaskulären Formen haben einen sehr schlechten Ruf (54). Verantwortlich für schwere Komplikationen (arteriell, uterin, intestinal), mit einer sehr kurzen Lebenserwartung. Diese im Internet entdeckten Informationen haben Patienten mit dem Syndrom wirklich terrorisiert. Die Angst vor einer *„vaskulären Form"* hat viele Patienten erfasst, von denen bekannt ist, dass sie als Bestandteil ihres Krankheitsbildes eine besonders starke Angst haben (37). Die praktische Konsequenz im Sinne eines Übermaßes ist, dass viele Geburtshelferinnen und Geburtshelfer beeindruckt sind und systematisch Kaiserschnitte durchführen, die bei Frauen mit einem Ehlers-Danlos-Syndrom nicht angezeigt sind und oft zu Komplikationen führen. Umgekehrt unterschätzen einige Menschen einfach die Schwere des Syndroms, indem sie zwischen schweren *„vaskulären"* und *„harmlosen"* Formen unterscheiden, die keine besonderen Vorsichtsmaßnahmen erforderlich machen und z.B. kein Blutungsrisiko beinhalten würden.

Umgekehrt trafen wir Anästhesisten, die von der angeblich gutartigen Natur nicht-vaskulärer Formen überzeugt waren und die ihren Patienten ohne Kenntnis des Risikos Antikoagulantien verabreichten.

Diese Zweiteilung innerhalb des Syndroms ist einer der Widersprüche mit schwerwiegenden Folgen, die sich aus medizinischen Vorträgen und der Einstellung der Ärzte entwickeln. Auf dem ersten internationalen Treffen zum Ehlers-Danlos-Syndrom, das 2014 in Gent/Ghent in Zusammenarbeit mit einer renommierten Forschungseinrichtung des Gesundheitswesens stattfand, präsentierten wir ein Poster mit einer statistischen Analyse von 644 Fällen. Zwei junge schwedische Ärzte halten einen Moment inne und erklären uns mit einer gewissen Verachtung: *„Wir sind ausschließlich an Gefäßformen interessiert!“* und ließen uns allein mit unseren 644 Patienten, die für niemanden von Interesse waren. Das haben wir danach ziemlich oft gehört. Es muss verstanden werden (siehe Kapitel III, zur Anamnese des Syndroms), dass nach der Trivialisierung des Krankheitsbildes durch Rheumatologen das Syndrom eher angesehen wird als *„eine andere Art, normal zu sein“*, (20), also *„nicht von Interesse“* (9). Der Fokus auf eine schwerwiegende arterielle Komplikation und das Todesrisiko, das dem medizinischen Interesse wieder Sinn und Legitimität verleiht, hat sehr stark dazu beigetragen, es den Ärzten bekannt zu machen. Aber das Pendel ist zu weit gegangen und der erzielte Effekt hat dazu beigetragen, dass viele Patienten von der richtigen Diagnose ausgeschlossen wurden. Er minimierte die Existenz eines sehr häufigen Syndroms, indem man es aufgrund mangelnder Diagnose selten erscheinen ließ. Der Nachteil einer solchen Selektion durch nur eines der vielen Risiken, die diese zerbrechlichen Patienten haben, besteht darin, dass sie angesichts vieler anderer Komplikationen (Gallenblasenentzündung mit Bauchfellentzündung, Darmverschlüssen, Unfälle mit Antikoagulantien oder Kortikoiden) Opfer einer medizinischen und chirurgischen Verweigerung sind. Wir sind immer noch sehr überrascht, die hohe Anzahl von Ärzten zu sehen, die sich für einen der Ausdrücke interessieren, von denen bekannt ist, dass sie sicherlich sehr ernst sind, aber sehr selten! Umgekehrt ist die Anzahl der Ärzte, die sich für die sehr verbreitete Form interessieren, sehr selten! Es wäre wichtig, dass die aktuelle Lehre der Medizinstudierenden in die richtige Richtung geht und sich die Fehler der Vergangenheit nicht wiederholen.

Ein Element, dessen Bedeutung noch immer unterschätzt wird, ist der historische Diagnosefehler (23), der zwischen Fibromyalgie und der Krankheit Ehlers-Danlos gemacht wurde. Der erste Beschreiber, ein Rheumatologe, wusste nichts von der Existenz des Syndroms und beschrieb authentische Fälle und nannte sie *„Diffuse Polyalgic Idiopathic Syndromes (SPID)"*. Die Formulierung, die auf Englisch schwer zu kommunizieren ist, wurde durch einen dieser bedeutungslosen und allumfassenden Begriffe ersetzt, die oft in der Medizin verwendet werden: *„Fibromyalgie"*. Der Erfolg ist beachtlich und rheumatologische Kongresse widmen ihm ganze Sitzungen, unterstützt von Patientenverbänden, die zwar damit zufrieden sind, ihren Beschwerden einen Namen zu geben, die aber durch bestimmte, unangemessene Behandlungen stark verschlimmert werden können und die nicht wissen, dass sie die Krankheit übertragen.

Die Genetiker schlagen für die verschiedenen Klassifikationen klinische Kriterien für die Identifizierung von Gefäßformen vor, sie haben sich mit den Reformen dieser Klassifikationen nicht wesentlich verändert. Sie stellen Korrelationen zwischen Genmutationen her, die sie für die verschiedenen Kollagenproteine oder Enzyme kodieren, die an ihrer Biosynthese und einem Krankheitsbild beteiligt sind. Die zur Verfügung gestellten klinischen Daten scheinen uns wenig nützlich zu sein, da sie von einer Form zur anderen redundant sind (Dünnheit und Zerbrechlichkeit der Haut, Hypermobilität, Gelenk, Blutungen...). Die als besonders spezifisch dargestellten Kriterien sind nicht überzeugend. Das oft hervorgehobene *„Madonnengesicht"* findet sich bei allen Patienten aufgrund des glatten Aussehens der Gesichtshaut und verjüngt sie um 10 bis 20 Jahre. Der Zahnfleischrückgang ist bei unseren Patienten weit verbreitet. Die distale Eigenschaft der Hyperlaxität wird häufig angetroffen, wobei die Hyperlaxität in ihrer Verteilung sehr unterschiedlich ist. Die sehr dünne, transparente Haut mit einem subkutanen Venengepflecht am Unterarm, auf dem Thorax oberhalb der Brüste, am Rücken, tritt in den meisten Fällen sehr häufig auf, ohne dass dies ein Argument für eine bestimmte Form der Krankheit ist. Es gibt noch ein weiteres Zeichen der Dünnheit der Haut, das wir selbst beschrieben haben und das wir in fast allen unseren Fällen finden, es ist die Leichtigkeit, elektrische Schläge in Kontakt mit einem Metallgegenstand *(„Zeichen der Autotür“* oder des *„Einkaufswagen“*) zu empfangen, indem wir eine Hand schütteln, eine Person küssen oder ein pelziges Tier streicheln. Ein Pneumothorax tritt zwar selten, aber sowohl in leichten als auch in schweren Formen des Syndroms auf. Dasselbe kann man ebenso sagen für Klumpfuß (häufig), Skoliose (in fast der Hälfte unserer Fälle vorhanden und sehr stark fortschreitend), Haut, die bei Kindern senil aussieht. Wir sind der Ansicht, dass es in unserer sehr großen Patientenkohorte keine Beweise für die klinische Identifizierung der 13 Klassifikationen gibt, wie sie in New York beschrieben wurden. Diese Ansicht scheint recht weit verbreitet zu sein. Dies zeigt sich vor allem am mathematischen Modell des Syndroms, das an der National Academy of Medicine am 28. Februar 2017 vorgestellt wurde. Es wurde durch eine Reihe von 853 Fällen (44) bestätigt, die auf formale und mathematische Weise die Homogenität des Syndroms und das Fehlen differenzierter Typen zeigen, was uns als formales Argument erscheint, um zu bestätigen, dass es eine einzige Ehlers-Danlos Krankheit gibt, obwohl es mehrere Symptome am Ursprung klinischer Formen gibt, die nicht verschiedene Arten von Krankheiten sind, die mehr oder weniger gut innerhalb eines Syndroms zusammengefasst sind.

Das konkrete Ergebnis ist, dass alle Formen des Ehlers-Danlos-Syndroms für arterielle Komplikationen verantwortlich sein können und dass die Suche nach Präparationen oder Aneurysmen des Gehirns und der Aorta und ihrer Zweige alle fünf Jahre systematisch durch zerebrale MRT und Angioscanner-Aorta erfolgen muss. Diese Untersuchungen sind umso gerechtfertigter, wenn im Rahmen des Gesprächs zur Familiengeschichte Fälle von Aneurysma oder einem plötzlichen Tod bei einem jungen Menschen festgestellt wurden. Die Entdeckung eines Aneurysmas erfordert eine jährliche Überwachung und eine kurative Maßnahme, wenn es zu einem Bruch zu kommen droht, wobei man weiß, dass die Entscheidungskriterien an die besondere Zerbrechlichkeit der Gewebe im Syndrom angepasst werden müssen. Dies ist eine heikle Operation, die von erfahrenen Fachleuten durchgeführt werden muss. Andere Behandlungen des Ehlers-Danlos-Syndroms (spezielle Kleidung, Sauerstofftherapie, Aufrechterhaltung der propriozeptiven körperlichen Aktivität) müssen kombiniert werden. Es können auch globale Erweiterungen einer Arterie (z.B. der Wirbelsäule) ohne klare Bildung eines Aneurysmas beobachtet werden. Dies erfordert eine regelmäßige Überwachung.

Die Venen sind von spezifischen Gewebeschäden betroffen. Es können sich Krampfadern entwickeln, bei denen Behandlungen durch Verödung oder elastische Verbände nicht sehr effektiv oder blutungsgefährdet sind. Ödeme sind weit verbreitet und reagieren gut auf speziell für das Syndrom entwickelte Kompressionskleidung, aber auch auf Kompressionsstrümpfe und Kompressionstherapie (Beteiligung von Lymphödemen). Eine Venenentzündung ist möglich, schwer zu diagnostizieren wegen Muskelschmerzen, Ödemen, häufig beim Syndrom, per Ultraschall schwer zu interpretieren, werfen das Problem der Antikoagulanzienbehandlung auf, die risikoreich ist und bei Bedarf angepasst werden muss.

Der Ultraschall zeigt oft Veränderungen in der Morphologie und Physiologie der **Herz- oder Aortenklappen** mit Blähungen und Leckagen. Sie erklären sich durch ihre strukturelle Flexibilität der Ventile und die leichte Dehnung ihrer Seile und haben nach unserer Erfahrung keine hämodynamische Wirkung. Ihr Vorhandensein rechtfertigt nicht die Durchführung einer systematischen Antibiotikabehandlung zur Vorbeugung der Herzinnenhautentzündung nach Osler im Rahmen einer Zahnbehandlung. Ihre Banalität eignet sich nicht gut für die Beschreibung einer Form namens *„cardio-valvular"* in der neuesten New Yorker Klassifikation (2017).

Die **Herzrhythmusstörungen** sind häufig in Form von Sinustachykardienattacken, meist ohne auslösende Faktoren, manchmal als Bouveret-Syndrom bezeichnet mit zusätzlichen Systolen, die sich alle als präkordiale Schmerzen ausdrücken lassen, die unnötige Bedenken verursachen. Der Einsatz eines Betablockers (Biprosolol) in Krisenzeiten während eines Anfalls in sehr niedrigen Dosen ist in der Regel ausreichend für deren Behandlung. Ein Risiko wäre es, die Person unnötig in die Thrombozytenaggregationstherapie mit einem Blutungsrisiko zu bringen. Im Ruhezustand wird der Puls oft auf 60 oder 50 oder sogar 40 Schläge pro Minute verlangsamt.

Der präkordiale Brustschmerz des EDS kann eine *„perfekte"* Simulation eines Angina-Angriffs erzeugen, der die am besten informierten Kardiologen täuschen kann, wenn sie mit diesem Syndrom nicht vertraut sind. Die Schmerzen können verengend, sehr intensiv sein, mit einem Gefühl des drohenden Todes, der Ausstrahlung auf den Kiefer, die linke obere Extremität, sogar auf den kleinen Finger. Die Gefahr besteht in der Verschreibung einer aggregierenden oder gerinnungshemmenden Behandlung mit ihren ernsten Risiken bei Menschen mit EDS. Ihr Ursprung mag durch das Zwerchfell bedingt sein, aber es ist notwendig, hier die Häufigkeit des Pseudo-**Tietze-Syndroms** durch Rippenschmerzen zu erwähnen, die bei Herzschmerzen die Veränderung bewirken können. Sie geben lokalen Behandlungen (Anwendungen oder subkutane Injektionen von Xylocain) nach. Im Zweifelsfall ist es möglich, Troponin-Assays zu verwenden.

Der Blutdruck ist instabil und wechselt zwischen der üblichen Hypotonie und Bluthochdruckausbrüchen, ohne den Herzmuskel zu beeinträchtigen. Ihre Kontrolle ist schwierig und muss sorgfältig erfolgen. Einige (Bravo, 21) empfehlen *„Salz zu essen"*, um Wasser zu speichern und eine Hypotonie zu verhindern. Aus den gleichen Gründen empfiehlt derselbe Autor die Einnahme von *„Fludrocortison"* bei sehr niedrigen Dosen. Der Blutdruck kann auch hoch sein, aber intermittierend. Vor einer hypertensiven Therapie ist Vorsicht geboten. Eine signifikante Hypertonie sollte logischerweise zum Verdacht einer Dissektion der Nierenarterie führen, was noch außergewöhnlich ist, aber bei einem so fragilen arteriellen Netzwerk immer möglich ist.

Es können **Flüssigkeitsansammlung im Herzbeutel** auftreten, die manchmal schlecht verträglich sind (*„Tamponade"*) und manchmal eine sorgfältige Entleerung erfordern, da die Gefahr von Blutungen besteht.

Wir beobachteten in unserer Patientenreihe auch eine **Wucherung auf einer Aortenklappe** und arterielle Kompressionen durch das **gewölbte Band**, die eine Operation erfordern. Es kann zu Verbindungen zwischen den beiden Herzohren kommen, da ihr Verschluss aufgrund der besonderen Plastizität des Herzgewebes verzögert werden kann. Ein jüngster, sehr spektakulärer Fall während des Sports ist der einer **arteriellen Ruptur am Knie aufgrund einer rückwärtigen Verstauchung**, die eine Bypassoperation mit einer langen saphenösen Vene erforderte.

Diese Komplikation trat bei einem Teenager auf, bei dem die Tante mütterlicherseits und seine Mutter mit dem Syndrom diagnostiziert wurden, aber er und seine Mutter waren trotz der Hinweise seiner Tante in der absoluten Verweigerung, weil er zur Mobilgarde wollte und befürchtete, mit der Diagnose von Ehlers-Danlos nicht akzeptiert zu werden. Die propriozeptive Kleidung, eine Knieorthese, hätte diesen Unfall verhindern können.

KAPITEL X

Ehlers-Danlos und die Gefahr von Blutungen

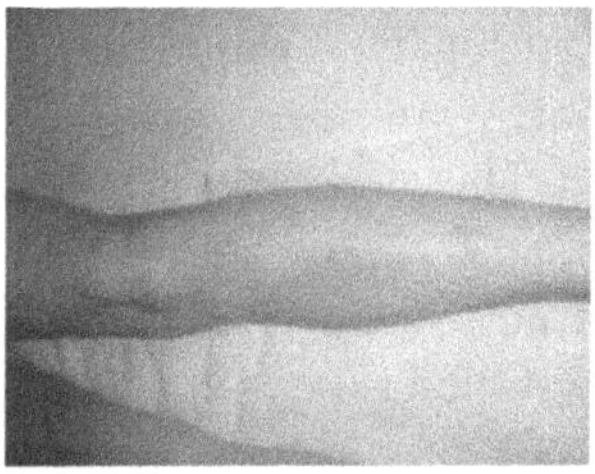

Abbildung 18. Vielsagende blaue Flecken

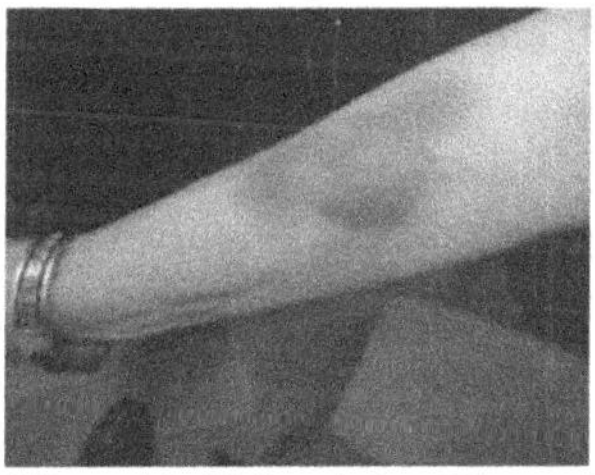

Abbildung 19. Voluminöse Blutergüsse

Blutungen sind eines der ersten Anzeichen für das Ehlers-Danlos-Syndrom. Es erscheint im Titel von Edward Ehlers' erstem Beitrag: *Cutis laxa. Neigung zu Haemorrhagien in der Haut, Lockerung mehrerer Artikulationen*, veröffentlicht 1901 in der Dermatologischen Zeitschrift. Leider wurde das Zeichen der Blutungen im kollektivmedizinischen Gedächtnis der Symptomatik dieser

Krankheit zurückgestellt. Die Auslassung dieses Zeichens ging so weit, dass seine Existenz in dem Syndrom geleugnet wurde und nur als Teil der *„vaskulären"* Formen galt, die entfernt verwandt mit dem 1935 beschriebenen Sachs-Syndrom (28) waren, das von Barrabas übernommen wurde (26, 27). Dieser Glaube hält bis heute an, und kürzlich teilte ein Anästhesist dem Chirurgen einer unserer Patientinnen mit einem Ehlers-Danlos-Syndrom mit, es stelle kein Problem dar, Antikoagulantien zu verschreiben, da sie nicht die Gefäßform des Syndroms habe. Das ist nicht korrekt. Eine sehr große klinische Erfahrung mit einer Kohorte von mehr als 5600 Fällen hat uns weitgehend das Gegenteil gezeigt. Alle Menschen mit einem Ehlers-Danlos können Blutungen haben in Form von Prellungen, Zahnfleischbluten, Verdauungs- oder Genitalblutungen, Nasenbluten (insbesondere im Kindesalter). Es ist sogar (44) eines der Zeichen (92% unserer Fälle), die ausgewählt wurden, um eine klinische Diagnose mit Sicherheit zu stellen. Diese Blutungen, insbesondere starke Gebärmutterblutungen, sind für die chronische Abnahme der roten Blutkörperchen verantwortlich. Schwere Blutungsstörungen können während der Operation, aber auch bei invasiven Untersuchungen wie der Koloskopie oder der Behandlung mit Antikoagulantien oder Thrombozytenaggregationshemmern auftreten. Mangelndes Wissen über die Diagnose von Ehlers-Danlos exponiert Patienten, insbesondere weibliche Patienten, die stärker betroffen sind. Die betroffenen Personen sind Symptomen ausgesetzt, die in direktem Zusammenhang mit der Empfindlichkeit des Gewebes stehen. Blutungen stellen das größte Risiko dar. Und auch wenn die Diagnose bekannt ist, führt das medizinische Vorurteil über die gutartige Natur dieses Syndroms immer noch sehr oft dazu, dass viele Ärzte, Anästhesisten und Chirurgen es bei der Entscheidung über invasive Untersuchungen (Koloskopie) und medizinische (Antiaggregation, Antikoagulans) oder chirurgische Therapieentscheidungen vernachlässigen. Das Blutungsrisiko besteht in allen Formen des Syndroms und ist nicht nur in einigen *„vaskulär dominanten"* Formen vorhanden (4, 42, 43). Blutungen sind in 92% unserer Fälle vorhanden. Sie manifestieren sich durch blaue Flecken, Blutungen im Verdauungstrakt, in den Harnwegen, am Zahnfleisch, in den Bronchien, im Genitalbereich, in der Nase, im Gehirn, und durch Hämatome, die für das Muskelkompartmentsyndrom mit schwerer Ischämie verantwortlich sein können. Diese Blutungen sind nicht mit einer Blutgerinnungsstörung verbunden. Sie sind die Folge der Zerbrechlichkeit aller Blutgefäße, was ihre diffuse Beschaffenheit erklärt. Sie erfordern eine Reihe von Vorsichtsmaßnahmen.

Während eines chirurgischen Eingriffs muss man so wenig traumatisch wie möglich vorgehen und einen Ausgleich vorsehen, falls es zu starken Blutungen kommt. Dies gilt auch für die Zahnarztpraxis. Während der Geburt ist es notwendig, den Ausgleich schwerer Blutungen einzuplanen und eine sorgfältige Überwachung in der unmittelbaren Folgezeit sicherzustellen. Endoskopien, insbesondere die Koloskopie, bergen ein deutliches Blutungsrisiko und ein Perforationsrisiko. Sie sollten so weit wie möglich vermieden und durch andere nicht-invasive Techniken ersetzt werden. Osteopathische Manipulationen am Hals sind hier aufgrund der Gefahr einer Schädigung der Arterien des Halses bei einer Luxation des Gelenkbandes (möglicher Zusammenhang mit dem Arnold Chiari-Syndrom) nicht zulässig. Das Risiko, dass die Oberarmarterie während der Reposition nach Hippokrates zur Reduzierung der Schulterluxation abgerissen wird, ist damit vergleichbar. Jedes diagnostische Verfahren (Punktion, Sondeneinbringung, etc.) an einer Arterie ist mit Risiken verbunden und muss mit größter Sorgfalt durchgeführt werden. Venenpunktionen können zu großen Hämatomen führen, die manchmal komprimierend sind. Intraartikuläre Punktionen und Injektionen erfordern die gleiche Vorsicht und Vorbehalte (sie sind selten indiziert, außer für die Schulter bei der Algodystrophie). Auch Haut-, Muskel- und Schleimhautbiopsien bergen das Risiko von Blutungen, das beachtet werden muss, wenn dieses Verfahren für die Diagnose unerlässlich erscheint. Die Lumbalpunktion birgt ein erhebliches Risiko, weniger hämorrhagisch als dem einer meningealen Verletzung, von der wir mehrere Fälle beobachtet haben. Die Ruhigstellung durch hautaggressive, starre Orthesen kann zu Druckstellen an den Auflagepunkten führen. Besser ist es, (außer bei einer Verschiebungsfraktur) flexiblere Orthesen mit propriozeptiver und analgetischer Wirkung zu bevorzugen, die eine Aufrechterhaltung der Bewegung ermöglichen. Rehabilitationstechniken müssen die Gewebebrüchigkeit und das Risiko von Blutergüssen oder Hämatomen beim manuellen Anfassen, bei der Mechanotherapie, beim Einsatz von Wasserstrahlen in der Hydrotherapie mitberücksichtigen.

Die Anwendung von Therapien mit Antiaggregantien und Antikoagulanzien birgt das größte Risiko, das lebensbedrohlich sein kann. Die Begründung für diese Behandlungen im Syndrom muss sorgfältig diskutiert werden. Antiaggregantien können bei Herzrhythmusstörungen mit Tachykardieanfällen verschrieben werden, die die Sorge vor einer arteriellen Embolie hervorrufen. Tachykardieattacken, die durch Dysautonomie, und nicht durch rhythmische Herzerkrankungen ausgelöst werden, sind im Syndrom sehr häufig und tragen a priori kein emboligenes Risiko. Andere Therapien können sich positiv auf die Herzfrequenz auswirken. Ein weiterer Hochrisikofall ist das Auftreten einer misslichen neurologischen Anfallsituation, die mit einem Schlaganfall verwechselt und mit Antiaggregaten behandelt wird. Diese Art der Episode von *„Pseudo-Lähmung"* ist am häufigsten, durchaus üblich und löst sich schnell auf. Die Gefahr von Unfällen mit Antikoagulanzien (Heparin, Anti-Vitamin K) ist größer. Die Anlässe für ihre Verschreibung sind beim Ehlers-Danlos-Syndrom ziemlich häufig: Ruhigstellung nach einer operierten Verrenkung (zu vermeiden) oder nicht, wegen Verdacht auf Venenentzündung. Diese letzte Diagnose wird oft falsch diagnostiziert bei Wadenschmerzen, die besonders häufig beim Ehlers-Danlos-Syndrom auftreten und auch häufig mit Ödemen verbunden sind. Venöser Ultraschall kann aufgrund der besonderen Morphologie der Venen bei diesem Syndrom irreführende Bilder darstellen. Das ist alles, was nötig ist, um eine Venenthrombose zu diagnostizieren und eine Behandlung aus Angst vor einer Lungenembolie durchzuführen, ohne durch Unwissenheit über das Syndrom zu wissen, dass der Tod des Patienten verursacht werden kann. Dies ist der Fall bei dieser 40-jährigen Frau mit einem Ehlers-Danlos-Syndrom, bei der die Diagnose Venenentzündung der Wade bei Vorhandensein von Sprunggelenkschmerzen und Schwellungen diagnostiziert wird. Die Behandlung mit Heparin und anschließendem Anti-Vitamin K wird durchgeführt. Eine Kontrolle der Wirksamkeit der Behandlung erfolgt mit einer Venenpunktion im rechten Ellenbogen. Dies führt zu einem Hämatom, das sich auf Arm und Unterarm ausbreitet, was zu einem Kompartmentsyndrom und zu einem Bild der Ischämie der gesamten oberen Extremität und der Gefahr von Wundbrand führt. Es erfolgt die Entscheidung, die Schulter zu amputieren. Im letzten Moment beschließt der Chirurg, einen Schnitt von der Achselhöhle zum Karpaltunnel zu machen. Schnelle Wiederherstellung des Kreislaufs. Schwierige Heilung. Das Fehlen des Volkman-Syndroms (muskulo-tendinöse Retraktion). Dies ist bei einer solchen Ischämie sehr ungewöhnlich und beruht auf den besonderen Dehnungseigenschaften des EDS-Gewebes. Es findet eine vollständige Rückkehr zur vorherigen Funktion der verletzten oberen Extremität statt. Eine dauerhafte breite und pigmentierte Narbe verbleibt. Entzündungshemmende Medikamente verursachen Verdauungsblutungen aufgrund der Zerbrechlichkeit der Schleimhäute. Ihre Wirksamkeit bei bestimmten Schmerzen eines Syndroms, die schlecht auf Analgetika reagieren, sollte nicht ausgeschlossen werden, insbesondere nach einem Trauma, aber es sollten gastrointestinale Schutzmittel verwendet werden. In einem anderen Fall ist es eine Frau mit diagnostiziertem Ehlers-Danlos-Syndrom, die auf natürliche Weise entbindet. Es treten Schmerzen im Wadenbein auf, die zur Diagnose einer Venenentzündung mit der Folge einer antikoagulanten Behandlung führen. Ein paar Stunden später stirbt sie an einer Aortendissektion.

KAPITEL XI

Atemwegssymptome beim Ehlers-Danlos-Syndrom

Sie sind den Pneumologen praktisch unbekannt oder nur kaum bekannt. Es war die relative Häufigkeit von Asthma, die uns und unserem Assistenzarzt Dr. Dassouli im Hendri-Mondor-Krankenhaus auffiel, als wir unsere ersten 35 Patientenakten überprüften. *„Sie haben oft Asthma"*, beobachtete er. Tatsächlich kommen Asthmakrisen, in Form von *„Asthmadyspnoe"*, in der Kindheit und auch später häufig vor. Diese vorläufigen Diagnosen sollen beachtet werden, da die überwiegende Mehrheit der Patienten, die wir für das Ehlers-Danlos-Syndrom betreuen, nicht über exspiratorische Bradypnoe, sondern über eine inspiratorische Bradypnoe klagen. Eine vollständige Beschreibung der Atemwegssymptome von 1700 Fällen in unserer Patientenkohorte wurde am 30. Januar 2014 in Marseille (48) auf dem 18. Kongress der französischen Gesellschaft für Pneumologie veröffentlicht.

Die folgenden Zeichen konnten erarbeitet werden: Inspiratorische Bradypnoe (60%), die in Anfällen und mit Blockaden und Erstickungsgefühlen auftritt und leicht zu Notfällen führt. Dem zugrunde liegen oft Xiphoid-Rippenschmerzen, die die Bewegung des Zwerchfells, der Bauchmuskeln und des sternokostalen Muskel-Gelenk-Systems verhindern. Auch die Dyspropriozeption auf Stimulationen durch periphere Sensoren mit Ausfällen des Atemzentrums, insbesondere im Schlaf, ist beteiligt. Dies erklärt auch (bei Unwirksamkeit der Sensoren für die unteren Extremitätengelenke) die Kurzatmigkeit unter Stress (60% der Fälle), wie auch bei moderaten Anstrengungen und vor allem beim Treppensteigen (*„Zeichen der Treppe“*). Die Bronchitis (30%) wird begünstigt durch die Zerbrechlichkeit des Bronchialgewebes, die mangelnde Leistungsfähigkeit der Bronchialmuskulatur, Irritationen durch Magenreflux und häufige Fehlsteuerungen durch Dyspropriozeption, die besondere Empfindlichkeit gegenüber Infektionen, die möglicherweise mit der Mastozytose zusammenhängen. Hustenanfälle können manchmal wiederholt und dauerhaft auftreten. Sie sind schwer zu behandeln und vielleicht charakteristisch für die Dystonie. Die Schmerzen im Brustkorb können aufgrund ihrer Intensität zu einer Veränderung mit Herzschmerzen, einer Aortendissektion (in diesem Zusammenhang möglich) oder einem Pneumothorax führen, der aber nach unserer Erfahrung sehr selten ist. Dysphonie ist häufig und tritt manchmal in Form von akuten Episoden auf, die schwer zu behandeln sind. Schäden an den oberen Atemwegen: Rhinitis, Tracheitis, Husten, gehen in der Regel mit EDS einher und verstärken die funktionellen Schwierigkeiten. Zwischen den Atemwegskrisen manifestiert sich selten eine Hypoxämie, auch nicht während des 6-Minuten-Tests, den wir bei 19 Patienten trotz seiner Schmerzhaftigkeit durchführten. Das Atemvolumen wird aufgrund einer Dehnung des flexiblen bronchopulmonalen Gewebes manchmal erhöht, ohne funktionelle Konsequenzen für den Patienten. Die im Gesundheitszentrum ELLAsanté auf Wunsch von Dr. Richard Amoretti durchgeführten funktionellen Stressatmungstests sind nicht oder nur geringfügig gestört. Dies ist ein Argument gegen die gängige Annahme der Vertreter der Gesundheitsberufe, Müdigkeit hänge mit einer Fehlanpassung von Stress zusammen. Der Mechanismus ist anders, hauptsächlich propriozeptiv.

Die übliche Unkenntnis der Anzeichen der Krankheit Ehler-Danlos und insbesondere ihrer Atemwegssymptome führt zu Fehlinterpretationen, die von der Diagnose Asthma dominiert werden, und zu wirkungslosen oder riskanten Therapien (insbesondere Kortikoide). Es gibt jedoch eine wirksame Behandlung in Form einer intermittierenden Sauerstofftherapie, die bei Vorhandensein von *„Atemwegsblockaden“*, mittels *Percussionnaire* (Bird) oder *Impulsator*, mit einer täglich intermittierenden Sauerstoffversorgung kombiniert wird.

Diese Behandlungen sind bei einem Pneumothorax nicht kontraindiziert und haben es auch ermöglicht, die Prognose dieses Syndroms (49, 50) zu verändern, indem sie auf das am stärksten behindernden Symptom wirken: die Beseitigung oder deutliche Verbesserung der Erschöpfung und der oft quälenden Migräne bei diesen Patienten. Lokale schmerzstillende Behandlungen (TENS, Lidocain im Pflaster (Patch) oder Gel und vor allem subkutane Injektionen, in der Nähe der Rippen) sind sehr wirksam bei Rippenschmerzen und deren Auswirkungen auf die Atmung. Die gezielte Atemrehabilitation, deren Leistungsfähigkeit durch propriozeptive Schwierigkeiten eingeschränkt ist, erleichtert das Erlernen der Atemwegskontrolle, die viele Menschen mit einem Ehlers-Danlos-Syndrom spontan entdeckt haben, um ihre Attacken zu *„managen"*. Unter keinen Umständen kann sie den Einsatz der instrumentell ausgerichteten Beatmung (Sauerstoff mit oder ohne Flow) ersetzen, da die mangelnde Sauerstoffversorgung von Neuronen und Muskelfasern auf die Schwierigkeiten zurückzuführen ist, Sauerstoff durch die *„verstopften"* Gewebemassen durch interstitielle Ödeme und Mikrovaskularisationen zu transportieren, die sich zu schwach zusammenziehen und sich sogar passiv erweitern. Deshalb ist ein zusätzlicher Sauerstoff-Eintrag für diese Patienten, die von der medizinischen Therapie fast im Stich gelassen werden, oft von großem Vorteil.

KAPITEL XII

Sehen, Hören, Gleichgewicht, Geruch und Ehlers-Danlos-Syndrom

Sehstörungen nehmen einen sehr wichtigen Platz ein. Die binokularen Sehstörungen, die an Haltungsproblemen und allgemeiner gesagt, propriozeptiven Problemen des Syndroms beteiligt sind, wurden in Kapitel V diskutiert. Die Prismenkorrektur ist die bevorzugte Lösung gegenüber der orthoptischen Rehabilitation. Andere schwerwiegende Probleme sind den Spezialisten oft bekannt: Linsenverschiebung, Netzhautablösung. Eine Kurzsichtigkeit, zeitvariabel und eine Hornhautverkrümmung werden in der Regel beobachtet. Ebenso sind Photophobie, trockene Augen, Bindehautentzündung mit dem Risiko einer Hornhautentzündung häufig, was mit der Verwendung von Kontaktlinsen nicht vereinbar ist. Eine Übersekretion des Tränenwegs ist möglich, begünstigt durch die bei diesen Patienten übliche Hyperemoaktivität. Die Schwere des Binokularsyndroms kann zu einer reversiblen einseitigen Erblindung führen, wie wir mehrfach beobachtet haben. Auch hier ist der propriozeptive Faktor zu nennen. Schwebkörper können visuelle Unannehmlichkeiten verursachen. Die Lederhaut kann bläulich sein und an eine andere Erbkrankheit des Bindegewebes erinnern: *"Morbus Lobstein" oder die „Glasknochenkrankheit"*. Diese Beobachtung, die auch von Michael Hölick aus Boston (36) gemacht wurde, betrifft eine Gruppe von 72 Kindern mit dem Ehlers-Danlos-Syndrom und mit einer besonders schweren Knochenbrüchigkeit, die zu einem falschen Vorwurf von Gewalt durch die Eltern führte.

Ohr und Ehlers-Danlos-Syndrom: Gehör und Schwindelgefühl

Auch die Hyperakusis ist ein sehr wichtiges Zeichen des Ehlers-Danlos-Syndroms, es wurde zu den neun wichtigsten Anzeichen für eine Diagnose ausgewählt (4, 44). Es gibt Schwierigkeiten bei der Klangwahrnehmung im Raum, die für Schwierigkeiten bei der Lokalisierung der Herkunft von Klängen verantwortlich sind. So ist es beispielsweise beim Autofahren schwierig zu wissen, ob das Auto der Polizisten mit der Sirene in Aktion von rechts oder links kommt. Es ist dieselbe Stereoakusis, die die Schwierigkeiten erklärt, die Worte eines Sprechers zu verstehen, wenn man sich in einer geräuschvollen Umgebung befindet (öffentlicher Ort, Abendessen mit mehreren Gästen), es ist das *„Zeichen von Tohuwabohu"*. Ein einseitiger, vorübergehender Hörverlust (einige Stunden oder einige Tage) kann auftreten, man sollte warten, bevor eine Operation an der Kette der Gehörknöchelchen vorgeschlagen wird. Eine partielle oder permanente bilaterale Hypoakusis kann mit Hörgeräten ausgeglichen werden. Einige einseitige Gehörlosigkeiten sind dauerhaft, wie wir bei einigen unserer Patienten beobachtet haben. Manchmal sehr einschränkender Tinnitus ist schwer zu reduzieren. Die Verwendung von Kopfhörern für die Schalldämpfung oder Vorkehrungen für bestimmte Berufe, die dem Lärm ausgesetzt sind, können außerhalb des Ohrs platziert werden. Diese Störungen der Lärmortung haben Auswirkungen auf die allgemeine Propriozeptionsstörung. Dies gilt auch für halbkreisförmige Kanäle, in denen die Empfindungen der Kopfpositionierung entwickelt werden, die es ermöglichen, den Kopf in Bezug auf den Rumpf, aber auch auf die durch Sehen und Hören wahrgenommene Umgebung zu lokalisieren. Schwindel ist sehr häufig bei Erwachsenen mit dem Gefühl der Rotation, des Kippens oder des Gefühls, dass dies das ist, was die Person umgibt, die sich dreht oder instabil ist. Es ist die Veränderung der Kopfposition (Aufstehen, Bücken, Umdrehen), die diese Empfindungen durch übermäßige Anregung eines hyperreaktiven Gleichgewichtssystems hervorruft. Dieses Zeichen ist bei Erwachsenen stärker ausgeprägt als bei Kindern. Seine statistische Bedeutung ist sehr hoch.

Geruch und Ehlers-Danlos-Syndrom

Eines der einzigartigen und sehr suggestiven Anzeichen des Ehlers-Danlos-Syndroms ist ein gesteigerter Geruchs- oder Geschmackssinn. Wir haben es bei keiner anderen Pathologie als dieser gefunden. Dieser hochentwickelte, *„sehr feine"* Geruchssinn wird oft von einer Verzerrung der Empfindungen und einer Veränderung des Geschmacks begleitet, wobei der Anteil des Geruchs an der Wahrnehmung der Aromen sehr wichtig ist. Dies kann zeitgleich mit der Abneigung (Geschmacklosigkeit) gegen Lebensmittel auftreten, die ziemlich oft angetroffen werden. Sehr selten, nach dem Prinzip *„beim Ehlers-Danlos-Syndrom kann man ein Symptom haben oder auch nicht"*, gibt es das Fehlen des Geruchssinnes. Der Beleg für eine Hyperosmie ist in einer Familie nicht immer klar ersichtlich, wenn man Jugendliche fragt, die der Auffassung sind, dass sie gut riechen, wie *„ihre Mutter"* (die davon betroffen ist), was für sie *„normal"* ist. Diese Besonderheit des Geruchs ist unter Umständen von Vorteil. Dies ist der Fall bei diesem Mann, der seinen Angehörigen verkündete, dass er einen Brandgeruch aus dem Nachbarhaus roch und von seiner Frau verspottet wurde, die kein Ehlers-Danlos-Syndrom hatte. Er hatte Recht, es gab einen Brand, der eingedämmt werden konnte. Dies gilt auch für diese Patientin, die keine Erfahrung als Weinverkosterin hatte, die aber im Wettbewerb mit den Mitgliedern einer Bruderschaft von *„Weinverkostern"* alle ihr präsentierten Weine erkannte, besser als ihre bestens ausgebildeten Kollegen. Andere Menschen sind in der Lage, eine Person anhand ihres Parfüms zu identifizieren, mehrere Stunden nachdem sie auf einem Stuhl gesessen hat. Wieder andere *„spüren"* die Anwesenheit der Periode bei Frauen. Diese außergewöhnlichen Fähigkeiten können professionell eingesetzt werden: Wir behandelten eine professionelle Parfümeurin, die dieses Geschenk nutzte, um in ihrem Beruf erfolgreich zu sein. Diese außergewöhnlichen Fähigkeiten können zu Behinderungen zu Hause, in der Schule und bei der Arbeit führen, die durch das Tragen von *„Geruchsfiltern"* ausgeglichen werden können, die wir bei einigen unserer Patienten genutzt haben.

KAPITEL XIII

Ehlers-Danlos-Syndrom und das neuro-vegetative System. Temperaturregelung, Vasomotorik, Verdauungssystem, vesiko-sphinkterielles System

Die Bedeutung der klinischen Symptome des Ehlers-Danlos-Syndroms, die mit dem neurovegetativen System verbunden sein können, ist sehr ausgeprägt. Dies machten Jaime Bravo und Rodney Grahame sehr deutlich. Sie tragen sehr wesentlich zum klinischen Aufbau der Diagnose bei. Dies sind Störungen der Thermoregulation (Kälte ist sehr häufig, seltener Unverträglichkeit gegenüber hohen Temperaturen), Hitzewallungen, Schweißausbrüche, venöse Störungen mit manchmal Ödemen, kalte Füße, fälschlicher Weise auf ein Raynaud-Syndrom hinweisend, Trockenheit der Mund- und Bindehaut, Herzklopfen, Veränderungen der Herzfrequenz (Bradykardie, Tachykardie-Episoden), instabiler Blutdruck mit überwiegender Hypotonie, Unwohlsein oder postprandialen Reaktionen. Erwähnenswert ist auch das Auftreten von unerklärlichem Fieber, vor allem bei Kindern, das manchmal hoch ist und bei dem die Infektionsergebnisse negativ sind. Eine Antibiotikatherapie sollte vermieden werden, um die mikrobielle Resistenz nicht zu fördern. Krampfadern können auftreten, Verödungen und Operationen führen nicht zu den erwarteten Ergebnissen und sind generell zu vermeiden. Venenentzündungen sind möglich, dies erscheint uns aber nicht besonders häufig. Andererseits ist die Diagnose bei schmerzhaften Waden und bei schwer zu interpretierenden Ultraschallbildern schwierig und bei der Verschreibung von Antikoagulantien oder Antiaggregationsbehandlungen ist Vorsicht geboten.

Verdauungsstörungen sind sehr wichtig.

Die Trockenheit der Lippen und der Zunge und der Mundhöhle ist weit verbreitet, begleitet von einem Gefühl des Durstes. Eine reduzierte Speichelsekretion behindert die Zubereitung von Lebensmitteln zur Nahrungsaufnahme und Verdauung. Diese Trockenheit erstreckt sich bis zum Rachen und zur Speiseröhre, was die Schluckschwierigkeiten verschlimmert, die durch eine schlechte propriozeptive Koordination der Muskeln an der aerodigestiven Kreuzung verursacht werden. Es macht es auch schwieriger zu sprechen. Ein Rückfluss in die Nasenhöhlen ist möglich. Das Schlucken ist oft schwierig mit *„falschen Wegen"* zu den Bronchialöffnungen, die Hustenanfälle verursachen und es droht ein Belüftungsdefizit der Lunge. Bei diesem Symptom ist der Beitrag der Logopädie zu erwähnen, wie er bei Schluckstörungen neurologischen Ursprungs praktiziert wird. Während der Mahlzeiten können brennende Empfindungen in der Speiseröhre auftreten. Sie reagieren sensibel auf die schnelle Einnahme eines Teelöffels zähflüssigen Xylocain vor dem Essen. Die gastroösophageale Refluxerkrankung ist eines der konsistentesten Anzeichen (4, 43, 44) für das Ehlers-Danlos-Syndrom. Es wird als eines der neun Zeichen geführt, die durch das mathematische Modell des Syndroms (45) zur Diagnose ausgewählt wurden. Sie sind mit einer gastrischen Überdehnung verbunden, die durch die Dehnbarkeit von Magengewebe mit oft spektakulärer Blähung (Pseudoschwangerschaft) dem Druck der Membranen entgegenwirkt und die durch *„lästige"*, störende Kleidung (Röcke, Hosen, Kompressionskleidung...) und Atmung erleichtert wird. Die Beschwerden treten während der Mahlzeiten aber auch nachts auf und führen zu falscher Bronchialatmung, die die Reizung der Bronchialschleimhäute aufrechterhalten und Atembeschwerden verschlimmern. Die Magenschleimhaut ist sehr empfindlich und blutet leicht, spontan oder bei der Einnahme von entzündungshemmenden Medikamenten, die nicht ohne Magenschutz verwendet werden sollten. Dieser Schutz wird durch Natriumpumpenhemmer gewährleistet, die in der Regel aufgrund von Rückfluss notwendig sind. Die Magenausdehnung ist wahrscheinlich die Ursache für das fehlende Gefühl der Magenreaktion, das häufig auftritt und übermäßiges Essen fördert und Übergewicht verursacht. Im Extremfall ist eine Magenverdrehung möglich. Es ist auch notwendig, die bisweilen verheerenden Folgen der Maßnahmen zur Bekämpfung von Fettleibigkeit zu erwähnen, die in dieser Pathologie relativ häufig vorkommen. Schluckauf, der schwer zu korrigieren ist, ist eine mögliche Komplikation, die wir manchmal erlebt haben. Im Gegensatz zur Polyphagie kann man eine Appetitlosigkeit oder sogar einen Ekel feststellen. Die Rolle des Geruchs und damit des Geschmacks steht auf dem Spiel, aber sie ist nicht die einzige. Übelkeit und Erbrechen begleiten die Versuche, Nahrung oder Medikamente aufzunehmen. Sie werfen das Problem der Mechanismen der Darmresorption durch pathologische Schleimhäute auf, aber auch die Rolle der Darmmikrobiota beim Ehlers-Danlos-Syndrom. Eine Funktion, die bereits im Zusammenhang mit Autismus erwähnt wurde. Anorexie kann die Folge aller oder einiger dieser Faktoren im Zusammenhang mit der Ernährung sein. Einige Patienten (insbesondere Mädchen im Teenageralter) werden wegen Magersucht behandelt. Wir haben die besondere Erfahrung mit einer von ihnen, die sich in einem sehr ernsten Zustand der Unterernährung befand, was nach langer Forschung mit mehreren Misserfolgen dank des effektiven Verständnisses eines Krankenhaus-Ernährungsdienstes behoben werden konnte, der diese Patientin durch die Einführung einer Magensonde rettete. Darmbeschwerden nehmen einen großen Platz ein. Sie werden von Verstopfung dominiert (4, 42, 43), die manchmal durch Durchfall ersetzt wird oder mit Durchfall wechselt. Diese Verstopfung ist oft sehr schwerwiegend, begleitet von einer Darmblähung mit schmerzhaften Kontrakturen. Beim Abtasten ist der gesamte Bauch schmerzhaft, was die klinische Diagnose einer Blinddarmentzündung erschwert, die sehr schwerwiegend sein kann (Wundbrand), zumal die Bauchdecke durch das Syndrom flexibel ist und dies dem Arzt das sehr wichtige

Zeichen einer Bauchkontraktur vorenthält. Im Zweifelsfall ist die Suche nach einer Hyperleukozytose durch die Anforderung eines Blutbildes das zuverlässigste Zeichen. Gleiches gilt für die steinige Gallenblasenentzündung, die im Syndrom wegen der Dehnung dieses Organs und der dort ansässigen Stauung häufiger auftritt. Diese manchmal sehr großen oder sehr zahlreichen Steine sind gefährlich, weil sie die zerbrechliche Vesikelwand zu durchbohren drohen und eine in diesem Zusammenhang besonders schwerwiegende Bauchfellentzündung verursachen (Eiter wird in den Falten des Bauchfells gespeichert, es bilden sich Flansche, die Darmverschlüsse verursachen). Das Reizdarmsyndrom wird bei diesen Patienten sehr häufig beobachtet. Dies ist der Fall bei den ersten Beschreibungen von Fibromyalgie durch Verwechslung mit einem Ehlers-Danlos-Syndrom durch Marcel Francis Kahn (23). Dieser Begriff wird häufig verwendet und Morbus Crohn wird anstelle des Ehlers-Danlos-Syndroms leicht diagnostiziert, was schwerwiegende therapeutische Folgen haben kann. Verlangsamter Durchfluss kann zu Darmverschlüssen führen, deren Operation ebenfalls risikoreich ist und bei denen alles getan werden muss, um nicht zu operieren. Bei der Geburt können akute Darmverschlüsse auftreten. Hernien der Bauchdecke sind häufig und können zu Verstopfungen führen. In den meisten Fällen sollte eine wohlwollende medizinische Behandlung ermöglichen, dass es nicht zu diesen dramatischen Bildern von *„vernarbten Abdomen“* kommt, die manchmal mit einem künstlichen Anus ausgestattet sind. Zu den Gefahren, mit denen diese Patienten konfrontiert sind, gehört die Koloskopie, die inzwischen sehr verbreitet ist. Sie wird oft bei der Entdeckung von Blutungen im Stuhl gefordert, was beim Ehlers-Danlos-Syndrom sehr häufig ist, oder weil Zotten auf einem Ultraschall gesehen wurden und eine Biopsie gemacht werden soll. Diese Zotten treten im Syndrom sehr häufig auf und sind Ausdruck der normalen Schleimhauthypertrophie des Syndroms. Der Analschließmuskel ist aufgrund seiner lockeren Struktur und Dyspropriozeption manchmal inkontinent. Auch hier ist die Operation riskant, ebenso wie die Hämorrhoidenoperation (außer im Notfall).

Vesiko-sphinkterielle Störungen

Die Blase kann gedehnt werden, ohne dass zwangsläufig Signale an die Kontrollzentren des Rückenmarks gesendet werden, die auf seine Füllung hinweisen. Das Ergebnis ist, dass die Person mit dem Ehlers-Danlos-Syndrom einen ganzen Tag ausharren kann, ohne das Gefühl zu haben, urinieren zu müssen. Die Blasenentleerung ist trotz des Drucks (Credé-Handgriff) auf den Unterbauch schwierig, wobei hier im Gegensatz zu einer neurologischen Blase keine Rückflussgefahr in die obere Harnröhre besteht, da die Blasenwände eine sehr hohe Dehnbarkeit aufweisen, die vor dem Risiko eines Rückflusses in die obere Harnröhre schützt. Ein regelmäßiges Selbstkatheterisieren kann erforderlich sein. Andererseits können wir ein Bild einer *„instabiler Blase"* mit unerwarteten Kontraktionen des Detrusors (Blasenmuskel) oder ausgelöst durch Überdruck beim Husten oder Heben von schweren Gegenständen mit unkontrollierbarem Blasenverlust beobachten. Die Schwäche des Harnwegsschließmuskels und die mangelnde Koordination mit dem Detrusor sind für seine unerwartete Harnfreisetzung verantwortlich. Diese Schwierigkeit bei der Harnableitung, besonders nachts, kann mit Verzögerung beim Ehlers-Danlos-Syndrom auftreten, was für ein unwillkürliches Einnässen verantwortlich ist, das die Eltern nicht beunruhigen sollte. Das *„Sauber werden"* durch die Kontrolle des Harnwegsschließmuskels tritt beim Ehlers-Danlos-Syndrom oft erst spät ein. Aber es kommt. Wir müssen vermeiden, dass sich diese Kinder hier schuldig fühlen, und deshalb müssen wir die Diagnose frühzeitig stellen. Harnwegsinfektionen sind häufig, werden durch die Blasenstauung gefördert und können durch regelmäßiges Entleeren der Blase und Ansäuern des Urins mit einer täglichen Zufuhr von Vitamin C (Ascorbinsäure) verhindert werden. Sie können durch eine schwer zu behandelnde interstitielle Zystitis verursacht werden. Antibiotikatherapien müssen sehr zielgerichtet sein, um Resistenzen zu vermeiden. Auch bei der Diagnose einer Harnwegsinfektion, einer Pollakisurie (wiederholtes Harndranggefühl) sollte Vorsicht walten, denn nicht jedes Brennen in der Harnröhre ist notwendigerweise ein Anzeichen einer Infektion im Rahmen des Ehlers-Danlos-Syndroms. Wir müssen vermeiden, dass durch unzeitgemäße und zu oft wiederholte Behandlungen die mikrobielle Resistenz begünstigt wird. Es ist nicht ungewöhnlich, einige

Blutfäden im Urin zu beobachten, da die Blutungsneigung, die auch hier zum Ausdruck kommt, sehr gering ist. Das darf kein Anlass zur Beunruhigung sein. Die in der Medizinischen Rehabilitationsabteilung des Henri-Mondor-Universitätskrankenhauses von Catherine Marie Loche, einer Fachärztin für Rehabilitationsmedizin (Medizinische Rehabilitationsabteilung, Henri-Mondor-Albert-Chenevier-Krankenhaus, Créteil), die für ihre Fähigkeiten in der vesikosphincteriellen Rehabilitation bekannt ist, durchgeführten urodynamischen Studien haben eine Hypokontraktilität des Detrusormuskels und eine höhere Retentionsleistung bei Menschen mit dem Ehlers-Danlos-Syndrom gezeigt (51). Die perineale Rehabilitation trägt zur allgemeinen Ausbildung der Propriozeption bei und muss in ein umfassenderes Programm zur Rumpfmuskulatur und zum Zwerchfell integriert werden. Eine Operation mit einem *„Band“* ist in den meisten Fällen erfolglos. Die Verschreibung von *Solifenacin („Vesicare“*) ist allgemein bei Harndrang wirksam und wirkt auch gegen starkes Schwitzen. Im Falle einer Intoleranz gegenüber diesem Medikament wurden Injektionen mit Botulinumtoxin mit Erfolg versucht. Es können Nierensteine auftreten.

KAPITEL XIV

Dystonie

Sie verdient besondere Aufmerksamkeit. Die Beobachtung von unkontrollierten Bewegungen des Kopfes, oder der Gliedmaßen, mit teilweise heftigen Kontraktionen und echten tonischen Anfällen, die mit Zittern verbunden sind, hatte uns auf die Existenz einer extrapyramidalen Parkinson-Semologie aufmerksam gemacht. Sie war manchmal flüchtig, diskret und besonders für den Betroffenen unbemerkt, und vor allem vom Umfeld bemerkt. In extremen Fällen war angesichts der Bedeutung der motorischen Störung ein Krankenhausaufenthalt notwendig. Uns wurden Videofilme zur Verfügung gestellt. Diese klinischen Daten wurden dem Professor für Neurologie Pierre Césaro vorgestellt, einem unbestrittenen Spezialisten für Parkinson, der uns riet, L-Dopa zu verschreiben. Er empfahl zuerst *Amantadine*. Die ersten Ergebnisse wurden sofort veröffentlicht (52). Seitdem behandeln mehrere Ärzte (insbesondere Pradeep Chopra auf Rhode Island) ihre Patienten mit dem Ehlers-Danlos-Syndrom auf diese Weise.

Dieses einzigartige Krankheitsbild erklärt sich auch durch das Vorhandensein einer diffusen propriozeptiven Störung. Die Muskelsensoren, die das Nervensystem über die Aktivität des Bewegungsapparates informieren, senden in diesem Fall nicht die *„richtigen Signale“* an die automatische Bewegungssteuerung, was normalerweise passiert, ohne darüber nachdenken zu müssen, wie z.B. einen Fuß vor den anderen zu stellen, um vorwärts zu gehen und sich im Stillstand nicht zu bewegen. Das aufschlussreiche Merkmal des Syndroms ist das

Vorhandensein von unfreiwilligen motorischen *„Stößen“*, die manchmal einem Ruck, der durch einfachen Kontakt (eine berührende Hand, der Stich einer Nadel) verursacht wurde, ähnlich sind. Wir haben sie mehrmals während der Behandlung der Schmerzen dieses Syndroms mittels subkutanen- oder Muskelinjektionen mit Lokalanästhetika beobachtet. In einem bestimmten Fall:

Durch die Injektion von intraartikulärem Kortikosteroid in die Schulter über die hintere Linie von Cyriax bei einer Person mit schwerer Algodystrophie, haben wir eine unwillkürliche, sehr heftige und plötzliche Bewegung des Armes nach hinten ausgelöst. Die Person erklärte uns hingegen: *„Ich habe mich nicht bewegt“*. Ihr klinischer Verlauf ist variabel und wahrscheinlich nur der offensichtliche Bestandteil von diffuseren, tieferen Muskelsymptomen. Um dies für unsere Patienten zu veranschaulichen, vergleichen wir das Phänomen eines Eisbergs, dessen Oberfläche sichtbar ist, dessen Hauptteil aber verdeckt und unsichtbar ist.

Die Erkennung durch eine Befragung ist nicht immer einfach, da diese Bewegungen unfreiwillig sind und der Patient, der diese *„Muskelzuckungen“* seit seiner frühen Kindheit gewohnt ist, sie für *„normal“* hält. Die Anwesenheit eines Elternteils oder Verwandten zum Zeitpunkt der Untersuchung ist hier sehr wichtig. Es ist schwierig, sie von der *„Ungeschicklichkeit“* des *„Pierre-Richard-Syndroms“* zu unterscheiden, einem weiteren Ausdruck der generalisierten Dyspropriozeption.

Für die Dystonie (53) im klinischen Kontext des Ehlers-Danlos-Syndroms haben wir folgende Zeichen gewählt:

– Segmentale unwillkürliche Muskelkontraktionen, in Form von halbseitigen zitternden oder anhaltenden Gesichtsmuskelkontraktionen, und Verkrampfung der Lider bis hin zu den Hautmuskeln der Schläfenregion. Die Kaumuskeln werden auch oft durch die Dystonie angespannt, und Bruxismus, der verantwortlich für die Erosion der zerbrechlichen Zähne ist, ist eine weitere sehr wahrscheinliche Symptomatik der Dystonie. Sie können auch auf der Vorderseite der Oberschenkel stattfinden, was an die Vibration eines Mobiltelefons in der Hosentasche erinnert, oder im Unterarm, aber auch auf Ebene der Daumenmuskeln, in den Händen, in den kurzen Daumenmuskeln, in der Schulter-, Nacken- oder Rückenmuskulatur.

- Plötzliche Bewegungen in Form von Zuckungen der Schultern, der Unterarme, der Hand, des Kopfes, der unteren Gliedmaßen oder ausschlagenden Bewegungen beim Stoßen an einen Gegenstand oder eine Person (was zur Verurteilung einer unserer Patientinnen wegen Gewalt gegen die Beschwerde einer zu jähzornigen Nachbarin führte), oder ein Ungleichgewicht, das zu Stürzen führen könnte;
- Zitternde Finger in Ruhe bei vor sich ausgestreckten Händen;
- Zitternde, ruckartige, unsicher wirkende Handbewegungen, die zu Ungeschicklichkeit oder Unwirksamkeit der Geste führen, die zum Beispiel durch unbändige, mehrminütige Attacken an beiden Händen auftreten oder in einer umfassenderen Weise.
- Wenn man einen Stift oder Bleistift zum Schreiben oder Zeichnen hält, werden die Finger sowohl durch die Dystonie als auch durch die Gelenkhypermobilität gestrafft und auf eine eindrucksvolle Weise zusammengerollt (Grahame). Häufig kommt es zu einem „*Schreibkrampf*", der beim Schreiben oder Benutzen der Computertastatur nach unbestimmter Zeit auftritt und in der Regel durch Anbringung einer Ruhe-Gelenkschiene aus leichten Materialien (Neofract) verschwindet. Diese Gelenkschiene wird entgegen der Regel in der Rehabilitationsmedizin nicht in Extension, sondern in 30° Flexion angebracht, um keinen Druck auf den Mediannerv am Karpaltunnel auszuüben. Diese Schreibprobleme sind besonders wichtig im Zusammenhang mit der Schulausbildung.
- Die intermittierenden Muskelkontrakturen werden als ein Gefühl von schmerzhafter Verhärtung, Steifigkeit, Bewegungseinschränkung, Krämpfen und „*Versteifung*" beschrieben.
- Dauerhafte Kontrakturen, bei willkürlicher Beugung des Handgelenks und der Finger, bei Beugung und Adduktion des Fußes, die besonders

in der Physiotherapie auffallen und manchmal in der Nacht nachlassen.

- Wiederkehrende, unaufhörliche Bewegungen, Beugestreckung von Fuß und Knie im Sitzen in Kontakt mit dem Boden,
- Die in großem Ausmaß ruckartigen, wiederholenden Bewegungen sowie Beugestreckung des Rumpfes und der unteren Gliedmaßen, die bei Anfällen auftraten und die wir bei einem sechsjährigen Mädchen beobachteten, sind unter Behandlung mit L-Dopa vollständig verschwunden.
- Anfälle mit diffusen Kontrakturen im Zusammenhang mit neurovegetativen Symptomen, die oft als *„Spasmophilie"* bezeichnet werden,
- Diffuse tonische Krampfanfälle in den unteren Gliedmaßen mit heftigen Wechselbewegungen, verstärkt durch Versuche der erzwungenen Immobilisierung.
- Krampfanfälle einer gesamten Körperhälfte oder des ganzen Körpers mit manchmal krampfender Haltung und der Gefahr von Verletzungen oder Hämatomen, die durch die dünne Haut und die große Zerbrechlichkeit der Gefäße begünstigt werden. Die Verwechslung mit Epilepsie und ihren unerwünschten therapeutischen Wirkungen beim EDS sind häufig anzutreffen, obwohl das EEG normal ist.
- Einige dieser Anfälle sind sehr spektakulär, was zu Unrecht an die von Charcot beschriebenen großen Hysterieattacken erinnert, wobei die Tatsache, dass die Hypnose, die auch für das propriozeptive Syndrom von Ehlers-Danlos sehr wirksam ist, die Frage nach dem Ursprung der Schwierigkeiten bei einigen von Charcot's Patienten aufwirft.
- In der Nacht sind es die *„unruhigen Beine"*, mit manchmal umfassenden und heftigen Bewegungen, besonders der unteren Gliedmaßen, bei dem Patienten sogar aus dem Bett fallen können, wie uns gesagt wurde.

Andererseits gibt es kein Zahnradphänomen und der Ansatz unterscheidet sich stark vom *„Schritt für Schritt"*-Ansatz mit *„Start- und Stoppschwierigkeiten"* beim Laufen, der Parkinson-Krankheit.

Dies ist für das Syndrom ein Erfolg aufgrund einer polymorphen Wirkung auf Schmerzen, Gelenkerkrankungen, Dystonie, Kontrakturen und allgemeines Körperverhalten. Es ist die Dystonie, an die man denken muss, wenn ein Patient mit einer diffusen Verschlechterung seines Zustandes wiederkommt. Diese Phänomene sollten Ärzten, die angesichts geeigneter Therapien oft zu zurückhaltend sind, besser bekannt sein.

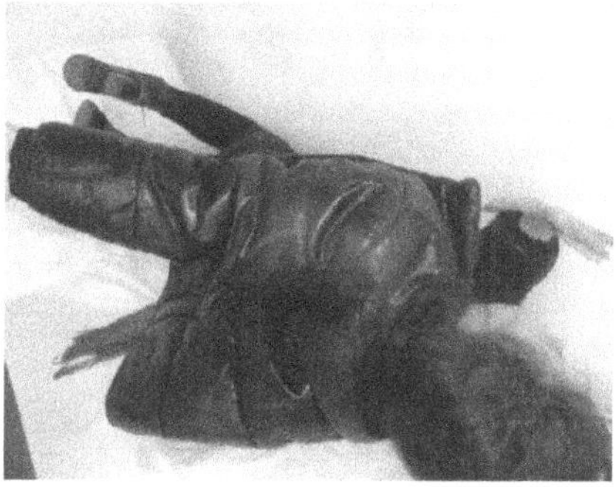

Abbildung 20. Generalisierte dystonische Krise

KAPITEL XV

Orale Schäden. Zahnmedizin, Zahnheilkunde, Kieferorthopädie

Sie sind durch morphologische Veränderungen gekennzeichnet: Gotischer Gaumen, Rückbildungen, Zahnfleischretraktionen, eine unkontrollierte Verteilung der Zähne, von denen einige eingeschlossen oder sehr schlecht ausgebildet sind (54). Letztere sind zerbrechlich, brechen leicht bei minimalen Schocks, sind manchmal beweglich durch die Laxheit des Zahnbandes, sie sind Karies ausgesetzt. Das Zahnfleisch ist schmerzhaft, zerbrechlich und blutet leicht beim Zähneputzen. Eine Zahnfleischentzündung kommt häufig vor. Die Lokalanästhesie ist in der Zahnheilkunde nicht sehr wirksam, da sie hohe Dosen erfordert, einige Zahnärzte kombinieren Lokalanästhesie mit Adrenalin. Die spitzbogige Form des Gaumens erfordert oft eine Entfernung von Backenzähnen, um eine korrekte Zahnartikulation zu erhalten, in Kenntnis der Blutungsrisiken und der Heilungsschwierigkeiten und mit strengen Regeln für Nähte. In der Kieferorthopädie werden oft Ergebnisse erzielt, die nicht immer nachhaltig sind. Die Verwendung einer Gaumenrinne erscheint sinnvoll, um den Kontakt der Zunge mit dem Gaumen zu stimulieren, was die Haltungskontrolle stimuliert. Die Kiefer knacken, blockieren, verrenken manchmal mit mehr oder weniger Schmerzen. Die Öffnung des Mundes ist manchmal begrenzt, was ein Hindernis für das Essen, aber auch für die Zahnbehandlung ist. Die Chirurgie mit den Schwierigkeiten der Knochenverfestigung nimmt hier von vornherein wenig Platz ein, aber die Zahnärzte haben zu wenig

Interesse an diesem Thema gezeigt. Andererseits stört der nächtliche Fall des Kiefers durch Luxation die Atmung im Schlaf. Sie kann durch eine flexible Kinnhalteorthese korrigiert werden. Zysten aufgrund von EDS wurden im Oberkiefer beobachtet.

KAPITEL XVI

Kognition, Psychopathologie und Ehlers-Danlos-Syndrom

Diese Aspekte zu motorischen Störungen wurden bereits in Kapitel V angesprochen. Menschen mit dem Ehlers-Danlos-Syndrom haben in der Regel Schwierigkeiten mit der Aufmerksamkeit, ihrer Konzentration und der Zeit- und Raum(lage)wahrnehmung. Es scheint uns, dass in diesem im Wesentlichen propriozeptiven Syndrom die erhebliche Störung der Wahrnehmung des Körperschemas eine sehr große Rolle spielt. Es besteht ein Zusammenhang mit Episoden von *„sensomotorischen Unterbrechungen"*, die einen mehr oder weniger wichtigen Teil des Körpers (z.B. ein oder zwei Gliedmaßen) betreffen können, und die für Stürze durch kurzzeitiges Wegknicken der unteren Extremitäten, pseudo-paralytisches Syndrom, *„Ungeschicklichkeit"* bei fallenden Objekten und Schwierigkeiten bei der Ausführung einfacher Aufgaben, verantwortlich sind. Hierzu zählt auch die Kollision mit Hindernissen und dem Ausdruck (das *„Zeichen der Tür"* ist das Anschlagen an den Türrahmen beim Durchgang durch eine Tür). Diese Ereignisse können sich auf die gesamte nahe Umgebung erstrecken, die schlecht wahrgenommen wird, so dass Schwierigkeiten in der räumlichen Orientierung entstehen (z.B. beim Parken eines Autos, beim Auffinden vertrauter Gegenstände). Dabei sind zusätzlich mentale Darstellungen beteiligt (z.B. ist es beim Lesen eines Buches schwierig, den Faden der Geschichte zu erkennen. Dies hat zur Folge, dass man das ganze Kapitel noch einmal lesen muss, wenn man in der Mitte eines Kapitels stehen bleibt.). Jeder menschliche Körper ist mit einem Gewebe umgeben, auf dem Sensoren platziert sind. Diese Sensoren haben die Funktion, die Position des Körpers im umgebenden Raum - in Kombination mit der visuellen Wahrnehmung - festzulegen und die Bewegungen zu steuern. Unsere Untersuchungen lassen vermuten, dass Menschen mit dem Ehlers-Danlos-Syndrom eine Beeinträchtigung der Wahrnehmung des Körperschemas haben, wahrscheinlich aufgrund eines Mangels an peripheren Informationen durch die schlechte Qualität ihres Gewebes. Zusammen mit Schmerz und Müdigkeit ist diese veränderte Wahrnehmung des Körperschemas die Ursache der meisten Situationen, in denen Menschen mit einem Ehlers-Danlos-Syndrom eingeschränkt werden. Es gibt eine echte Trennung zwischen dem Gehirn, das weiß, was es tun soll, und einem rebellischen Körper, der *„nicht gehorcht"* und manchmal sogar als *„externes Objekt"* oder gar als *„Roboter"* wahrgenommen wird, sagen uns Patienten. Im Gegensatz zu diesen Schwierigkeiten und dem Misstrauen derjenigen, die diese Pathologie nicht kennen, sind die geistigen Funktionen und schulischen Leistungen sehr oft bemerkenswert, trotz erhöhter Fehlzeiten und Schwierigkeiten im Zusammenhang mit Müdigkeit, Schmerzen und kognitiven Schwierigkeiten. Die Phantasie und Kreativität des Denkens sind oft stark ausgeprägt, was den konstruktiven Dialog mit diesen Menschen und ihren Familien sehr bereichert. Trotz der Müdigkeit des Tages wird der Schlaf oft gestört. Menschen mit dem Ehlers-Danlos-Syndrom berichten von Schwierigkeiten beim Einschlafen, so als ob sich das Gehirn und damit der Geist von körperlichen Zwängen befreit, seine Aktivität fortsetzt und dabei die Notwendigkeit der Ruhe (die Funktion der Propriozeption?) des Körpers vergisst.

Es wurden Verknüpfungen mit klinischen Bildern von Autismus und Asperger-Syndrom festgestellt. Andererseits wurden und werden psychologische Symptome längst vernachlässigt, manchmal in den Rang von *„Komorbiditäten"* zurückversetzt. Diese Situation führt zu einer großen Verunsicherung sowohl für Ärzte als auch für Psychiater, die meist nicht mit dem Ehlers-Danlos-Syndrom vertraut sind. Ein Zusammenhang zwischen dem Ehlers-Danlos-Syndrom und Angststörungen wurde von Antonio Bulbena und Carolina Baeza-Velasco (37, 38, 39) aufgezeigt und eröffnet neue therapeutische Perspektiven. Angststörungen sollten behutsam mit niedrigen Dosen von Medikamenten und zielgerichteten Medikamenten (z.B. *Effexor*) behandelt werden, um die beim Syndrom sehr häufigen Nebenwirkungen und die Verschlimmerung des Dyspropriozeptionssyndroms zu vermeiden. Ihre Einnahme wirkt sich auch positiv auf die Antizipation von Risikosituationen aus. Denn man wird zur ständigen Wachsamkeit und einer permanenten Kontrolle über die eigenen Bewegungen gezwungen (auf die Füße schauen beim Gehen oder sich als Geiger völlig in das Spiel mit Bogen und Fingern vertiefen). Auf diese Weise wird die instabile Aufmerksamkeit kontrolliert und die Schwankungen beeinflussen keine Aktivitäten mehr. Oft wird eine starke Erregbarkeit entwickelt, verbunden mit einem häufig beobachteten empathischen Verhalten.

Diese klinischen Symptomatiken treten bei Untersuchungsterminen der Krankheit Ehlers-Danlos manchmal in den Vordergrund. Angefangen hat alles im Salpêtrière-Krankenhaus (Ärzte Vincent Guinchat, Cora Crévero, Elodie Vlamynck), indem sie propriozeptive Behandlungen mit Kompressionskleidung und Orthesen, aber auch mit Sauerstofftherapie für Patienten einführten, die sich wegen schwerem Autismus in psychiatrischer Behandlung befanden. Die ersten Ergebnisse sind sehr ermutigend (55).

Über diese Verbindungen hinaus besteht die in der heutigen medizinischen Praxis leider zu weit verbreitete Tendenz zu der Annahme, wenn die Symptome nicht erklärt werden können, dann *„ist es im Kopf“* (56, 57). Diese Psychiatrisierung, insbesondere bei Schmerzen und propriozeptiven Störungen, hat katastrophale Folgen und führt zu Behandlungen, die das Krankheitsbild verschlechtern können, indem sie Patienten in eine schwer zu korrigierende Ausgrenzung stürzen.

KAPITEL XVII

Frauen und Ehlers-Danlos-Syndrom

Das Genitalleben der Frauen und das Ehlers-Danlos-Syndrom

Das Genitalleben der Frauen ist stark vom Ehlers-Danlos-Syndrom betroffen, wahrscheinlich wegen ihres Gewebestatus, vor allem aber wegen ihres Hormonsystems. Die gynäkologischen Symptome des Ehlers-Danlos-Syndroms wurden von Professor Gompel und Dr. Hugon-Rodin (Krankenhaus-Cochin-Hôtel-Dieu) in einer Gruppe mit 386 Frauen untersucht, die 2016 im Orphanet Journal of Rare Diseases veröffentlicht (45) wurde.

Die Symptome werden durch Pubertäts- und Menstruationszyklen sowie Schwangerschaften beeinflusst. Menstruationsstörungen sind sehr verbreitet und sollten Gynäkologen und Hausärzte zur Diagnose von Ehlers-Danlos führen. Dies sind (45) abnorm starke und lang anhaltende Monatsblutungen (76%), Menstruationsbeschwerden (72%), sexuelle Funktionsstörungen (43%). Hingegen ist die Endometriose (45) [Ansiedlung von Zellen der Gebärmutterschleimhaut außerhalb der Gebärmutterhöhle (Cavum uteri)], die oft in der Krankengeschichte erwähnt wird, bei diesen Patienten nicht häufiger. Die in diesem Fall üblicherweise angegebenen Kürettage sowie andere Arten von Endometrioseoperationen sind nicht indiziert und bergen das Risiko von Blutungen. Hormonelle Behandlungen (insbesondere die Unterdrückung von Menstruationsblutungen) können nicht nur gynäkologische Probleme, sondern auch das allgemeine Krankheitsbild verbessern.

Die Erfahrung zeigt jedoch, dass sie bei diesen Patienten schwer anzupassen sind.

Sexuelle Funktionsstörungen werden in 43% der Fälle (45) mit Schmerzen zum Zeitpunkt der Penetration und während der sexuellen Handlung sowie einer Veränderung der Lust an der Liebe beobachtet. Die lokale Anwendung von Xylocaingel (*„zähflüssiges Xylocain“*) vor der Penetration und nach dem Geschlechtsverkehr sorgt für eine deutliche Verbesserung. Vaginale Schmerzen können spontan auftreten und werden auf die gleiche Weise behandelt. Diese Behandlung kann auch für die Rektumschleimhaut sowie für Zahnfleisch und Mundhöhle angewendet werden. Der Liebesaustausch wird auch durch die Überempfindlichkeit der Haut, insbesondere der Brüste, und vor allem durch Mobilisierungsschwierigkeiten, schmerzfreies Spreizen der Oberschenkel, sich Umdrehen, Beugen des Halses gestört... Es ist daher wünschenswert, Schmerzmittel präventiv zu verwenden, einschließlich Muskelrelaxantien (*„Baclophene“*) und lokale Behandlungen (Xylocain-Gel auf schmerzhafte Gelenkbereiche, TENS, eventuell Injektionen mit lokalem Xylocain einige Stunden oder Tage zuvor), zuvor ein heißes Bad, Hypnose. Die Sauerstofftherapie (20 Minuten mit einer Durchflussmenge von 2 bis 5 Litern pro Minute vor und nach dem Liebesakt) kann präventiv auf alle Schmerzen wirken und so eine präventive Sauerstoffversorgung ermöglichen, sie wirkt auch gegen Müdigkeit, die ein weiteres Hindernis für die Teilnahme an einem Liebesaustausch ist. Diese Schwierigkeiten können im Eheleben eine Rolle spielen, vor allem, wenn der Partner die immer noch verwirrenden Symptome nicht versteht, insbesondere wenn die Diagnose nicht gestellt wird.

Das Sexualleben von Männern mit einem Ehlers-Danlos-Syndrom scheint weniger betroffen zu sein als das von Frauen. Wir haben Hodenhochstände beobachtet, die mit Vorsicht operiert werden sollten. Männliche Impotenz wird in unseren Sprechstunden selten erwähnt. Wir trafen auf einen Fall von sehr schmerzhaften Eindringungsversuchen, für den wir keine Lösungen gefunden haben.

Geburten und Ehlers-Danlos-Syndrom, praktische Hinweise

Die Unklarheit, die um die Krankheit Ehlers-Danlos herum nach wie vor besteht, trägt dazu bei, dass bei Frauen, die mit der Krankheit Ehlers-Danlos gebären werden, aber auch bei Geburtshelfern, Hebammen und Anästhesisten unbegründete Ängste um die Geburt entstehen. Natürlich, bei der Geburt muss berücksichtigt werden, dass Menschen mit empfindlichem Gewebe (Möglichkeit von Dammrissen, Blutungen) mit speziellen Gebärmutterreaktionen aufgrund von propriozeptiven Störungen, einschließlich der Zunahme von Schmerzen durch Hypersensibilität besonders reagieren. Aber wenn bestimmte Vorsichtsmaßnahmen eingehalten werden, erfolgen diese Entbindungen ohne nachteilige Folgen für die Mutter und das Kind, ohne dass man unbedingt auf einen Kaiserschnitt zurückgreifen muss.

- Während der Schwangerschaft können vor der Geburt Gebärmutterkontraktionen auftreten, die eine Ruhepause erfordern. Es ist wichtig, eine konsequente Behandlung vorzuschreiben, um den Anstieg des üblichen Vitamin-D-Mangels in dieser Zeit auszugleichen, der für eine ausreichende Aufnahme durch den Fötus entscheidend ist, um Mängel wie Knochenbrüchigkeit und Frakturrisiko im ersten Lebensjahr zu vorzubeugen.
- Zum Zeitpunkt der Geburt berichteten uns viele Patienten über die Diskrepanz zwischen dem Auftreten von oft sehr schmerzhaften Gebärmutterkontraktionen und dem Fehlen einer Gebärmutterhalserweiterung. Dies lässt sich perfekt mit den propriozeptiven Störungen erklären, die die Grundlage für das pathophysiologische Denken bei dieser Krankheit bilden. Die Synchronisation zwischen Gebärmutterkontraktionen und Gebärmutterhalsöffnung ist defekt oder fehlt aufgrund der schlechten Qualität der an die Regulierungsstellen gesendeten Signale. Diese Situation ist äußerst schmerzhaft und kann anhalten, ohne lokale Maßnahmen und/oder Verschreibung von Medikamenten, die die Öffnung des Gebärmutterhalses erleichtern. Es scheint, dass dieser Umstand, der für Frauen mit dem Ehlers-Danlos-Syndrom sehr spezifisch ist, in der Welt der Geburtshilfe nicht ausreichend bekannt ist.

- Gelenkinstabilität und lagebedingtes Kompressionssyndrom während der Geburt. Durch die hormonelle Durchdringung während der Schwangerschaft sind weiche, verformbare, lose und zerbrechliche Gewebe bereits noch stärker betroffen. Das Risiko für gewöhnliche Gelenkbeschwerden (Blockaden, Subluxationen, Luxationen) ist erhöht. Dies erfordert Vorsichtsmaßnahmen beim Aufsetzen auf den geburtshilflichen Tisch, bei der Mobilisierung und Positionierung der Hüften, um eine Gelenksverschiebung der Hüften oder Knie oder der Schultern zu vermeiden. Wenn das passiert, ist eine Neupositionierung des Gelenks in der Regel einfach zu erreichen, bei Bedarf nach intramuskulärer Injektion von Xylocain in die periartikuläre Muskulatur, um diese zu entspannen. Aus den gleichen Gründen ist die Kompression oder Dehnung von oberflächlichen Nervenstämmen (ulnaris am Ellenbogen, fibularis communis am Knie) möglich, somit müssen diese Bereiche geschützt werden. Eine Dehnung des Plexus brachialis (Pseudoskalensyndrom) wird ebenfalls durch Muskelnachgiebigkeit, Kompression und Dehnung beobachtet. Auch hier muss die Position der oberen Extremitäten, insbesondere im Falle von Infusionen, durch die Vermeidung von Risikopositionen sichergestellt werden.
- Die Blutungen. Sie stellen das größte Risiko dar. Sie sind das Ergebnis der Zerbrechlichkeit der kleinen Gefäße und ihrer Schwierigkeit, sich zusammenzuziehen, um die Blutung zu stoppen. Blutplättchen können auch bei der Bildung des Thrombus beteiligt sein. Diese begleiten die Dammrisse und Kaiserschnitte. Sie können verspätet und manchmal wichtig sein, wenn es um die Plazentaretention, einschließlich der Überprüfung der Gebärmutterqualität und der Überwachung nach der Geburt geht. Ihr Risiko heißt, dass man über Möglichkeiten zur Blutkompensation verfügt.
- Die Epiduralanästhesie. Panikmachende Meinungen haben die Vorstellung verbreitet, dass sie wegen des Risikos einer meningealen (duralen) Verletzung formal kontraindiziert sind. Dieses Risiko ist sehr gering und in der Geschichte der

gebärenden Frauen mit einem EDS, die wir verfolgt haben, fast nicht vorhanden. Es wird durch den schonenden Einsatz dünner, nicht scharfkantiger Nadeln deutlich reduziert. Im Falle eines Duralbruchs kann er durch die Technik des *„Blutpflaster"* blockiert werden, die darin besteht, Blut in den Raum zwischen der Wirbelsäule und den Hirnhäuten zu injizieren. Sie wird der Haltung des Wartens auf die Spontanheilung vorgezogen, die das häufige Schicksal (50%) dieser Verletzungen in der Allgemeinbevölkerung ist. Angesichts der Zusammensetzung der Gewebe beim EDS sind wir der Meinung, dass die Technik des *„Blutpflasters"* systematisch angewendet werden sollte, falls dieser Vorfall eintritt. Die anästhetische Wirkung von Epiduralanästhesien ist manchmal nicht vorhanden oder unvollständig (z.B. Hemianästhesie), was wahrscheinlich auf die zu schnelle Diffusion des Produkts in sehr *„weiches"* Gewebe zurückzuführen ist. Die Lösung besteht darin, noch mehr zu injizieren. Die Bedeutung von erheblichen und manchmal auch länger anhalten Schmerzen während der Wehen bei diesen überempfindlichen Frauen erfordert die Verwendung einer Epiduralanästhesie. Bei einer Vollnarkose werden Phänomene mit wahrscheinlich ähnlicher Ursache beobachtet: verzögerte Aufnahme, frühes Erwachen.

- Der Kaiserschnitt. Er wurde zu leicht und unnötig von Geburtshelfern praktiziert, die zu Unrecht über das große Gebärmutterrisiko bei EDS besorgt waren, Risiken, die Formen zugeschrieben wurden, die bei dieser Krankheit als sehr selten eingestuft wurden. In der Tat, in fast allen Fällen, ist der Kaiserschnitt in Abwesenheit einer Dystokie kontraindiziert. Blutungen, die Zerbrechlichkeit des Gewebes, das häufige Fortbestehen von Narbenschmerzen und seine geburtshilfliche Nutzlosigkeit lassen ihn zurückweisen.
- Dammrisse sind seltener als in der Allgemeinbevölkerung, wahrscheinlich aufgrund der sehr hohen Plastizität der Gewebe. Sie müssen mit nicht resorbierbaren Nähten versorgt werden, die lange genug unberührt an Ort und Stelle bleiben.
- Die Gefahr von Gerinnungshemmern. Das Risiko von Blutungen, das auf alle Organe übertragen wird, ist bei diesen Patienten sehr hoch. Die übliche Indikation ist eine Venenentzündung,

die bei einem Menschen mit einem Ehlers-Danlos-Syndrom aufgrund der Häufigkeit von Wadenschmerzen und der Möglichkeit eines Ödems der unteren Extremitäten sowie schwer interpretierbarer Bilder im Ultraschall schwierig zu diagnostizieren sein kann.

KAPITEL XVIII

Das Nervensystem und die Krankheit Ehlers-Danlos

Das zentrale und periphere Nervensystem ist nicht die Stelle, an der durch den Ehlers-Danlos-Krankheitsprozess primäre Schäden entstehen. Die Hirnhäute, das Gefäßsystem des Gehirns und Veränderungen in diesen Geweben können andererseits eine Reihe von bildgebenden Untersuchungen erklären, wie z.B. Aspekte der Pseudoatrophie und der paraventrikulären venösen Stauung, die für die *„Leukoaraiose"* verantwortlich sind. Andere Veränderungen können auf Gehirn-MRTs beobachtet werden, die mit einem Diffusionstensor durchgeführt werden. Sie wurden von Professor Daniel Fredy, Neuroradiologe (42), beschrieben. Die beobachteten Bilder bilden eine Reihe von Aussagen über das Syndrom, das zu seiner Diagnose führen sollte. Ihr Ursprung könnte Folge von traumatischen Stürzen oder anderen Ereignissen sein, aber so vieles ist unklar, ist ambivalent, da das darunter liegende Bindegewebe, insbesondere das vaskuläre, so fragil und durchlässig ist, was die mitunter bei diesem Syndrom beschriebenen Kleinfaserneuropathien erklären könnte. Kompressionen und Dehnungen von nervösen Stämmen können in der Skalendarstellung beobachtet werden, tatsächlich sind sie nach unserer Erfahrung selten. Der ulnare Nerv in der Epitrochlea-Olecranon-Rinne hinter dem Ellenbogen ist direkt durch Stöße oder Kompressionen gefährdet. Der Mediannerv ist besser geschützt, da das vordere Ringband, das in der Regel die Ursache der Kompression ist, flexibel und dehnbar ist. Allerdings wird dafür sehr oft das Karpaltunnelsyndrom mit seinen möglichen chirurgischen Konsequenzen verantwortlich gemacht, aufgrund des Kribbelns, das in allen Fingern vorkommt, nicht nur in den ersten drei Fingern beim forcierten Strecken des Handgelenks mit der übermäßigen Dehnbarkeit seiner Bänder. Die vorgeschlagenen Interventionen sind zum Scheitern verurteilt, möglicherweise verursachen sie sogar zusätzliche Schmerzen. Dies scheint auch für das sympathische Nervensystem zu gelten.

KAPITEL XIX

Andere Erscheinungsformen des Ehlers-Danlos-Syndroms

Verschiedene Gewebevermehrungen: Knötchen, Zysten, Lymphknoten, subkutane Masse (früher als „*Weichtiere*" bezeichnet?), Exostose, etc.

Wahrscheinlich aufgrund der Besonderheiten der Apoptose können Gewebewucherungen in Weichteilen oder Flüssigkeiten beobachtet werden. Sie beunruhigen, wenn ihr Auftreten beim Ehlers-Danlos-Syndrom unbekannt ist. Sie können kutan oder subkutan sein, insbesondere auf der Höhe der Gelenke wie z.B. der Handgelenke, der Knie, der Brüste, der Lungen, im Thoraxbereich, im Bauch (Bauchspeicheldrüse, Leber, Harnblase, Bauchfell), Damm, (insbesondere Eierstöcke, aber auch die Gebärmutter in Form von Myomen, manchmal sehr groß und sehr hämorrhagisch), Kiefer, Innenohr, intrakraniell. Man kann Exostosen entdecken, die nur selten beobachtet werden, manchmal sechs, unvorhersehbar. Die Weichteilläsionen entwickeln sich oft von selbst zurück. Chirurgische Eingriffe sollten vermieden werden, um hämorrhagische, narbige und schmerzhafte Folgen zu vermeiden.

Endokrine Symptome

Eine bestimmte Reihe von klinischen Symptomen werden als endokriner Mangel bezeichnet. Dies ist die Schilddrüse, eine große

Zahl von Patienten, denen wir mit dem Ehlers-Danlos-Syndrom begegnen, werden mit Schilddrüsenhormonen behandelt, einschließlich *Levothyrox*, welches vor Kurzem wegen der Nebenwirkungen, die durch die neue Zusammensetzung dieses Produkts verursacht wurden, in den Nachrichten für viel Wirbel gesorgt hat. Diese Symptome sind genau die, die uns beim Ehlers-Danlos-Syndrom begegnen. Dies deutet auf den Zusammenhang zwischen den beiden Krankheiten hin. Die Entsprechung zwischen einigen wichtigen Symptomen in beiden Fällen wie Müdigkeit und Schüttelfrost führt zu Verwirrung, aber die Häufigkeit der biologischen Anomalien, die eine Schilddrüsenunterfunktion hervorrufen, deutet darauf hin, dass die Schilddrüsenunterfunktion ein Element des Ehlers-Danlos-Syndroms sein könnte.

Die Frage nach der Rolle der endokrinen Drüsen bei den klinischen und biologischen Symptomen des Ehlers-Danlos-Syndroms stellt sich auch im Hinblick auf die Hypophyse; die Nebenschilddrüsen, aber auch die Eierstöcke und Hoden. Die Bartholindrüsen bei Frauen, die Speicheldrüsen, die Tränendrüsen sind ebenfalls betroffen, was die Trockenheit der von ihnen befeuchteten Schleimhäute und manchmal auch Übersekretionen erklärt, die mit zu starken emotionalen Veränderungen beitragen können. Die Schweißdrüsen sind ebenfalls sehr oft für das Auftreten von vorzugsweise nächtlichen Schweißausbrüchen zuständig, vor allem auf der Haut des Oberkörpers.

Andere Hauterscheinungen wie Dehnbarkeit, Dünnheit und Brüchigkeit der Haut

Die Haut beim Danlos Syndrom ist sehr oft der Ort von Hautmanifestationen, die Brüchigkeit hervorrufen, aber auch von äußeren oder inneren Reaktionen, die schwer zu identifizieren sind, wobei sie oft das Mastzellaktivierungssyndrom hervorrufen, das sehr spezifische Verbindungen zum Ehlers-Danlos-Syndrom hat. Es kann trockene Haut mit Schuppung sein, mit ekzematischen oder psoriasiformen Ausschlägen, mehr oder weniger diffuse Exanthemen, bevorzugt durch die Einwirkung der Sonne, aber auch durch das Duschen. Bei diesen Patienten beobachteten wir oft ein lokalisiertes oder diffus gefllecktes Aussehen. Umfangreiche oder weniger umfangreiche Depigmentierungszonen, manchmal mit dem Aspekt von Vitiligo sind ebenfalls verbreitet. Es ist zu beachten, dass der Kontakt, insbesondere das Kneifen oder Dehnen der Haut, für diese Patienten oft schmerzhaft ist und dies den Verlauf unserer Untersuchungen beeinflussen muss. Bestimmte Hautausschläge mit mikropapillenartigem Aussehen sind wiederzufinden, insbesondere an den Fersen und Fußsohlen. Diese Ausschläge werden von einigen Autoren wie Rodney Grahame als sehr charakteristisch für das Danlos Syndrom angesehen. Erwähnenswert sind auch die Veränderungen des Haares, die ihre Flexibilität verloren haben können, spröde sein können, manchmal ganze Strähnen ausfallen, und die Nägel sind zerbrechlich und deformiert.

KAPITEL XX

Klinische Aspekte nach Lebensabschnitt

Der Zeitpunkt des Auftretens der Symptome im Laufe des Lebens.

Die ersten klinischen Symptome können von Geburt an (Hüftgelenkluxation, Klumpfuß), in den ersten Lebensmonaten (Verstopfung, Reflux, Prellungen, Ohrinfektionen), oder in den ersten Jahren auftreten (Hypermobilität, dünne und zerbrechliche Haut, schwere Müdigkeit, Instabilität beim Gehen mit Stürzen, starke Bauchschmerzen, Blähungen, generalisierte Muskel- und Gelenkschmerzen, schmerzhafte Instabilität bei Bewegungsbedarf und dem Drang aufzustehen -inkompatibel mit einem *„guten Verhalten"* im Unterricht-, Migräne, Bronchitis, Atemblockaden genannt *„Asthmatiformes"*, manchmal aufgrund von Rippenschmerzen, Verstauchungen, Luxationen, kalten Extremitäten, Schluckstörungen, Sehmüdigkeit, Kurzsichtigkeit, Hyperakusis, Hyperosmie, *„unkontrollierten"* Zahnanfällen, Retrognatismus, spitzbogiger Gaumen, Gorlins Zeichen, in dem man die Nase mit der Zungenspitze berühren kann...). In der Kindheit ist eine Tendenz zur Hyperaktivität mit Aufmerksamkeitsschwierigkeiten zu beobachten. Auf der anderen Seite ist die Intelligenz ausgeprägt, mit sehr guten schulischen Leistungen, trotz (oder dank) Hypermobilität ist die sportliche Leistung (Tanz, Gymnastik, Kampfsportarten) oft ausgezeichnet. In der Pubertät ändert sich alles, die schulische Leistung bleibt erhalten, die sportliche Leistung bricht zusammen, die Schmerzen werden immer stärker und führen zur Einstellung der sportlichen Aktivität, aber auch die Asthenie setzt mit Migräne, erheblichen Schlafstörungen, schwerwiegenden Störungen der Schulbildung und des sozialen Lebens ein. Dysautonomie manifestiert sich mehr durch Bluthochdruck, diffuses Unwohlsein (POTS), Tachykardieattacken, Schüttelfrost, übermäßiges Schwitzen. Die Auswirkungen auf schulische und berufliche Orientierung sind stark, manchmal sogar einschränkend. Andererseits treten die ersten Anzeichen, die dazu führen, medizinischen Rat einzuholen, erst später auf. Sie können bei einem gewaltsamen Trauma (Verkehrsunfall, Sportunfall) auftreten, die Probleme bei der Entschädigung für Personenschäden aufwerfen, die wir uns angesichts der Unwissenheit über das Syndrom seitens der medizinischen Gutachter vorstellen können. Das Alter scheint kein systematischer erschwerender Faktor zu sein. Flexibilität und Wachsamkeit des Geistes im fortgeschrittenen Alter können sogar überraschen.

Die Durchführung der klinischen Untersuchung zur Diagnose eines Patienten mit Verdacht auf das Ehlers-Danlos-Syndrom

Sie ist nicht einfach und erfordert viel Aufmerksamkeit, Zuhören, Geduld und Beobachtung der Verhaltensweisen, des Gesichts und des Blickes sind notwendig. Die Umstände können verwirrend sein: wenn ein Kind im Rahmen der Behandlung mit akuten Bauchschmerzen oder Erbrechen und Nahrungsmittelintoleranz im Verdacht eines abdominalen Notfalls steht. Ein anderes Mal ist es ein Säugling mit einer Spontanfraktur, hartnäckiger Verstopfung, Aufstoßen des Fläschcheninhalts oder erheblicher Gelenkflexibilität mit einigen Prellungen. Tatsächlich können alle medizinischen Disziplinen beteiligt sein: Ein Gynäkologe bei Metrorrhagien; ein Gastroenterologe bei gastroösophagealer Refluxerkrankung oder hartneckiger Verstopfung, ein Schmerzspezialist in einem Schmerzzentrum, bei sehr intensiven diffusen und außergewöhnlichen Schmerzen, ein Neurologe bei Migräne, ein vorübergehendes Defizit, das auf einen *„Schlaganfall"* hindeutet, ein Endokrinologe bei Verdacht auf Hypothyreose (Müdigkeit und Schilddrüsenknoten), ein HNO bei Tinnitus, oder einer Abnahme der Hörschärfe, ein Kardiologe bei präkordialen Brustschmerzen oder Tachykardieattacken, ein Augenarzt oder Orthoptist bei visueller Müdigkeit mit Diplopie oder Astigmatismus, ein Urologe bei häufigem Harndrang mit oder ohne Harninkontinenz, ein Kinderarzt bei Gehbehinderungen und Prellungen, ein Pneumologe bei Atemnot und/oder Atemwegsblockaden, ein Psychiater bei einem dyslexischen, dyspraxischen oder autistischen Kind oder, in jedem Alter, mit kognitiven Schwierigkeiten (Schwierigkeit, den Ideenfluss zu koordinieren), insbesondere wenn er mit Angst verbunden ist. Ein Zahnarzt sollte benachrichtigt werden, wenn sein Patient der Lokalanästhesie *„widersteht"*, sowie ein Anästhesist oder Chirurg, der die gleichen Befunde macht. Es ist besonders wichtig, dass Orthopäden diesen Faktor bei Gelenkluxationen oder Instabilitäten beachten, bevor sie über eine funktionelle Operation nachdenken, die nicht funktioniert. Schließlich müssen die Dermatologen als erste Beschreiber wissen, wie man bei atypischen Hautsymptomen die Diagnose stellt: Pseudoekzeme, psoriasiforme Ausschläge, mehr oder weniger flüchtige erythematöse Plaques, die überall am Körper auftreten, oft nach dem Duschen, Juckreiz, der die Kopfhaut betreffen kann, was insgesamt auf ein Mastzellenaktivierungssyndrom hindeutet. Es ist leicht zu verstehen, wie schwierig es für den Arzt ist, eine solche Diagnose im Rahmen einer normalen Untersuchung zu stellen. Dies gilt umso mehr, wenn der Patient die Aufgabe des Arztes erschwert, indem er ihn mit zahlreichen medizinischen Verläufen irreführt, die oft durch eine umfangreiche Bilddatei, Berichte über Untersuchungen unterstützt werden und sehr gut in Aktenordnern gelagert sind. Gründlich handschriftlich- und computergestützte Dokumente des Untersuchers erhöhen den Informationsumfang weiter, der den Arzt durch seine Vielfalt und Vielseitigkeit stört, ohne dass für ihn ein Zusammenhang zwischen den genannten Symptomen erkennbar ist. Die Schwierigkeit, den Sprachfluss zu unterbrechen, hat wahrscheinlich mehrere Ursachen. Eine davon sind Gedächtnisstörungen, die zu einer Angst davor führen, zu vergessen, was man sagen möchte, die andere sind sehr häufig Aufmerksamkeitsstörungen, die für einen

Zustrom von Ideen verantwortlich sind, die sehr reich, sehr kreativ, aber schwer zu bewältigen sind. Dies wird verstärkt, wenn der Arzt einen „*psychosomatischen*“ Faktor vermutet, der durch die Aussage „*Es findet im Kopf statt*“ verkündet wird.

KAPITEL XXI

Klinische Diagnoseinstrumente

Diese Problematik erfordert den Einsatz geeigneter diagnostischer Hilfsmittel, die den notwendigen Austausch und Dialog zwischen Patient, Familie und Arzt erleichtern. Und deswegen wurden zu diesem Zweck Folgendes entwickelt: Ein Hilfsmittel für den Patienten in Form eines vom Patienten auszufüllenden Fragebogens zur Selbsteinschätzung. Dieser wird vom Arzt in Zusammenarbeit mit dem Patienten zur Erstellung eines klinischen Diagnosezertifikats verwendet. Es können zwei weitere Werkzeuge verwendet werden: Ein semiologisches Raster, das die gefundenen Zeichen mit einer Bewertung ihres Schwerdegrads auf einer Liker-Skala (0 bis 4), dem ESS66 und dem Handised - ebenfalls ein Bewertungsraster von 0 bis 4 - anzeigt, sowie die funktionellen Auswirkungen, die Situation der Behinderung und Beeinträchtigung bewertet. Sie wurde im Hinblick auf die Messung der Invalidität in Form eines *Invaliditätstests* (58) entwickelt, von dem sie eine Anwendung ist.

1. Ein Orientierungs- und Leistungsfragebogen zur Diagnose des Ehlers-Danlos-Syndroms/der Krankheit Ehlers-Danlos

> *"Hören Sie auf Ihre Patienten, denn sie sind es, die die Diagnose stellen"* (Sir William Osler, 1849- 1909), Mac Gill University Montreal, John-Hopkins-Krankenhaus, Baltimore.

Es handelt sich um ein klinisches Instrument, das vom Patienten mit seiner Familie und seinen Freunden auszufüllen ist, um einen produktiven Dialog zwischen dem Patienten und dem Arzt zu ermöglichen. Es entspricht perfekt dem Konzept dieses großen Baumeisters der modernen Klinik. Es schließt sich auch an eine Zeit an, die der große französische Neurologe Raymond Garcin (1907-1968) bereits vorhergesehen hatte, wenn man bedenkt, dass die *„invasive Technokratie einen Rausch von ergänzenden Untersuchungen hervorgerufen hat"* (59). Als erfahrener Kliniker betrachtete er das Gespräch als *„das wichtigste Instrument der medizinischen Kunst, das Schlüsselelement der Diagnose?"* Diese Ansichtsweise passt besonders gut beim Ehlers-Danlos-Syndrom, bei dem der Kliniker mit Hilfe seines Patienten und dessen Familie die wichtigsten Symptome identifizieren muss, um sie in einer kohärenten Diagnosekonstruktion zusammenfassen zu können. Dies ist bei dieser Krankheit besonders sinnvoll, da hier ergänzende klinische Untersuchungen, insbesondere der Genetik, fehlen. Die Antworten müssen kurz sein (ja/nein), denn die Fragen sind vom Typ her *„geschlossen"*. Am Ende des Fragebogens ist ein Feld für freie Kommentare reserviert.

Ehlers-Danlos Fragebogen zur diagnostischen Orientierung

Name:..		
Vorname:..		
Geschlecht:	□ m	□ w
Geburtsdatum:..		
Gewicht:....... kg	Größe:.......... cm	Lateralisierung: □ rechts □ links
Soziale Aktivitäten:..		
Adresse:..		
....		
Telefon:..		
E-Mail:...		

Während der Kindheit

1.	Hatten Sie häufig		
	-... Ohrenschmerzen?	□ ja	□ nein
	-... Angina / Sinusitis?	□ ja	□ nein
	-... Bronchitis?	□ ja	□ nein
	-... Asthmaanfälle?	□ ja	□ nein
	-... Verstauchungen?	□ ja	□ nein
	-... blaue Flecken?	□ ja	□ nein
	-... Nasenbluten?	□ ja	□ nein
	-... Wunden (Knie, Stirn, Hände, andere...)?	□ ja	□ nein
	-... Migräne?	□ ja	□ nein
2.	Hatten Sie sehr starke Magenschmerzen?	□ ja	□ nein
	Hatten Sie Verstopfungen?	□ ja	□ nein
3.	Waren Sie atemlos (vor allem beim Treppensteigen)?	□ ja	□ nein
	Waren Sie oft müde?	□ ja	□ nein
4.	Waren Sie ungeschickt (Anstoßen an Türrahmen, Tischecken, Gegenstände fallen lassen, Stolpern, fallen...)?	□ ja	□ nein
5.	Hatten Sie Schwierigkeiten in der Schule?	□ ja	□ nein
	Waren Sie leicht abzulenken?	□ ja	□ nein
6.	Hatten Sie kalte Füße (und/oder Hände, Nase, Ohren)?	□ ja	□ nein
7.	Hatten Sie Gelenkschmerzen (Schultern, Handgelenke, Hände, Knie...)?	□ ja	□ nein
8.	Waren Sie sehr gelenkig (in der Lage, mit dem Fuß hinter den Kopf zu kommen, am eigenen großen Zeh zu lutschen, einen Spagat und eine Brücke zu machen)?	□ ja	□ nein

Vorgeschichte

1.	In welchem Alter wurden die Symptome auffallend und einschränkend (behindernd)?	_______ Jahre
2.	Gab es signifikante Unfallverletzungen (Stürze, Sportunfälle, Verkehrsunfälle)?	□ ja □ nein
	Was für eine Art? (angeben)	
	In welchem Alter?	
	Ist es nach dem Unfall / den Unfällen zu einer Zunahme der Symptome gekommen?	□ ja □ nein
3.	Was sind die medizinischen Diagnosen, die vor dem Verdacht auf die Krankheit Ehlers-Danlos gestellt oder erwähnt wurden?	
4.	Wurden Sie operiert?	□ ja □ nein
	Wenn ja, erläutern Sie die Eingriffe mit Daten:	□ ja □ nein
5.	Gibt es in Ihrer Familie andere Personen, die ähnliche Symptome wie Sie hatten?	□ ja □ nein
	Wenn ja, wer?	
6.	Weitere Informationen, die Sie angeben möchten:	

Aktuelle Daten

1.	**Schmerz**	
	1.1. Haben Sie häufige Schmerzen rund um oder auf Höhe der Gelenke (Rücken, Schultern, Ellenbogen, Hände, Hüften, Knie, Füße)?	□ ja □ nein
	1.2. Haben Sie Schmerzen (Krämpfe, Verdrehungen, *„Muskelrisse"*...) in Ihren Muskeln (Nackenmuskeln, Oberschenkel, Wade, Hände, Füße)?	□ ja □ nein
	1.3. Haben Sie starke Schmerzen (Krampfanfälle) im Magen?	□ ja □ nein
	1.4. Haben Sie Rippenschmerzen (Platz in der Mitte der unteren Rippen vorne, zwischen den beiden Brüsten, Unterkante der Rippen, oberer Brustkorb?)	□ ja □ nein
	1.5. Ist Ihre Haut sehr empfindlich?	□ ja □ nein
	Entfernen Sie Etiketten von der Kleidung?	□ ja □ nein
	Nehmen Sie leicht elektrische Schläge an?	□ ja □ nein
	1.6. Ist Ihre Periode sehr schmerzhaft?	□ ja □ nein

	1.7. Haben Sie Migräne, Kopfschmerzen?	☐ ja	☐ nein
	Umstände des Auftretens von Schmerzen:		
	Wie entlasten Sie sie?		
2.	**Erschöpfung**		
	2.1. Sind Sie oft müde?	☐ ja	☐ nein
	2.2. Haben Sie tagsüber ein großes Schlafbedürfnis?	☐ ja	☐ nein
3.	**Schlafen**		
	3.1. Haben Sie Schwierigkeiten beim Einschlafen?	☐ ja	☐ nein
	3.2. Wachen Sie oft in der Nacht auf?	☐ ja	☐ nein
	3.3. Sind Sie ruhelos, während Sie schlafen?	☐ ja	☐ nein
	3.4. Sind Sie müde, wenn Sie aufwachen?	☐ ja	☐ nein
4.	**Mobilität - Bewegungssteuerung**		
	4.1. Haben Sie Schwindelgefühle (wenn Sie sich nach vorne, nach hinten, zu den Seiten wenden oder sich umdrehen oder das Gefühl, dass sich die Landschaft um Sie dreht, es schwankt oder wackelt), wenn Sie vom Liegen zum Stehen wechseln oder wenn Sie Ihren Kopf neigen?	☐ ja	☐ nein
	4.2. Haben Sie plötzliche unwillkürliche Bewegungen *(„Zuckungen“)*?	☐ ja	☐ nein
	4.3. Zittern Sie in Ruhe oder in Bewegung?	☐ ja	☐ nein
	4.4. Haben Sie beim Einschlafen Zuckungen in den Beinen?	☐ ja	☐ nein
	4.5 Haben Sie Muskelzuckungen (Gesicht, Oberschenkel, Unterarme...)?	☐ ja	☐ nein
	4.6 *Verdrehen* Sie oft Knöchel, Finger, Knie?	☐ ja	☐ nein
	4.7 Knacken Ihre Gelenke oft?	☐ ja	☐ nein
	4.8. Haben Sie *Blockaden* (vorübergehend schmerzhafte Bewegungsunfähigkeit) der Gelenke (Rücken, Nacken, Schulter, Hüfte, Finger, Kiefer...)?	☐ ja	☐ nein
	4.9 Haben Sie Gelenkverschiebungen (Luxationen)? (Schultern, Ellenbogen, Handgelenke, Finger, Kiefer...)	☐ ja	☐ nein
	4.10. Sind Sie ungeschickt (schlagen Sie an Ecken an oder bleiben an Türgriffen hängen, an Möbelecken oder lassen Dinge fallen)?	☐ ja	☐ nein
	4.11. Haben Sie Schwierigkeiten, die Arme zu heben?	☐ ja	☐ nein

	4.12. Haben Sie Schwierigkeiten beim Schreiben?	□ ja	□ nein
	4.13. Haben Sie Schwierigkeiten beim aufrechten Stehen?	□ ja	□ nein
	4.14. Haben Sie Schwierigkeiten beim Sitzen?	□ ja	□ nein
	4.15. Haben Sie Schwierigkeiten, von einem Stuhl aufzustehen?	□ ja	□ nein
	4.16. Haben Sie Schwierigkeiten beim Gehen?	□ ja	□ nein
	4.17. Haben Sie Schwierigkeiten beim Laufen?	□ ja	□ nein
	4.18. Fallen Sie hin?	□ ja	□ nein
	4.19. Haben Sie Probleme, sich zu frisieren?	□ ja	□ nein
	4.20. Haben Sie Schwierigkeiten beim Anziehen Ihrer Kleidung?	□ ja	□ nein
	4.21. Haben Sie Schwierigkeiten beim Schneiden von Brot?	□ ja	□ nein
	4.22. Haben Sie Schwierigkeiten beim Trinken?	□ ja	□ nein
	4.23. Sind Ihre Gelenke sehr beweglich (kleine Finger zurückbiegbar, überstreckbare Ellenbogen und Knie, übermäßige Beweglichkeit der Schultern: Sind Sie fähig, die *„Hände zum Gebet gefaltet"* andersherum auf dem Rücken zu halten und den Boden mit den Handflächen zu berühren, ohne die Knie dabei zu beugen…)?	□ ja	□ nein
5.	**Die Haut**		
	5.1. Ist sie dünn, transparent (kann man kleine Adern hindurch sehen)?	□ ja	□ nein
	5.2 Fühlt Sie sich weich an (*„Babyhaut"*, samtig)?	□ ja	□ nein
	5.3. Ist sie empfindlich (leicht aufgeschürft, schlecht heilend, frühe Dehnungsstreifen – seit der Kindheit – oder zahlreich, dehnbar an Hals oder Gesicht)? 5.4 Fühlen Sie einen elektrischen Schlag, wenn Sie mit einem Metallgegenstand (Einkaufswaren, Autotür) oder einer anderen Person in Berührung kommen (Anzeichen einer Hautverdünnung)?	□ ja	□ nein
6.	**Blutungen**		
	6.1. Bekommen Sie bei einem leichten Schlag schnell Blutergüsse (*„blaue Flecken"*, *„Blutergüsse"*)?	□ ja	□ nein
	6.2. Haben Sie oder hatten Sie in der Kindheit häufiges und starkes Nasenbluten?	□ ja	□ nein

	6.3. Blutet Ihr Zahnfleisch, wenn auch wenig beim Zähneputzen?	□ ja	□ nein
	6.4. Haben Sie eine starke Regelblutung (länger als eine Woche und/oder mehrere Damenbinden pro Tag)?	□ ja	□ nein
	6.5. Bluten Ihre Wunden viel und lange?	□ ja	□ nein
	6.6. Sind die Venen bei Bluttests leicht zerbrechlich mit erheblichen Blutergüssen *(„Miget's Zeichen"*)?	□ ja	□ nein
7.	**Abweichende Reaktionen des vegetativen Nervensystems *(„autonome Dysfunktion“*)**		
	7.1. Sind Sie kälteempfindlich?	□ ja	□ nein
	7.2. Haben Sie starkes Schwitzen (Schweißattacken in der Nacht im Bereich des Kopfes und Oberkörpers, verschwitzte Hände und/oder starkes Schwitzen an den Füßen, Achseln)?	□ ja	□ nein
	7.3. Haben Sie Temperaturschwankungen, auch wenn keine Infektion vorliegt?	□ ja	□ nein
	7.4. Haben Sie *„Hitzewallungen“*?	□ ja	□ nein
	7.5. Haben Sie kalte Füße (Hände, Nase, Ohren)?	□ ja	□ nein
	7.6. Haben Sie Pulsbeschleunigung (Herzklopfen)? (im Ruhezustand kann der Puls bei 40 oder 50 liegen)	□ ja	□ nein
	7.7. Haben Sie niedrigen Blutdruck?	□ ja	□ nein
	7.8. Haben Sie Schwindel oder sogar kurze Ohnmachtsanfälle?	□ ja	□ nein
8.	**Verdauungstrakt, Bauchraum**		
	8.1. Haben Sie Verstopfungen (d.h. Sie haben nicht jeden Tag Stuhlgang)?	□ ja	□ nein
	Wenn nicht, dann jeden ______Tag.	□ ja	□ nein
	8.2. Haben Sie Blähungen?	□ ja	□ nein
	8.3. Verschlucken Sie sich?	□ ja	□ nein
	8.4. Haben Sie Probleme beim Schlucken (Dysphagie)?	□ ja	□ nein
	8.5. Haben Sie sauren Rückfluß (gastroösophageale Refluxerkrankung) aus dem Magen?	□ ja	□ nein
	8.6. Haben Sie Hernien (Auslagerung eines Darmstücks durch die Bauchwand) um den Nabel herum, an der Unterseite des Bauches, direkt über dem Oberschenkel?	□ ja	□ nein
	8.7. Wurden Sie am Bauch operiert?	□ ja	□ nein

9.	**Mund und Zähne**	
	9.1. Haben Sie Schmerzen im Kiefer?	□ ja □ nein
	9.2. Haben Sie Blockierungen oder *„Verrenkungen"* (Luxationen) des Kiefers?	□ ja □ nein
	9.3. Ist Ihr Mund trocken? Haben Sie oft Durst?	□ ja □ nein
	9.4. Ist Ihr Zahnfleisch schmerzhaft?	□ ja □ nein
	9.5. Brechen Ihre Zähne?	□ ja □ nein
	9.6. Bewegen sich Ihre Zähne?	□ ja □ nein
	9.7. Sind Ihre Zähne unregelmäßig gewachsen? 9.8 Hatten Sie eine kieferorthopädische Behandlung? 9.9 Können Sie Ihre Nase mit der Zungenspitze berühren?	□ ja □ nein
10.	**Blase - Damm**	
	10.1. Können Sie einen Tag aushalten, ohne urinieren zu müssen?	□ ja □ nein
	10.2. Haben Sie einen dringenden Harndrang oder neigen Sie zu Inkontinenz?	□ ja □ nein
	10.3. Haben Sie einen *„Organvorfall"* (Prolaps, Gebärmutterrückbildung)?	□ ja □ nein
	10.4. Hatten Sie Harnwegsinfektionen?	□ ja □ nein
11.	**Gehör-Stimmerzeugung-Geruchssinn**	
	11.1. Stört Sie Lärm?	□ ja □ nein
	11.2. Haben Sie ein sehr feines Ohr (hören Sie *„kleine Geräusche"*, die andere nicht hören?	□ ja □ nein
	11.3 Haben Sie ein musikalisches Gehör?	□ ja □ nein
	11.4. Sind Sie ein Musiker?	□ ja □ nein
	11.5. Haben Sie eine gedämpfte (schwache Stimme, Heiserkeit) Stimme?	□ ja □ nein
	11.6 Haben Sie Schwierigkeiten zu hören, besonders wenn Lärm oder Stimmen um Sie herum sind? *„Zeichen von Tohuwabohu"*.	□ ja □ nein
	11.7 Singen Sie gut?	□ ja □ nein
	11.8. Hören Sie spontane Geräusche in Ihren Ohren (Tinnitus)?	□ ja □ nein
	11.9. Haben Sie einen sehr feinen Geruchssinn?	□ ja □ nein
12.	**Sehen**	
	12.1. Sind Sie kurzsichtig?	□ ja □ nein
	12.2. Haben Sie eine Hornhautverkrümmung?	□ ja □ nein
	12.3. Haben Sie auch mit Ihrer Brille eine	□ ja □ nein

	visuelle Ermüdbarkeit (Lesen, Bildschirm)?	
	12.4. Sehen Sie doppelt?	□ ja □ nein
	12.5. Sind Sie lichtempfindlich?	□ ja □ nein
	12.6. Sind Ihre Augen gereizt?	□ ja □ nein
13.	**Atmung, Lunge, Bronchien**	
	13.1. Haben Sie oder hatten Sie eine Bronchitis?	□ ja □ nein
	13.2. Haben Sie Atemwegsblockaden (Schwierigkeiten, Luft in die Bronchien und Lungen zu bekommen)?	□ ja □ nein
	13.3. Sind Sie kurzatmig? *„Zeichen der Treppe"*	□ ja □ nein
14.	**Genitalien, Sexualleben, Schwangerschaft, Geburt**	
	14.1 Haben Sie Empfindungsschwierigkeiten oder Schmerzen beim Geschlechtsverkehr?	□ ja □ nein
	14.2. Hatten Sie Fehlgeburten?	□ ja □ nein
	14.3. Haben die Symptome während der Schwangerschaft abgenommen?	□ ja □ nein
	14.4. Gab es Schwierigkeiten bei der Geburt?	□ ja □ nein
15.	**Kognitive Funktionen und Lernen, Emotionalität**	
	15.1. Haben Sie Gedächtnisprobleme?	□ ja □ nein
	15.2. Haben Sie Aufmerksamkeitsstörungen? *„Zeichen vom Hahn zum Esel"*	□ ja □ nein
	15.3. Haben Sie Schwierigkeiten sich zu konzentrieren?	□ ja □ nein
	15.4. Haben Sie einen guten Sinn für räumliche Orientierung (finden Sie den Weg zurück)?	□ ja □ nein
	15.5. Sind Sie emotional? 15.6 Sind Sie ängstlich? 15.7 Sind Sie deprimiert? 16.7 Haben Sie Kontaktschwierigkeiten im Umgang mit anderen?	□ ja □ nein
16.	Erscheinungsformen, die auf ein Mastzellenaktivierungssyndrom oder SAMA hinweisen.	
	16.1 Hautausschläge, Schuppenflechte, Ekzeme, Exanthem (besonders nach einer Dusche)	□ ja □ nein
	16.2 Juckreiz (Pruritus)	□ ja □ nein
17.	Nahrungsmittel- oder Medikamenten-unverträglichkeiten mit Übelkeit und Durchfall.	□ ja □ nein

Freier Kommentar

2. Ein paar einfache, sehr signifikante Zeichen, um die Diagnose schnell zu stellen.

Zeichen der Tür: Anschlagen an Türrahmen oder hängenbleiben am Türgriff.
Zeichen der Autotür (oder des Einkaufwagen): Einen elektrischen Schlag durch Öffnen einer Autotür oder Schieben eines Einkaufswage erhalten = Verdünnung der Haut, die sehr leitfähig ist.
Zeichen der Socke (oder Wärmflasche): Socken tragen in der Nacht zum Schlafen = Dysautonomie mit kalten Füßen = Dysautonomie mit Kältegefühl in den Füßen.
Zeichen der Treppe: Kurzatmigkeit aufgrund schlechter Atmungskontrolle: Die Rolle der Mechanorezeptoren der unteren Extremitäten, die während des erhöhten Sauerstoffbedarfs bei körperlicher Aktivität nicht die richtigen Signale an die Atemzentren senden.
Miget's Zeichen: Signifikante Blutergüsse in der Ellenbogenfalte nach einer Blutuntersuchung; beschrieben in der Dissertation von Alexandre Miget (Paris, 1933), in der er als Erster Ehlers und Danlos assoziierte, um diese Krankheit zu benennen.
Gorlins Zeichen: Möglichkeit, die Nasenspitze mit der Zungenspitze zu berühren, was auf das Fehlen oder die Dehnbarkeit des Zungenbändchens und im Allgemeinen auf die Mobilität des Gewebes in dieser Region hinweist.
Zeichen von Tohuwabohu: Schwierigkeiten, einen Gesprächspartner zu verstehen, wenn mehrere Personen nebeneinander oder in einer lauten Umgebung sprechen.
Zeichen vom Hahn zum Esel: Leichter Wechsel von einem Thema zum anderen.
Zeichen des Etiketts: Abschneiden von Kleideretiketten (Hemden, Blusen, Polohemden…), die die hyperästhetische Haut reizen.) **Zeichen des Post-it:** Verwendung von Post-it, um die auszuführenden Aufgaben zu speichern. **Zeichen des Moskitos:** Hautreaktion mit Ausschlag um den Mückenstich. Sie deutet auf eine außergewöhnliche Reaktivität der Haut hin, die möglicherweise mit den Phänomenen des Mastzellenaktivierungssyndroms zusammenhängt.

3. Ein beschreibendes klinisches Diagnosezertifikat

Es basiert auf Daten, die von Ärzten gesammelt wurden, die seit Jahren an der klinischen Identifizierung des Syndroms arbeiten (Grahame, Bulbena, Manicourt, Holick, Hamonet) und der Zusammenarbeit der Kliniker mit einem Mathematiker, die am

28. Februar 2017 an der National Academy of Medicine, (2018) im Academy Bulletin (4) und vor Kurzem (März 2018) in einer internationalen Zeitschrift in englischer Sprache veröffentlicht wurden (44). Es handelt sich um eine Studie, die auf einer Gruppe von 853 Fällen des Ehlers-Danlos-Syndroms basiert, verglichen mit 826 normalen Probanden und 236 Patienten, die wegen einer anderen Erkrankung als EDS behandelt wurden. Es wurde ein mathematisches Modell entwickelt, das es ermöglicht, die Diagnose mit einer Sensitivität von 99,6% und einer Spezifität von 98% zu stellen, wenn fünf der neun ausgewählten Zeichen vorhanden sind. Ausgehend von den im Fragebogen enthaltenen Interviewdaten schreibt der Arzt mit Bestätigung des Patienten das klinische Zertifikat, das eine eindeutige Diagnose ermöglicht.

Ich, der Unterzeichner, Doktor............diagnostiziere, dass:

Herr / Frau / Kind...........im Alter von......Jahren hat das Ehlers-Danlos-Syndrom, eine erbliche Bindegewebserkrankung, in Anwesenheit der folgenden Erscheinungsformen, die in den nachfolgenden Beschreibungen des Ehlers-Danlos-Syndroms wiedergegeben sind (Villefranche/Beighton, Brighton/Grahame, Barcelone/Bulbena, New York/Ehlers-Danlos Society Conference 2016, Paris/National Academy of Medicine 2017/2018 und Veröffentlichung in EC-Neurology (2018))

- 1. **Schmerzen am Gelenk und in Gelenkregion**, an verschiedenen Stellen, unterschiedlich verteilt (Hals, Schultern, Ellenbogen, Handgelenke, Finger, Rücken, Becken, Hüften, Knien, Knöcheln, Füßen), vom Typ her *„neuropathisch“* oder kurz und sehr heftig, variabel in der Intensität (oft sehr stark) je nach Ort; meist Schübe zusätzlich zu einem kontinuierlichen Schmerz, oft mit einer Veränderung am Morgen und verstärkt durch körperliche Aktivität. Die Schmerzen können lange andauern.
- 2. **Ein Gefühl von erheblicher Erschöpfung**, das sofort nach dem Aufwachen auftritt, mit dem Gefühl von Schwerfälligkeit, Schwere des Körpers, ausgeprägt bei unvorhersehbaren Anfällen, mit gelegentlichen Anfällen von Schläfrigkeit. Die Erschöpfung wird von Patienten sehr oft als das Symptom angesehen, dass die meisten Behinderungen verursacht.

- 3. **Probleme bei der Kontrolle von willkürlichen Bewegungen, die propriozeptiven Ursprungs sind**, mit Ungeschicklichkeit, Anschlagen an Hindernissen („*Zeichen der Tür*"), Gangstörungen, manchmal Stürzen.
- 4. **Gelenkinstabilität**, die für Pseudodistorsionen, Gelenkblockaden, Subluxationen (einschließlich Gelenkknacken) oder Luxationen verantwortlich ist.
- 5. **Dünne, blasse, transparente Haut**, die das subkutane Venennetz in den Unterarmen, über den Brüsten und am Rücken hervorscheinen lässt, die zart bei Berührung und nicht vor Elektrostatik geschützt ist, was bei Kontakt mit Metallgegenständen (Autotür, Einkaufswagen, Körperkontakt mit einer anderen Person) zu Stromschlägen führen kann.
- 6. Das Aufzeigen einer mehr oder weniger diffusen **Gelenkhypermobilität**, die es in der Kindheit gegeben haben kann (einen Fuß hinter den Kopf legen, Gebetshaltung hinter dem Rücken machen, einen Spagat machen, eine Brücke machen, an seinem großen Zeh lutschen) und später verschwunden ist oder aufgrund von Muskelschmerzen und/oder Muskelverspannungen in bestimmten Gelenken unmöglich zu erkennen worden ist. Die Abwesenheit einer Gelenkhypermobilität schließt eine Diagnose nicht aus. Eine Rückbildung (Trizeps der Wadenmuskeln, Kniebeugemuskeln, Plantarflexoren) kann sogar auftreten, sie sollte die Diagnose nicht beseitigen. Der häufig verwendete Beighton 9-Punkte-Test kann fehlerhaft sein. Es wird im Allgemeinen als hilfreich angesehen, wenn das Ergebnis größer als 5/9 ist. Der Cypel-Schultertest (47): Ablösung des Schulterblattes über 10 Grad der Mobilisierung des Armes hinaus, der in 90°-Abduktion liegt.
- 7. **Gastroösophageale Refluxerkrankung**, die früh im Leben auftreten kann (Flaschenernährung). Sie verursachen bronchiale Irritationen.
- 8. Umfangreiche **Blutergüsse**, die bei minimalen Traumata auftreten, oft unbemerkt, oder Purpura.
- 9. **Hypersensivität, Hyperakusis** mit einer sehr feinen Wahrnehmung von Geräuschen und Intoleranz gegenüber Lärm.

Das Vorhandensein von **fünf dieser neun Zeichen** reicht aus, um Ehlers-Danlos zu diagnostizieren (Sensitivität: 99,6%; Spezifität: 98%). Das Fehlen eines dieser Zeichen kann EDS nicht ausschließen. Sie variieren von der Geburt bis zum Ende des Lebens. Einige können verschwinden, andere können mehr oder weniger spät auftreten, manchmal bei traumatischen Ereignissen (z. B. Verkehrsunfällen) oder hormonellen Ereignissen (Pubertät, Menstruation, Schwangerschaft).

Die folgenden Anzeichen können nebeneinander existieren, sie bilden einen integralen Bestandteil des klinischen Bildes des Ehlers-Danlos-Syndroms, tragen zu dessen Identifizierung bei und sind ein Teil des therapeutischen Managements durch Sozialeinrichtungen: **Dysautonomie** (vasomotorische Störungen der Extremitäten mit kalten Füßen, die zu Unrecht als ein Raynaud-Syndrom angesehen werden, Herzklopfen, Schwitzen, Schüttelfrost, unerklärliches Fieber, Hitzewallungen), **Überempfindlichkeit** (Haut, Geruch), **Verstopfung**, **extraartikuläre Schmerzen** (Bauch, Rippen,) **Schlafstörungen**, **Dystonie** (Zittern, unwillkürliche Muskelkontraktionen mit *„Zuckungen"*, Tag oder Nacht zum Zeitpunkt des Einschlafens (*„unruhige Beine"*), *„Muskelzittern"* entlang der Gliedmaßen oder auf Höhe des Gesichts, Kontrakturen der Gliedmaßen oder des Halses, manchmal sehr intensiv, **Hautbrüchigkeit** (Narbenstörungen, Dehnungsstreifen), übermäßige Hautdehnbarkeit, **diffuse Blutungsneigung** (Gingiva, Genital), **Atemwegssymptome** (Blockaden, Kurzatmigkeit), **binokulare Sehstörungen**, **Mund- und Zahnveränderungen**, **Blasen- und Schließmuskelstörungen**, sexuelle Störungen (**Dyspareunie**), Probleme bei der **Geburt**, **kognitive** Probleme (Gedächtnis, Aufmerksamkeit, Konzentration, Orientierung), **Affektivität**, **Verhalten** (**Angst, Emotionalität, Autismus-Spektrum**), Symptome, die auf ein **Mastzellaktivierungssyndrom oder SAMA** hinweisen (oberflächliche und tiefe Urtikaria, Flush, unspezifisches Exanthem insbesondere nach einer Dusche, Juckreiz).

Diese klinischen Argumente reichen für die Diagnose aus, sie werden durch die **Beobachtung identischer Familienfälle verstärkt, die mehr oder weniger aussagekräftig sind** und den erblichen **Charakter** dieser

Bindegewebserkrankung belegen, ohne Gentests in den weitaus häufigsten Formen. Gentests, die bei seltenen Formen verwendet werden, sind in der heutigen Praxis nicht weit verbreitet.

In der Praxis bleibt die Klinik der Schlüssel zur Diagnose, vorausgesetzt, dass die richtigen Kriterien verwendet werden und die Untersuchung, um diese ausfindig zu machen und keine Symptome à priori zu vernachlässigen, korrekt durchgeführt wird. Es wird oft über Hypermobilität diskutiert, die überbetont und durch einen Test (Beighton) gemessen wird, dessen Zuverlässigkeit fraglich ist (siehe Kapitel VI).

4. Behinderungsschnelltest (Messung des Niveaus von Funktionseinschränkungen und der Behinderungssituation).

Ziel ist es, die Grad der Behinderung bei Menschen mit dem Ehlers-Danlos-Syndrom schnell zu messen. Es ist eine Entscheidungshilfe, insbesondere im forensischen Bereich nach Verkehrsunfallverletzungen, in der Schule (Einrichtung eines Hilfsprojektes für Kinder mit schulischen Schwierigkeiten), oder für die Erstellung der medizinischen Akte für die Kontakt- und Beratungsstelle für Menschen mit Behinderungen (MDPH), oder für den Arbeitsmediziner, um die Eignung für eine Stelle und mögliche Einrichtungen zu beurteilen.

Dieses Instrument zur Messung und Bewertung der Behinderungssituationen ist eine Anwendung des *„Behinderungstest"* beim Ehlers-Danlos-Syndrom (EDS), ein Instrument zur Messung und Identifizierung der Behinderung SIMH [Système d'Identification et de Mesure du Handicap], der an der Universität Paris-Est-Créteil (58) in Verbindung mit denen in Porto und Montreal 1989 entwickelt wurde. Es ist eine Ergänzung zur diagnostischen Bewertungsskala. (EDS), das die Folgen für das Funktionieren des Einzelnen (Funktionseinschränkung) und die Hindernisse in verschiedenen Lebenssituationen (Invaliditätsrate) klärt.

Bei der Bewertung muss die Variabilität der Symptome (die vom medizinischen und sozialen Fachpersonal schlecht verstanden wird) berücksichtigt werden, insbesondere während Krisenzeiten. Zwei Bewertungen können notwendig sein, um die Realität besser widerzuspiegeln: eine unter Berücksichtigung der Intensität der Einschränkungen in Krisenzeiten, die andere in der nicht krisenhaften Phase. Die Hilfe eines Ergotherapeuten bei dieser Beurteilung ist sehr wertvoll.

Hintergrund der Bewertung (1 oder 2 ankreuzen):

1: zum Zeitpunkt der Krise ☐
2: außerhalb von Krisen („*üblicher*“ nicht krisenhafter Zustand)☐

Schweregrad-Skala:
0: keine Schwierigkeit
1: beschwerlich
2: Einschränkung, die durch technische oder medizinische Hilfe ausgeglichen wird.
3: Funktionseinschränkung, die teilweise den Einsatz menschlicher Hilfe erfordert.
4: Funktionseinschränkung, die den völligen Einsatz menschlicher Hilfe erfordert oder völlig unmöglich.

I. Funktionale Bewertung

1. Aufrechterhaltung einer Körperhaltung (Haltung)
- Sitzen bleiben 0 1 2 3 4
- aufrecht stehen 0 1 2 3 4

Durchschnitt (I.1):

2. Sich bewegen, seinen Körper bewegen
- Aufstehen 0 1 2 3 4
- Gehen 0 1 2 3 4
- Laufen 0 1 2 3 4
- vom Boden aufrichten 0 1 2 3 4
- Kriechen 0 1 2 3 4

Durchschnitt (I.2):

3. Anpassung an Anstrengung, Dysautonomie, etc.
- Erschöpfung 0 1 2 3 4
- Schlaf 0 1 2 3 4
- Unwohlsein bei aufrechter Köperhaltung 0 1 2 3 4
- Unwohlsein beim Sitzen oder Liegen 0 1 2 3 4
- Dyspnoe (*Kurzatmigkeit*), „*Zeichen der Treppe*“ 0 1 2 3 4
- Atemblockaden (Erstickungsgefühl) 0 1 2 3 4

• Herzklopfen 0 1 2 3 4
• Schweißausbrüche 0 1 2 3 4
• Hautrötungen 0 1 2 3 4
• allgemeine Kälteempfindlichkeit 0 1 2 3 4
• kalte Füße 0 1 2 3 4

Durchschnitt (I.3):

4. Gastrointestinale Manifestationen

• Gastroösophageale Refluxerkrankung 0 1 2 3 4
• Blähungen 0 1 2 3 4
• Verstopfung 0 1 2 3 4
• Übelkeit (Erbrechen) 0 1 2 3 4
• Analkontinenz 0 1 2 3 4

Durchschnitt (I.4):

5. Blasen-und Schließmuskel und Uterussymptome

• Dysurie (unzureichende Wahrnehmung der Notwendigkeit und/ oder Schwierigkeiten bei der Entleerung der Blase) 0 1 2 3 4
• Harninkontinenz 0 1 2 3 4

Durchschnitt (I.5):

6. Kognitive Funktionen

• Arbeitsspeicher 0 1 2 3 4
• Aufmerksamkeit 0 1 2 3 4
• Konzentration 0 1 2 3 4
• Orientierung im Raum 0 1 2 3 4
• Zeitliche Orientierung 0 1 2 3 4
• Affektivität 0 1 2 3 4
• erhöhte Gemütserregbarkeit 0 1 2 3 4
• Angst 0 1 2 3 4
• Phobien 0 1 2 3 4

Durchschnitt (I.6):
Gesamtdurchschnitt der Funktionsbewertung (I):

II. Bewertung der Behinderungssituation

1. Alltagsleben

• Waschen (einschließlich Waschen und Stylen der Haare) 0 1 2 3 4
• An- und Ausziehen 0 1 2 3 4
• (*einschließlich der Platzierung und Entfernung von Orthesen und Kleidung*)

• Essen (einschließlich Eingießen von Getränken und Brotschneiden) 0 1 2 3 4
• auf die Toilette gehen 0 1 2 3 4
• Haushaltsarbeiten (*einschließlich Bügeln*) durchführen 0 1 2 3 4
• Kochen 0 1 2 3 4
• Einkaufen 0 1 2 3 4
• Fahren eines Fahrzeugs zur Fortbewegung (*Auto oder Zweirad*) 0 1 2 3 4
• Benutzen von öffentlichen Verkehrsmitteln im eigenen Lebensraum 0 1 2 3 4
• Schreiben 0 1 2 3 4
• Verwendung eines Mobiltelefons 0 1 2 3 4
• Verwendung eines Computers 0 1 2 3 4
• Zugang und Nutzung des Internets 0 1 2 3 4
• Flucht bei Gefahr aus dem eigenen Lebensraum 0 1 2 3 4

Durchschnitt (II.1):

2. Gefühlsleben, soziales und familiäres Leben

• Bildung der Kinder 0 1 2 3 4
• Liebesleben 0 1 2 3 4
• Beziehungen zu Freunden, Vereinen 0 1 2 3 4

Durchschnitt (II.2):

3. Ausbildungszeit (Schule und andere)

• Zugang zum Ausbildungsort 0 1 2 3 4
• Studium 0 1 2 3 4
• Durchführung von normalen Handlungen am Ausbildungsort 0 1 2 3 4
• (*sich fortbewegen, essen, auf die Toilette gehen*)
• Haben Sie eine an die funktionalen Fähigkeiten angepasste Ausbildung 0 1 2 3 4
• Haben Sie die Möglichkeit, Ihr Studium fortzusetzen 0 1 2 3 4

Durchschnitt (II.3):

4. Beruflicher Alltag

• Arbeiten 0 1 2 3 4
• Zugang zum Arbeitsplatz 0 1 2 3 4
• Durchführung von normalen Handlungen am Arbeitsplatz 0 1 2 3 4
• (*sich fortbewegen, essen, auf die Toilette gehen*)
• Haben Sie einen Arbeitsplatz, der an die funktionalen Fähigkeiten angepasst ist 0 1 2 3 4

Durchschnitt (II.4):

5. Freizeit- und Kulturleben
- Sport treiben 0 1 2 3 4
- kulturelle Ausflüge 0 1 2 3 4
- künstlerische Aktivitäten 0 1 2 3 4
- kulturelles Leben 0 1 2 3 4

Durchschnitt (II.5):
Gesamtdurchschnitt der Bewertung der Behinderungssituation (II):

III. Bewertung der Subjektivität
- *„Erleben“* seiner Schmerzen (Leiden) 0 1 2 3 4
- Stellungnahme zum Aussehen seines Körpers und seiner Darstellung gegenüber anderen 0 1 2 3 4
- Stellungnahme zu den funktionalen Fähigkeiten 0 1 2 3 4
- Stellungnahme zu den aufgetretenen Behinderungen 0 1 2 3 4
- Stellungnahme zur Zukunft des funktionalen und situativen Zustands 0 1 2 3 4

Gesamtdurchschnitt der Subjektivitätsbewertung (III):
Durchschnitt der drei Bewertungen:
Schlussfolgerungen:

3. Die weiteren notwendigen Untersuchungen für die Beurteilung und Organisation der Behandlung

Sie zielen darauf ab, potenzielle Schwächen und mögliche Komplikationsquellen zu identifizieren und präventive therapeutische Maßnahmen zu ermöglichen. Dies ist der Fall bei der **vesikulären Ultraschalluntersuchung**, deren Zweck es ist, nach Steinen zu suchen. Diese mit Gallensteinen in einer dehnbaren Blase verbundenen Steine verursachen Infektionen (Cholezystitis) und drohen, ihre verdünnten Wände zu perforieren, was zu einer schwer zu kontrollierenden Bauchfellentzündung führt. In diesem Zusammenhang sei an die Schwierigkeit der Diagnose erinnert, die sich aus dem Ermessen oder der atypischen Natur der Schmerzen ergibt (Ausstrahlung nicht in Richtung Schulter, sondern z.B. nach hinten), das Fehlen einer krankheitsbedingten Kontraktur eines aufgeweiteten Bauches, ein unwahrscheinlicher Temperaturanstieg, nur die im Blutbild gefundene Hyperleukozytose ist *„zuverlässig“*. Dies zeigt die Bedeutung der jährlichen Ultraschalluntersuchungen und beim geringsten Verdacht, sich für eine Behandlung mit den üblichen Vorsichtsmaßnahmen bei diesem Syndrom zu entscheiden, um die Komplikationen zu vermeiden, die wir bei unseren Patienten beobachtet haben. Nicht zu vergessen sind die Kinder, denn wir haben Steine bei einem siebenjährigen Kind entdeckt.

Die zweite Art von Komplikationen, die erkannt werden müssen und ein lebenswichtiges Risiko darstellen, ist das **Vorhandensein von intrakraniellen arteriellen Aneurysmen** oder Aneurysmen an der Aorta und ihren Zweigen. Nach den *„traditionellen"* Beschreibungen des Syndroms haben sie das Privileg einer bestimmten Form namens *„vaskulär"* (siehe Kapitel X). Der klinische Verdacht auf vaskuläre Formen nach den veröffentlichten Kriterien (60) ist sehr problematisch, die vorgeschlagenen Gentests sind nicht formell. Aneurysmen werden in Formen beobachtet, die nicht als vaskulär eingestuft werden. Deshalb empfehlen wir Ihnen, systematisch nach ihnen zu suchen. Sie können durch Tastuntersuchung und Abhorchung der Halsgefäße oder der Bauchaorta erkannt werden. Aber ihre Erforschung beinhaltet auch die Durchführung von arteriellen Bildgebungsuntersuchungen. Das Vorliegen anderer Aneurysmen in der Familie, das Wissen um den plötzlichen Tod eines Familienmitglieds mit dem Syndrom unter 50 Jahren oder einem schweren Schlaganfall sind zwingende Gründe für die Durchführung eines Gehirn-MRT und einem Angioscan der Aorta und ihrer Zweige. Der Ultraschall, der von einem Kardiologen durchgeführt wird, der hinsichtlich eines schwierigen Ultraschalls bei diesen Patienten mit stark deformierbarem Gewebe sowie den Arterien geschult ist, kann diese aneurysmalen arteriellen Fehlbildungen oder Aortendissektionstypen erkennen. Wir sind der Meinung, dass ein Angioscanning der Bauchaorta bei jeder Diagnose von Ehlers-Danlos notwendig ist. Diese Untersuchung sollte alle 5 Jahre wiederholt werden.

Andere bildgebende Verfahren tragen nicht zur Diagnose bei, außer durch ihre Negativität. **Das Elektromyogramm** zeigt normale Muster abseits der Kompressionen des Nervus ulnaris am Ellenbogen und des Plexus brachialis in der Darstellung der Skalen.

Einige Tests sind nützlich, um Verletzungen zu spezifizieren: **Elektrokardiogramm** in Verbindung mit einer **Echokardiographie**, **Zahnpanoramaaufnahme**, **Audiogramm**, Sehschärfe- und **Binokularsehtest** (Orthoptik), **Cystometrie**, **Allergietests** im Rahmen des Mastzellaktivierungssyndroms,

Belastungstest, Gebärmutterultraschall. Biologische Tests objektivieren niedrige oder sehr niedrige Vitamin D-Spiegel, manchmal leicht erhöhte Sinkgeschwindigkeit sowie verminderte CPK, Serum-Eisen- und Hämoglobinspiegel, die die möglichen Folgen mechanischer Entzündungen und Blutungen sind.

Die in Belgien weit verbreitete **Hautbiopsie** hat einen besonderen Platz und scheint in anderen Ländern seltsamerweise vergessen worden zu sein, obwohl sie zur Identifizierung der allerersten Beschreibungen weit verbreitet war (1). Professor Trinh Hermanns-Lê (Universitätsklinikum Lüttich), Dermatopathologe und Professor Daniel Manicourt (Clinique Universitaire Saint-Luc, Katholische Universität Louvain) präsentierten am 25. März 2017 auf dem dritten internationalen Symposium zur Behandlung des Ehlers-Danlos-Syndroms an der Universität Paris-Descartes die aktuellen Modalitäten dieser Technik. *„Die Hautbiopsie scheint einfach durchzuführen und für den Patienten nicht sehr traumatisch zu sein. Es sind die ultrastrukturellen Veränderungen der Dermis, die es ermöglichen, die Diagnose mit einem Elektronenmikroskop zu bestätigen. Aufgrund der Schwierigkeiten der Gendiagnostik ist die histologische Diagnose mittels Elektronenmikroskopie wichtig und scheint vernachlässigt zu werden.“*

KAPITEL XXII

Einführung in die Behandlung des Ehlers-Danlos-Syndroms. Was sind die *„Schlüssel"*, um die Symptome und Anzeichen des Ehlers-Danlos-Syndroms/der Krankheit zu erklären und zu behandeln?

Die histologische Grundlage der Erkrankung basiert auf einer strukturellen Charakteristik des Bindegewebes. Also alle menschlichen Gewebe mit Ausnahme des Nervensystems (42). Alle diese Gewebe, d.h. Haut, Schleimhäute, Knochensystem, Muskulatur, Verdauungstrakt, Harnwege, Lunge, endokrine Drüsen, Gehör, Sehvermögen, Gleichgewichtssystem, Geruch, Haare, Zähne, Nägel... Es handelt sich also um eine *„systemische"* Erkrankung. Dies hilft, ihren polymorphen Charakter besser zu verstehen.

Die Folgen sind zweigeteilt: 1-Die Zerbrechlichkeit des Gewebes, die extrem sein kann, ein minimales Trauma kann sehr schwere Verletzungen verursachen. 2 Die Störung der Wahrnehmung des eigenen Körpers, des Empfindens, des Handelns, des Sehens, Hörens, Riechens (Geruchs), etc. und...wie er mit der näheren Umgebung interagiert. Für den Neurophysiologen Alain Berthoz (61) hat diese Gesamtwahrnehmung des Selbst, die einen wahren *„sechsten Sinn"* darstellt, einen Namen: PROPRIOZEPTION. Dieser Begriff, der 1906 von Sherrington geschaffen wurde, beinhaltet die Propriozeption oder Wahrnehmung des eigenen Körpers, aber auch die *„äußere Wahrnehmung"*, also die Wahrnehmung der Umgebung durch den eigenen Körper. Dieser Mechanismus ist übrigens gut weiterentwickelt von Daniel Deparcy (62) als neuromuskuläre Kontrolle mit Schwerpunkt auf der Empfindlichkeit gegenüber Dehnungen: *„Es ist noch nicht bekannt, wie Kollagenveränderungen diese Informationen stören, die für diese ausgewogenen Segmentanpassungen im Zusammenhang mit den vielfältigen Varianten des Ehlers-Danlos-Syndroms notwendig sind. Bereits die Struktur des Golgi-Sehnenrezeptors, wie die des Ruffini oder Meissner Hautkörperchens, die auf die Dehnung der Haut reagieren und bei denen das Nervengewebe mit einem Kollagengeflecht verwoben ist, deutet auf eine Lösung hin.“* Indem er für die Rehabilitation seiner Patienten mit dem Ehlers-Danlos-Syndrom die globalen Rehabilitationsmethoden von Kabat anwendete, die die propriozeptive Störung korrigieren, bewies er die Gültigkeit dieser physiopathologischen Hypothesen. Dies zeigte sich meisterhaft bei einer Fortbildung zum Ehlers-Danlos-Universitätsdiplom an der Medizinischen Fakultät im Dienste von Professor Graciès am Henri-Mondor-Krankenhaus in Créteil. Die Patienten, die bei der Fortbildung anwesend waren und die größten Schwierigkeiten beim Gehen und Kontrollieren der Position ihres Rumpfes und der Bewegungen ihrer unteren Gliedmaßen hatten, fanden ihre ursprünglichen Körperfunktion wieder. Ein vergleichbares therapeutisches Argument stellen die Auswirkungen der von Dr. Gilles Mazaltarine in der medizinischen Rehabilitationsabteilung des Universitätsklinikums Henri-Mondor eingeleiteten Hypnose beim Ehlers-Danlos-Syndrom dar. Durch eine erfolgreiche Hypnosesitzung stellte er fest, dass eine Person mit einem Ehlers-Danlos, die für einen unsicheren und riskanten Gang verantwortlich ist, einen streng physiologischen Gang haben kann.

Beitrag der Posturologie zum Ehlers-Danlos-Syndrom

Die Terminologie des *„Postural Deficiency Syndrome (PDS)“* wurde von Professor Henrique Martins da Cunha eingeführt, einem Rehabilitationsmediziner in Lissabon. In den letzten Jahren wurde sie unter dem Namen *„Syndrome de déficience proprioceptive“* (SDP) von Dr. Patrick Quercia weiterentwickelt, einem Augenarzt an der Universität von Dijon. Dieser Ansatz wurde unter dem restriktiven Namen der *Posturologie* bekannt gemacht, was darauf hindeutet, dass es sich um eine Frage der Untersuchung der Position des Körpers im Raum handelt. In der Tat spielt auch, über die Körperhaltung hinaus, in einer viel allgemeineren Weise, die Beziehung des menschlichen Körpers zu seiner sozialen Umgebung und seinem Lebensraum eine Rolle. Durch diese konzeptionellen Entwicklungen können wir die Entstehung einer globaleren und realistischeren Vision der Semiologie sehen, als sie die Organmedizin bietet. Dieser Beitrag eröffnet Perspektiven, die den Patienten stärker in den diagnostischen und therapeutischen Prozess einbeziehen. *„Aufgrund der Rolle des Kollagens beim Aufbau propriozeptiver Sensoren haben viele Patienten mit dem Ehlers-Danlos-Syndrom ein PMS"* (46). Roland Jaussaud schließt sich dieser globalen Sichtweise der Propriozeption an, die sich aus der Posturologie (46), der Neurophysiologie (61), dem Wissen über das Bindegewebe ergibt, und schlägt (63) eine feine physiopathologische Analyse vor, die auf der letzten internationalen Konferenz Ehlers-Danlos am 17. März 2018 im Salpêtrière-Krankenhaus vorgestellt wurde, in der die die Organe umgebenden Faszien eine sehr wichtige Rolle bei der Propriozeption spielen. Diese innovative Sichtweise auf die Haltung und die menschliche Bewegung passt perfekt zu den globalen Arbeiten von Adalbert Kapandji zur Biomechanik (64): *„Was ist Biomechanik"*.

Der Anteil propriozeptiver Störungen an den klinischen Symptomen des Ehlers-Danlos-Syndroms

Diesen propriozeptiven Ansatz haben wir seit Beginn unserer Erfahrungen mit dem Ehlers-Danlos-Syndrom verfolgt, basierend auf unseren Erfahrungen mit der Rehabilitation/Wiedereingliederung, insbesondere bei Menschen mit Rückenschmerzen, für die wir 1979 *„Rückenschulen"* eingerichtet hatten. Unter den Behandlungen, die in diesen Trainings verwendet werden, haben wir erfolgreich Orthesen (insbesondere Lendenwirbelgürtel) eingesetzt, um die Propriozeption zu fördern und schädliche Körperhaltungen und Bewegungen zu verhindern. Dies hat uns sehr schnell veranlasst, sie beim Ehlers-Danlos-Syndrom anzuwenden und mit der

Forschungsabteilung des Labors Thuasne Kompressionskleidung zu entwickeln, die propriozeptiv ist und speziell auf die Bedürfnisse dieser Pathologie zugeschnitten ist. Die propriozeptive Pathophysiologie war von Anfang an und wird mehr und mehr der Leitfaden für die diagnostische Analyse, Prävention und Behandlung dieser Krankheit. Wir teilen die Entwicklungen zur Erweiterung dieses Konzepts voll und ganz.

Bei dieser Erkrankung des gesamten Bindegewebes des menschlichen Körpers beobachten wir eine Reihe von motorischen, sensitiven und sensorischen Dysfunktionen, die wir als die Folgen des Versagens oder der Fehlleitung von Informationen durch Sensoren in allen Körpergeweben interpretieren. Dies stört die Qualität der empfangenen Signale und verändert sie, aber auch die der Rückkopplungsschleifen, die viele sensomotorische Aktivitäten beeinträchtigen.

Diese Informationsverzerrungen werden durch die Besonderheiten der physikalischen Reaktivität des pathologischen Bindegewebes unterstützt, in dem sich die Sensoren befinden. EDS erscheint so als eine Krankheit der Empfindungen, eine Krankheit der Wahrnehmung, des Bewusstseins über den Körper und dem, was ihn umgibt. Tatsächlich ist diese Krankheit nicht nur auf die Empfindungen des Körpers selbst beschränkt, sondern umfasst auch die Wahrnehmung der Umgebung durch den Körper von den Sensoren des Sehens, des Hörens, der Geruchswahrnehmung/des Geschmacks, der Berührung, der thermischen Empfindungen und der Reaktionen des Gleichgewichtssystems. Dieser letzte Punkt findet sich in diesem von Pierre Minaire zitierten Satz von Sartre: *„Für uns ist der Mensch vor allem definiert als ein Wesen „in einer Situation“. Das bedeutet, dass er mit seiner biologischen, wirtschaftlichen, politischen, kulturellen und anderen Situation ein synthetisches Ganzes bildet. Er kann nicht von ihr unterschieden werden, weil er sie formt und über seine Möglichkeiten entscheidet, aber umgekehrt gibt er ihr einen Sinn, indem er sich in ihr und durch sie selbst entscheidet“*, Jean Paul Sartre (*„Reflexionen über die jüdische Frage“*).

Die Propriozeption, *„ohne die ein Körper unwirklich und unbewohnt bleibt“*, so der Ausdruck von Sacks in seinem 1988 veröffentlichten mythischen Buch *„Der Mann, der seine Frau für einen Hut hielt“* (65), ist die Sammlung von Daten, die von Körper- und Umweltwahrnehmungen geliefert werden, die dem Menschen sowohl eine Darstellung des Selbst als auch ein Bewusstsein des Selbst mit einem Gefühl von Wohlbefinden oder Unwohlsein geben. Jetzt ist es wichtig, die Semiologie der Propriozeption beim Ehlers-Danlos-Syndrom besser zu verstehen. Das Zuhören gegenüber Patienten ist unerlässlich, um zu verstehen, wie sie sich fühlen, und um zu versuchen, ihre Gefühle zu verstehen, um bessere Lösungen zu finden. *„Ich kann meine Beine nicht spüren, ich kann nicht stehen bleiben oder sie bewegen“*. *„Ich habe das Gefühl, dass mein Körper, der eines anderen Menschen ist“*. *„Mein Körper ist zu schmerzhaft, ich will mich von ihm trennen, ich nehme ihn wie den Körper eines anderen Menschen wahr“*. *„Ich habe keine Haut mehr an meinen Armen“*. *„Ich spüre die Grenzen meines Körpers nicht mehr“*. *„Es ist, als würde mein Körper verdunsten“*. *„Ich habe Schwierigkeiten, mich selbst und andere im Raum wahrzunehmen. Ich klebe an ihnen“*. *„Mein Körper gehorcht mir nicht“*. Oder während einer schmerzhaften *„Pseudo-Lähmung“*: *„Ein Teil meines Gehirns sagt, ich soll mich bewegen, andere Teile meines Gehirns sagen mir, ich soll mich nicht bewegen. Ich muss gegen mich selbst kämpfen“*. *„Ich kann nicht an Ort und Stelle bleiben, stehen oder Sitzen ist für mich schmerzhaft, ich stoße an Hindernisse, obwohl ich sie entdeckt habe (Zeichen der Tür...), ich stoße Gegenstände um oder lasse sie fallen, ich bin voller blauer Flecken, ohne zu wissen, warum, ich zittere bei geringster Anstrengung, mir fehlt die Kraft beim Treppensteigen oder beim Tragen von Lasten, ich bin schnell außer Atem und erschöpft...“*

Es ist notwendig, die Symptome im Hinblick auf die Dysproprioozeption und die Art und Weise, wie der Patient sie fühlt, erneut zu untersuchen.

Die Schmerzen. Ihre Ausdrucksformen sind vielfältig und rufen *„neuropathische“* Schmerzen nach den üblichen Klassifikationen (66) hervor, die sich in Form von Kribbeln, Empfindungen von elektrischen Stromentladungen, Quetschungen, Rissen, und Verbrennungen an unbestimmten Stellen manifestieren und ein Gefühl der Seltsamkeit vermitteln, in dem die Dyspropriozeption eine Rolle spielt. Sie greift auch in *„Fehler“* in der Lokalisation und in Projektionen ohne jeglichen neurophysiologischen Hinweis ein. Diese Schmerzen werden allzu oft mit Wurzelschmerzen (Cruralgie, Ischias) oder Stumpfschmerzen (Karpaltunnel) verwechselt, was zu unangemessenen und risikoreichen Behandlungen beim EDS (lokale oder allgemeine Kortikosteroidtherapie oder unangemessene chirurgische Eingriffe) führen kann. Bereiche der Hypoästhesie oder Anästhesie können auch bei einem möglichen Auftreten von Verbrennungen oder anderen Verletzungen beobachtet werden. Diese betreffen, wie wir festgestellt haben, möglicherweise die unteren Gliedmaßen, ohne zu einer bestimmten neurologischen Topographie zu gehören, z.B eine Hälfte oder ein Teilstück der Gliedmaße, sie können variabel, vorübergehend oder dauerhaft sein und in seltenen Fällen über Jahre hinweg bestehen. Dazu kommen die Unwirksamkeit der lokalen Anästhesie der Zahnhaut und der Epiduralanästhesie... für die wir keine Erklärung finden, Gleiches gilt für die oft sehr lang anhaltende Wirkung (mehrere Monate) von Lidocaininjektionen an betroffenen Regionen in den Muskeln oder im Bauchraum. Die Überempfindlichkeit der Haut, verursacht bei Berührung durch eine andere Person oder durch Kleidung (*„Zeichen des Etiketts“*), als Teil einer diffusen Hypersensibilität, scheint uns mit diesem gleichen propriozeptiven Mechanismus verbunden zu sein. Im Bauchraum hat die Dyspropriozeption bei der Identifizierung eines möglichen chirurgischen Notfalls (Appendikel oder Vesikel), der hier besonders gefährlich ist, sehr irreführende Auswirkungen und bewegt die Menschen, sich auf Blutbildinformationen zu verlassen, wobei die Hyperleukozytose oft das einzig zu verwendende, objektive Zeichen ist.

Die Erschöpfung. Patienten sagen, dies sei das behinderndste Symptom, vielleicht weil es häufig auftritt und ihre brutalen Anfälle unberechenbar sind. Sie hat einen bestimmten *„Klang“*, der durch den pathologischen Ausdruck eines Körpers entsteht, der mit Blei oder mit einer Metallrüstung beladen zu sein scheint. Hinzu kommt das Gefühl, sich nicht bewegen zu können. Anderswo ist es das Gefühl eines *„weichen“* Körpers, der nicht reaktiv und *„lappenartig“* ist, *„Meine Beine halten mich nicht mehr, ich empfinde sie nicht mehr als stabil.“* Ein äußerer Anreiz, der zu der Tätigkeit motiviert, lässt diese Widerstände manchmal nachgeben.

Der Schlaf. Vor allem die Müdigkeit wird von besonderen körperlichen Empfindungen begleitet, mit dem Eindruck, in die Leere zu fallen, zu schweben, mit Orientierungslosigkeit und Schwierigkeiten, Decke und Wände zu lokalisieren.

Die Motorik. Sie wird durch den unzureichenden Informationsfluss zwischen Muskeln und Gelenken und durch die fehlenden Rückkopplungen während der Bewegung stark gestört. Verstauchungen und Dislokationen sind Teil dieses Prozesses. Das Gleiche gilt für die Dystonie, die als die Entstehung von unwillkürlichen Muskelkontraktionen aufgrund mangelnder Hemmung in den zentralen grauen Kernen gilt, die von den Sensoren schlecht informiert werden.

Die Dysautonomie. Sie geht von den gleichen Ursachen aus: Dysfunktion von Sensoren, die Informationen über Blutdruck, Herzfrequenz, Temperaturregelung (Schwitzen, kalte Füße, Schüttelfrost...) liefern. Der Verdauungstrakt. Fehlleitungen, Schluckbeschwerden, Reflux, Blähungen, Verstopfung, die sich manchmal mit Durchfall abwechseln, finden ihre Erklärung in der Unordnung, die sich aus den unangemessenen Informationen der Sensoren ergibt.

Das beidäugige Sehen mit Erschöpfung, Konvergenzstörungen, beidäugige Sehstörungen, insbesondere mit gelegentlicher Diplopie und sehr oft visueller Erschöpfung, werden auf die gleiche Weise erklärt. **Die Überempfindlichkeiten** (kutan, auditiv, olfaktorisch, vestibulär) haben ihren Ursprung im gleichen Mechanismus.

Die Atmung. Atemblockaden und Dyspnoe haben einen propriozeptiven Ursprung, da die Mechanorezeptoren der Gelenke der unteren Extremitäten und des Zwerchfells keine Informationen liefern.

Die gynäkologischen (Dyspareunie) **und die geburtshilflichen Aspekte** (verzögerte Erweiterung des Gebärmutterhalses während der Geburt) haben den gleichen Ursprung in der Störung der Empfindungen, die von den Sensoren ausgehen.

Ein propriozeptiver Mechanismus ist auch für kognitive Schwierigkeiten verantwortlich. Eine permanente Aufmerksamkeit ist notwendig für eine korrekte Umsetzung der Aktivitäten und Gesten, selbst der einfachsten wie die des Gehens. Oftmals ist es notwendig, dabei auf die Füße zu gucken. Das Planen und mentale Repräsentieren einer Handlung ist komplex und nur möglich, indem die Aufgaben aufgeteilt und auf eine sehr strenge, ja sogar *„strikte"* Weise zerteilt werden, wie wir es bei einem professionellen Geiger und einer Schülerin beobachtet haben. Die Schwierigkeiten, sich im Raum zu orientieren und einen Weg zu finden, an dem man gerade vorbeigegangen ist, lassen sich zumindest teilweise mit einer Störung des GPS-Systems erklären, das jeder von uns nutzen kann. Die Probleme, die oft im Arbeitsgedächtnis beobachtet werden, können auch mit Schwierigkeiten bei der Propriozeption zusammenhängen. In einem solchen Kontext erscheint Angst zumindest teilweise als Verhalten, das zu erhöhtem Misstrauen und Wachsamkeit gegenüber oft überraschenden Situationen führt. In diesem Zusammenhang ist es denkbar, dass das Auftreten von Phobien möglich ist. Hyperaktivität oder autistisches Verhalten können auch mit diesen Schwierigkeiten der Selbstwahrnehmung in Verbindung gebracht werden. Lernschwächen wie Legasthenie, Dysorthographie, Dyspraxie mit negativen Auswirkungen auf Bildung und Beruf, stehen im Zusammenhang mit der Propriozeption. Sie stehen in der Regel im Gegensatz zu Beobachtungs-, Urteils- und Argumentationsfähigkeiten, die eine Kompensation ermöglichen. Die Gefahr bei diesen pseudoneurologischen Episoden besteht darin, die häufig gestellte Diagnose eines vorübergehenden Schlaganfalls (CVA) zu stellen, und den Patienten Thrombozyten-Antiaggreganten mit dem Risiko von Blutungen, das dies bei diesen Patienten mit sich bringt, zu verschreiben. Die Hirnbildgebung wird allermeistens als normal interpretiert. Die Techniken der Diffusionstensor-Bildgebung (DTI) können einige Veränderungen sichtbar machen, die von Professor Daniel Fredy, Neuroradiologe (42) beschrieben wurden, der sie als die Folgen der Übertragung von Stoßwellen an das Gehirn interpretiert, die durch zu weiches Gewebe schlecht abgefedert werden. Sie können für Anzeichen der Pseudoatrophie durch Turbulenzen interhemisphärischer Gewebe und Aspekte der *„Leukoarraiose"* durch venöse Stauung verantwortlich sein. Für diejenigen, die sie kennen, sind sie aussagekräftig und können zu einer Diagnose führen, insbesondere bei Patienten, bei denen die Diagnose Multiple Sklerose vermutet wird. Dies ist nach unserer Erfahrung üblich. Sie können mit denen verwechselt werden, die bei Multipler Sklerose beobachtet werden (68).

KAPITEL XXIII

Die zu ergreifenden Vorsichtsmaßnahmen. Was man beim Ehlers-Danlos-Syndrom nicht tun sollte

Die Erkennung der Krankheit Ehlers-Danlos bedeutet, **Komplikationen zu vermeiden, die hauptsächlich auf unangemessene Behandlungen während der sehr langen Zeit der diagnostischen Suche (durchschnittlich 23 Jahre) zurückzuführen sind.** Sie sind das Ergebnis der Zerbrechlichkeit des Gewebes, aber auch der extremen Reaktionen (Nebenwirkungen) der betroffenen Menschen auf einige der vorgeschlagenen Therapien. Schwerwiegende Unfälle können auftreten, insbesondere bei chirurgischen Eingriffen oder bei der Behandlung mit Antikoagulanzien. Häufiger führen unerklärliche Symptome bei Ärzten, die mit der Diagnose nicht vertraut sind, zu *„Psychiatrisierung"* oder Diagnosen von chronischen Schmerzen, die oft falsch als *„Fibromyalgie"* bezeichnet werden oder mit anderen Pathologien verwechselt und aggressiven Behandlungen des Gewebes ausgesetzt werden (Morbus Bechterew, Gougerot-Sjögren-Krankheit, rheumatoide Arthritis, Multiple Sklerose, Morbus Crohn). Der primäre Effekt der Diagnose besteht darin, dass die Dauer der Risikoexposition beendet wird. Hinzu kommen die **Risiken der sozialen Ausgrenzung** (Familie, Schule, Arbeit, Freizeit und insgesamt die *„Qualität des realen Lebens"*), die durch die große Zahl von **Behinderungssituationen** im Zusammenhang mit den vielfältigen Funktionseinschränkungen des EDS entstehen. Ihre unerklärliche Natur führt oft zu einer Schuldzuweisung durch das Umfeld und das medizinisch-soziale System, hauptsächlich aufgrund der Erschöpfung und den starken Schmerzen bei einem *„negativen MRT“*).

Angesichts der Gefahr von Blutungen und der Heilungsschwierigkeiten

- **1.** Bei chirurgischen Eingriffen (einschließlich Biopsien). Informieren Sie den Chirurgen, Zahnarzt, Geburtshelfer, HNO (Mandeloperationen, Nasenverätzungen) über das **hämorrhagische Risiko** des Ehlers-Danlos-Syndroms aufgrund zerbrechlicher Gefäße.
- **2.** Vermeiden Sie **Endoskopien** des Verdauungstrakts (insbesondere Koloskopien, die durch Kolonoscanner ersetzt werden sollten) und Bronchialendoskopien, außer in Fällen absoluter Notwendigkeit. Sie müssen daher mit großer Vorsicht durchgeführt werden. Seien Sie vorsichtig bei einer Blasenspiegelung.
- **3.** Die Verwendung von nicht-steroidalen entzündungshemmenden Medikamenten in schmerzstillenden Dosen sollte eingeschränkt werden und erfordert unbedingt einen Magenschutz.
- **4. Gerinnungshemmer** und **Thrombozytenhemmer** sollten nur dann eingesetzt werden, wenn es unbedingt erforderlich ist, in möglichst geringen Dosen und mit sehr sorgfältiger Überwachung (Blutergüsse, schwarzer hämorrhagischer Stuhl), wobei das Nutzen-Risiko-Verhältnis ständig bewertet werden muss.
- **5.** Eine **starre Ruhigstellung nach einer Pseudoverstauchung** ist neben dem Risiko einer Venenentzündung unnötig und schädlich (Verschlimmerung der propriozeptiven Störung). Die Wiederaufnahme der Aktivität unter flexibler Ruhigstellung (*Elastoplast* ist wegen seiner Aggressivität auf besonders empfindlicher Haut strengstens verboten) und Analgetika (lokal oder sogar allgemein) ist die Behandlung, die die Anwendung der Immobilisierung vermeidet. Es ist ratsam, elastische Bandagen wie *„Biflex-Bandage“* von Cohéban, aber auch *„K. Taping“* (bei Sportlern weit verbreitet) zu verwenden.

Angesichts der Zerbrechlichkeit und biomechanischen Veränderungen des Gewebes.

- **1.** Im Falle **einer Wund- oder Weichteiloperation** sind geeignete Vorsichtsmaßnahmen zu treffen: Sanfte Bewegungen, nicht resorbierbare Fäden, die spät und schrittweise entfernt werden, um die Freisetzung von Fäden zu verhindern, Verwendung anderer Wundverschlussgeräte als Fäden. Diese Vorsichtsmaßnahmen gelten auch für die Bauch-Becken-Chirurgie (Antireflux-Chirurgie, Bauch- und Darmdurchbruchchirurgie, Inkontinenzchirurgie, Prolaps-Chirurgie), bei der in der Indikation die größte Vorsicht geboten ist und die technische Leistungsfähigkeit sichergestellt sein muss, da Ausfälle oder Verschlimmerungen häufig sind. Zur Behebung von Dammrissen, die bei der Geburt häufig auftreten, müssen die gleichen Vorsichtsmaßnahmen getroffen werden.
- **2.** In der **orthopädischen Chirurgie (Knie, Knöchel**) sollten Stabilisierungsverfahren mit Weichteilen, die elastisch, dehnbar sind und keine (oder nur sehr schlechte) propriozeptive Information übertragen, vermieden werden.
- **3. In der Knochenchirurgie** ist zu beachten, dass sich die Konsolidierungszeiten (Frakturen, Osteotomien) verlängern. Knochentransplantate neigen dazu, zu *„schmelzen"* (wahrscheinliche Ursache ist eine übliche Osteopenie, vasomotorische Störungen neurovegetativen Ursprungs), insbesondere beim Setzen von vorderen Schulteranschlägen, die bei multidirektionalen Schulterdislokationen dieser Pathologie kontraindiziert sind. Der Gehalt an Vitamin D im Blut ist konstant niedrig, sogar sehr niedrig (Schwierigkeit der Synthese durch die Haut?) und eine lebenslange orale Verschreibung dieses Vitamins ist bei allen Menschen, bei denen Ehlers-Danlos diagnostiziert wurde, nötig. Die tägliche Verschreibung von Tropfen (sechs für Kinder, acht für Erwachsene) erscheint uns aufgrund des Risikos einer spontanen Darmentleerung (Durchfallerkrankungen sind nicht ungewöhnlich) sinnvoller als eine monatliche oder zweitmonatige Verschreibung (nicht alle drei Monate) bei signifikantem Vitamin D Mangel.

- **4. Kortikosteroide** sind in der Regel bei einer Langzeiteinnahme kontraindiziert, es sei denn, sie sind absolut notwendig. Bei dieser Erkrankung besteht die Gefahr einer Verschlimmerung der Osteopenie durch Knochenbindegewebsschäden.
- **5.** Niemals **zervikale Manipulationen** aufgrund des Risikos von Schäden an den Arterien zulassen, die das Gehirn versorgen, denn die übermäßige Dehnbarkeit der Gewebe ermöglicht es dem Manipulator nicht, seine Bewegung entsprechend zu *„dosieren"*. Es ist bekannt, dass die plötzliche Dehnung eine Aggression ist, die starke Schmerzen an diesen empfindlichen Geweben verursacht. Keine gewaltsame oder wiederholte Gelenkmobilisation, die intensive und anhaltende Schmerzen auslöst.
- **6.** Vermeiden Sie, sofern nicht unbedingt erforderlich, eine **Lumbalpunktion** (Risiko der Verletzung der Hirnhaut) für diagnostische Zwecke. Periduralanästhesie und Spinalanästhesie müssen mit Vorsicht durchgeführt werden, gefolgt von der Behandlung mit einem *„Blutpflaster"*, um die Verletzung im Falle eines Unfalls zu entschärfen. Dennoch können sie während der Geburt (Epiduralanästhesie) verwendet werden, jedoch mit Vorsicht.
- **7.** Vermeiden Sie **arterielle Punktionen** (Blutgasanalyse, Arteriographie).
- **8.** Bei einer **intravenösen Injektion (Injektion, Probenahme, Infusion)** kommt es häufig zum Bruch zerbrechlicher Venen. Komprimieren Sie die Einstichstelle nach der Probennahme gründlich.
- **10.** Seien Sie vorsichtig mit **Strom**: Die Abnahme der Hautdicke erhöht die Leitfähigkeit und das Unfallrisiko und erhöht das Risiko von elektrostatischer Entladung (*„Zeichen der Autotür"*, *„Einkaufswagen"*, *„elektrisierender Kuss"*).
- **11.** Es ist zu beachten, dass die **Lokalanästhesie** (insbesondere die Zahnanästhesie) oft **nicht sehr oder gar nicht wirksam ist** (doppelte oder dreifache Dosis oder sogar eine Vollnarkose, da die durch den chirurgischen Eingriff verursachten Schmerzen sehr stark sind). Gleiches gilt für alle Operationen unter Lokalanästhesie oder Spinalanästhesie und Epiduralanästhesie in der Geburtshilfe.

- **12.** Teilen Sie dem Anästhesisten mit, dass im Falle einer **Vollnarkose** diese Patienten vorzeitig aufwachen können. Die schnelle Verdünnung von Produkten in ausgedehnten Zwischenräumen, bedingt durch die Dehnbarkeit des Gewebes, ist wahrscheinlich die Ursache.
- **13.** Vermeiden Sie Medikamente, die auf das Gehirn wirken und die die propriozeptive Störung verschlimmern.
  - **Morphine** sind kontraindiziert (oft nicht sehr wirksam oder unwirksam, sie erzeugen sehr unangenehme propriozeptive Effekte, verschlimmern die Verstopfung mit Verschlussgefahr, führen zu schwer kontrollierbaren Abhängigkeiten).
  - **Neuroleptika** und **Antidepressiva** können schlecht vertragen werden. Es gibt jedoch einen Vorteil bei der Verwendung von Anxiolytika und bestimmten gut ausgewählten Antidepressiva in niedrigen Dosen bei Patienten mit einer Angststörung, die mit der Krankheit Ehlers-Danlos zusammenhängt, wie Professor Antonio Bulbena aus Barcelona umfassend nachweisen konnte.

KAPITEL XXIV

Behandlung des Ehlers-Danlos-Syndroms

Die vorgeschlagenen Behandlungen beruhen auf sehr umfangreichen Erfahrungen (69, 70, 71, 72) auf Basis ihrer Anwendung bei mehreren tausend Menschen, bei den meisten von ihnen bereits seit mehr als 10 Jahren. Ihre Einführung in eine Krankheit, wobei der übliche Kommentar ist, wenn die Diagnose erwähnt oder gestellt wurde: *„Es gibt keine Behandlung"*, war für viele eine *„Veränderung Ihres Lebens"* (ein Zeugnis, siehe unten), durch den Nachweis ihrer Wirksamkeit bei einer sehr schwierigen und schwankenden Erkrankung bei fragilen Patienten mit der Tendenz, leicht Nebenwirkungen zu entwickeln. Sie haben ihre Unschädlichkeit bewiesen, indem sie keine therapeu tischen Unfälle verursachen.

Es gibt drei Arten von ihnen: mit jeweils einem Hauptziel:

- Die **Orthesen**, einschließlich **spezieller Kleidung**, in Verbindung mit Rehabilitationstechniken, gegen **propriozeptive Störungen**
- Die **Sauerstofftherapie**, deren Hauptziel die Behandlung von Erschöpfung ist
- Eine Reihe von **symptomatischen Behandlungen**, die unter anderem dazu dienen, Schmerzen, aber auch Dystonien gezielt zu bekämpfen.

Diese Effekte werden kombiniert und verstärken sich gegenseitig.

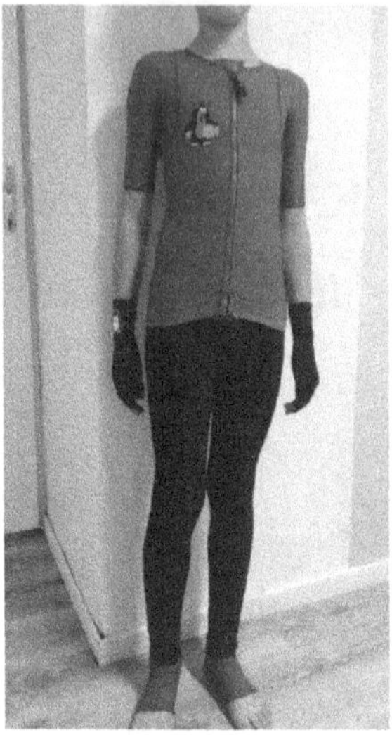

Abbildung 26. Kompressionsweste, Hose, Fussbandagen, Novatex Fingerhandschuhe mit propriozeptiver Wirkung. Realisierung: Vlamynck Orthopädie.

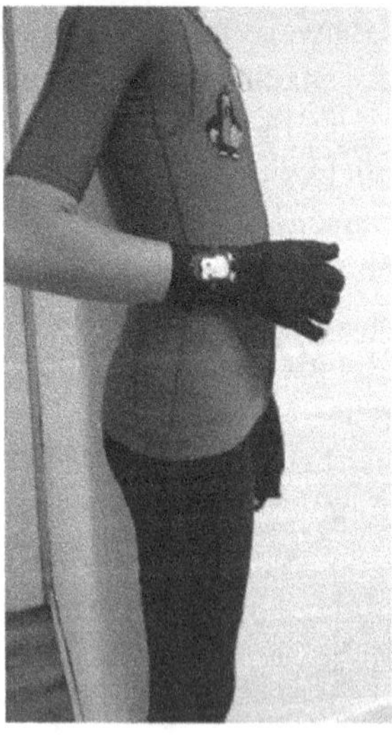

Abbildung 27. Hose, Weste- und Kompressionshandschuhe von Novatex mit propriozeptiver Wirkung. Realisierung: Vlamynck Orthopädie.

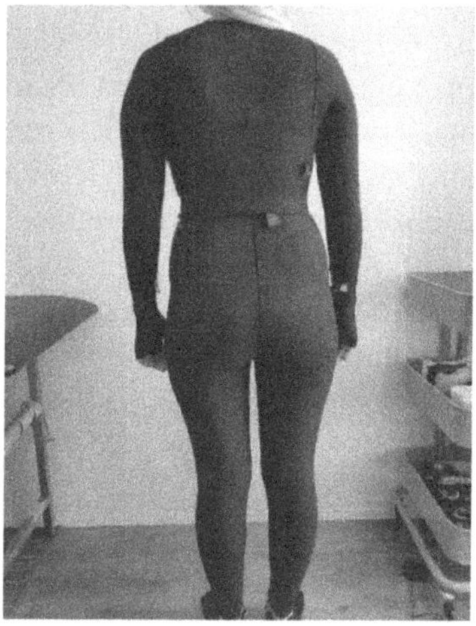

Abbildung 28. Propriozeptive Kompressionskleidung von Novatex. Realisierung: Orthopädie Vlamynck

Spezielle Kompressionskleidung für EDS. Ziel ist es, die Wahrnehmung von Empfindungen zu erhöhen, indem der Druck auf das Gewebe und das Gefühl des Kontaktes mit der Haut erhöht wird. Darüber hinaus hat dieser Kontakt auch eine schmerzstillende Wirkung (Türeffekt oder Gate control). Ihre Wirksamkeit bei der Propriozeption wurde durch biomechanische Studien in Créteil und Caen in den Jahren 2014 (71, 72) und 2016 (73.) nachgewiesen. Klinische Studien haben diese Ergebnisse bestätigt. Die übliche Ausrüstung kombiniert eine Weste (meist mit kurzen Ärmeln), lange Hose statt *„Shorts"*, indem sie das Knie, die Handschuhe, die Fäustlinge mit einbeziehen. Es ist auch möglich, Ellenbogenschoner, Knieschoner, Knöchelschoner oder einen Kinnriemen herzustellen (insbesondere um nächtliche Luxationen des Kiefers zu vermeiden). Kundenspezifische Anpassungen sind möglich, um die Bedürfnisse der Patienten besser zu erfüllen: hintere Zugvorrichtungen zwischen den Schultern, Anpassung des Schulterausschnitts, Anpassung der Hose, um die Möglichkeiten des Wasserlassens und des Stuhlgangs zu erleichtern...). Es können verschiedene Farben und Verzierungen gewählt werden, auch für Kinder möglich. Die in den letzten Jahren geführten Forschungsarbeiten über Materialien und deren Verwendung haben zu erheblichen Verbesserungen bei

Menschen geführt, deren Toleranzschwierigkeiten bekannt sind (Hypertonie, neurovegetative Störungen, Schwitzen, Hautbrüchigkeit, Allergien, Engegefühl, Druck, insbesondere in der Brust...). Trotz all dieser Schwierigkeiten stellt die Einführung dieser Kompressionskleidung/propriozeptiven Kleidung einen wichtigen Fortschritt in der Behandlung des Ehlers-Danlos-Syndroms dar, trotz der damit verbundenen Einschränkungen und der Notwendigkeit, manchmal menschliche Hilfe zu benötigen, um sie an- und/oder auszuziehen.

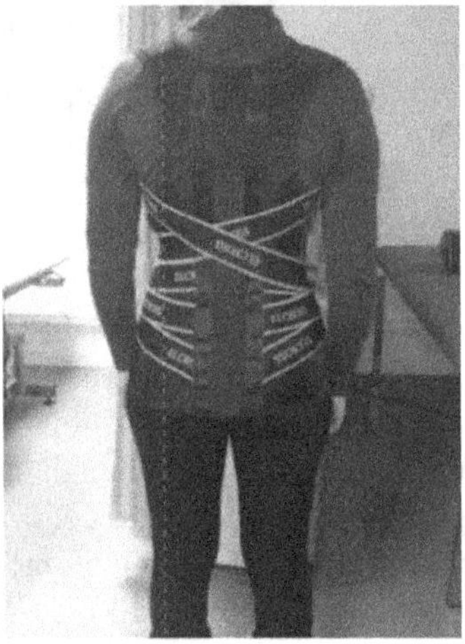

Abbildung 22. *„Dreipunkt"* - Rücken-/Schulterbandage, die von den Patienten bevorzugt wird.

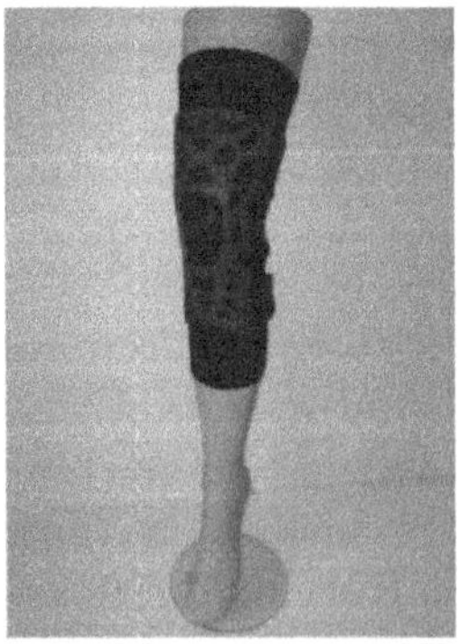

Abbildung 23. Kniegelenksorthese, indiziert bei Instabilität und Knieschmerzen.

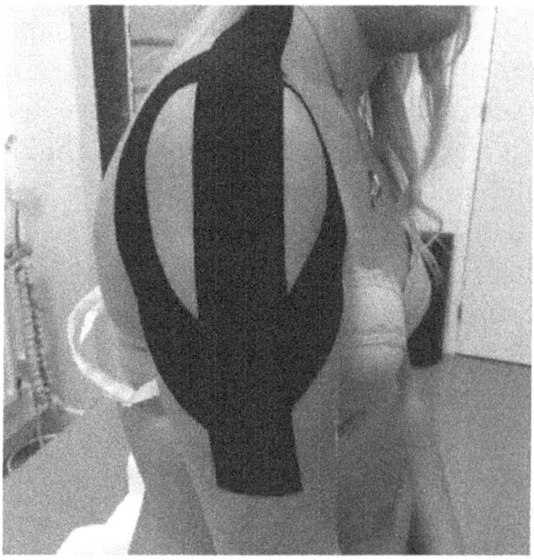

Abbildung 24. Nutzung des *„K. Taping“* von Sportlern als muskulokutane Unterstützung.

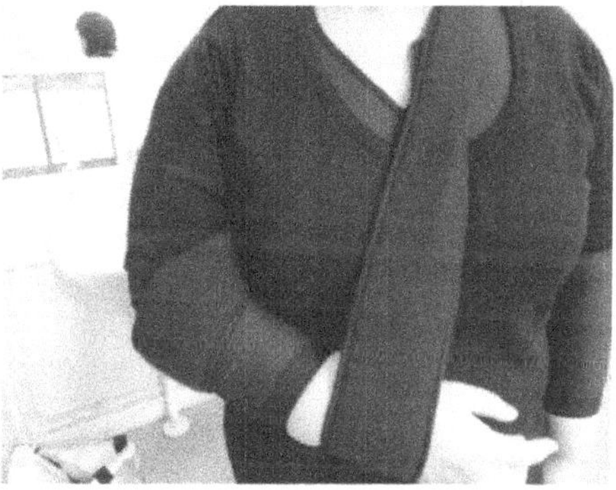

Abbildung 25. *„Universal-Schultergurt“*, indiziert bei Schulterschmerzen mit oder ohne Subluxation.

Die Orthesen. Sie verursachen Empfindungen im Ruhezustand in den Gelenken und vor allem bei Bewegungen, die es dem Nervensystem ermöglichen, sie effektiver zu kontrollieren. Sie haben auch eine einschränkende Funktion, die die schmerzhaften Spannungen zwischen den Bändern und Muskeln und Sehnen begrenzt. Alle Gelenke sind betroffen und können je nach Bedarf von dieser Art von der Behandlung profitieren. Die Nackenwirbelgelenke mit einfachen Halskrausen und, in schweren Fällen als Zervikalstützen, der Rest der Wirbelsäule und des Beckens mit Gürteln, die mehr dorso-lumbo-pelvisch als lumbal sind, denn sie liefern mehr Informationen über die Gesamtposition des Körpers und seine Variationen als eine segmentale Orthese. Deshalb haben wir auf Anraten von Orthopädietechnikern einen spanischen Gürtel mit Unterstützungen auf der Vorderseite der Schultern und einer Beckenstütze auf der Rückseite gewählt. Es ist die Umsetzung der drei Referenzpunkte, die eine der biomechanischen Grundlagen der Ausstattung sind. Bei einigen Patienten sind flexible Korsetts nicht zufriedenstellend und sie bevorzugen geformte starre Orthesen. Diese Art der Orthese ist auch bei fortschreitender Skoliose indiziert, welche angepasste Korrekturorthesen involviert, ohne die eine Physiotherapie zur Korrektur der Skoliose sinnlos ist. Skoliosen sind in allen Formen von Ehlers-Danlos zu finden und nicht nur in einer bestimmten Form, des sogenannten skoliotischen EDS (35). Die Diagnose wird bei Kindern oder Jugendlichen zu viel aufgrund von Röntgenaufnahmen im Stehen gestellt, deren Wirbel aufgrund des EDS eine übermäßige Rotation haben, welche beim klassischen, klinischen Manöver der Wirbelsäule während der vorderen Rumpfbeugung korrigiert wird. Die von uns beobachtete Skoliose (39%) ist in der Regel sehr diskret (15° oder weniger) und nicht fortschreitend. Ein wichtiger Punkt ist nicht bekannt: Die Skoliose tut nie weh, im Gegensatz zu einem weit verbreiteten Vorurteil. Der Schmerz des EDS hat einen anderen Ursprung.

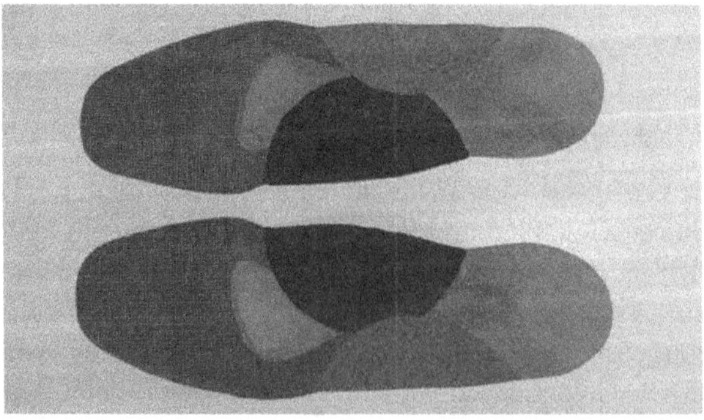

Abbildung 21. Plantare Einlagen (Sohlen) für Ehlers-Danlos

Plantar-Einlagen haben einen sehr wichtigen Platz und sind sehr effektiv. Sie sollten unmittelbar nach der Diagnose und ab den ersten Schritten eingesetzt werden. Sie werden bei EDS an den Fuß angepasst: Eine Retrokapitalstütze (hinter dem Kopf der Mittelfußknochen) median zur Korrektur des vorderen flachen Vorfußes (74), ein interner Bogen zur Unterstützung des eingezogenen Bogens (Plantarfaszie und kurze Zehenbeuger), einen hinteren Pronatorkeil zur Korrektur der Varusneigung aufgrund mangelnder Wirksamkeit des kurzen lateralen Peroneusmuskels, der sich durch Überdehnung des Faserschlittens auf dem Peronealknöchel verschoben hat, und schließlich eine flexible subcalcaneale Unterstützung von ca. 2 mm zur Entspannung der Achillessehne, die beim Syndrom meist eingezogen ist. Die Rolle dieser Sohlen beim Gehen (weniger Schmerzen und Instabilität der Knie, bessere Wahrnehmung des Bodens (einige Patienten sagen uns, dass sie den Boden auf diese Weise nie wahrgenommen haben) ist beträchtlich. Um ihre propriozeptive Rolle zu stärken, sollten sie so oft wie möglich getragen werden, auch zu Hause. Sie müssen jedes Jahr erneuert werden, bei Kindern öfter, wenn nötig. Die Bedeutung ihrer Rolle bei diesem Syndrom verdiene, dass sie in die Behandlung von Langzeiterkrankungen einbezogen werde. Orthopädische Schuhe sind nicht sehr oft indiziert, aber handelsübliche oder *„medizinische"* Schuhe mit hohem Schaft können nützlich sein, um die Fersenunterstützung zu sichern, besonders bei sehr kleinen Kindern. Sie können auch nach einer Achillessehnenverlängerung angezeigt werden.

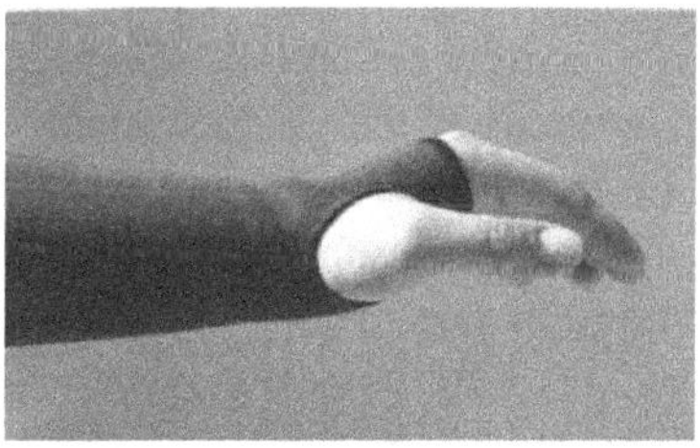

Abbildung 29. Handfunktions-Stabilisierungsorthese aus leichtem Material (Neofract) mit Reißverschluss. Realisierung: Orthopädie Vlamynck

Nützliche Handorthesen gibt es in verschiedenen Arten. Handschuhe, bis zu den letzten Fingerknochen oder kürzer, bestehen aus dem gleichen Material wie die der speziellen Kleidung, sie sind sehr nützlich bei Fingerschmerzen und Ungeschicklichkeit. Dies gilt auch für fingerlose Handschuhe aus dem gleichen Material. Funktionelle stabilisierende Orthesen zur Entlastung von Handgelenk und Fingerspitzen (insbesondere des Daumens), die das Handgelenk in leichter Beugung und den Daumen in der entgegengesetzten Position sichern, bis hinauf zur oberen Verbindung 1/3 und der Mitte des Unterarms 1/3, um einen ausreichenden Hebelarm zu erhalten. Es besteht aus leichtem Material („*Néokraft*"), das von einem Orthopäden direkt am Patienten leicht hergestellt werden kann. Es lässt sich leicht mit einem Reißverschluss an- und ablegen. Das geringe Gewicht macht die Anwendung einfach, im Gegensatz zu anderen Orthesen aus einem schwereren Material, die schlecht verträglich sind aufgrund der Schwierigkeiten dieser Patienten, eine zu bewegliche Schulter zu stabilisieren. Dies gilt insbesondere, wenn sie ihre Hände *„am äußersten Ende"* benutzen, was zu einer hohen Hebelwirkung führt. Eine zweite Art von Orthese, ebenfalls in *„Neofraft"* mit Reißverschluss, wird als Ruheorthese verwendet, insbesondere nach andauernder Anstrengung mit der Hand, wie z.B. dem Schreiben, bei dem oft das Phänomen eines *„Schreibkrampfes"* auftritt. Wenn man die Orthese 10 bis 20 Minuten lang trägt, verschwinden die Schmerzen, sagen uns die Patienten. Sie können auch außerhalb dieser Krisen, am Tag oder in der Nacht getragen werden, um die Hand zur Ruhe zu setzen. Entgegen den üblichen biomechanischen Regeln sollte diese Orthese jedoch nicht leicht gestreckt, sondern leicht gebeugt (30 Grad) sein, um eine Spannung des Mediannervs beim Durchgang durch den Karpaltunnel zu vermeiden. Eine weitere kurze, palmare Orthese, die fertig in Apotheken und bei Orthopäden erhältlich ist, ist zur Erleichterung des Griffs indiziert, sie heißt Rhizarthrose-Orthese und stellt die Stabilisierung des trapeziometacarpalen Daumens beim Ehlers-Danlos-Syndrom sicher, bei dem keine Rhizarthrose beobachtet wird, sondern Daumenwurzelschmerzen, die in ihrem Auftretensmechanismus identisch mit Rhizarthrose sind.

Flexible Orthesen, wie sie von Tennisspielern verwendet werden und in Sportgeschäften erhältlich sind, sind ebenso nützlich wie Orthesen für *„Tennis-Ellenbogen"* (Epikondylitis) oder *„Golfer-Ellenbogen"* (Mediale Epikondylitis). Andere gebrauchsfertige, handgelenksstabilisierende Orthesen und /oder handgelenk- und daumenstabilisierende Orthesen können hilfreich sein, wenn nötig, durch Entfernen der metallischen Teile, um sie leichter zu machen. Ringe gegen luxierende Interphalangealgelenke (Orthesen von ????) sind *„gebrauchsfertig"* oder nach Maß gefertigt vom Orthopädietechniker erhältlich. Einige haben sogar Schmuckstücke aus ihnen gemacht, indem sie sie dekoriert haben.

Die Schulter ist durch Orthesen schwer zu kontrollieren, und trotzdem ist dieses Gelenk, das beweglichste im Menschen, sehr oft Gegenstand von Subluxationen, Luxationen, oft schmerzhaften Blockaden und auch Tendinitisschmerzen, außerhalb jeglicher pathologischen Verschiebung. Es wurden mehrere Versuche durchgeführt, die für die partielle Lähmung des brachialen Plexus entwickelten Orthesen anzupassen, leider ohne großen Erfolg. Die einfachste und oft sehr effektive Lösung besteht darin, die Ärmel der Weste aus dem Gewebe der speziellen Kompressionskleidung zu tragen. Eine weitere einfache Lösung ist die Universalschulterorthese *„universelle Schulterorthese"*, hergestellt in Frankreich. Ihre Besonderheit besteht darin, dass sie von einem Ring gebildet wird, der den Ellenbogen stützt und, das ist der wichtige Punkt, über die Rückseite (und nicht um den Ellenbogen herum) zur Vorderseite des Rumpfes führt und sich mit Hilfe eines weiteren, durch ein mit einem Klettverschluss-System verstellbaren Ring um das Handgelenk befestigt wird und den üblichen Orthesen zur Körperfixierung, die von Chirurgen im Falle einer schmerzhaften Schulterverletzung empfohlen werden, sehr vorzuziehen ist. Diese Immobilisation trägt tatsächlich dazu bei, das propriozeptive Syndrom aufgrund der fehlenden Nutzung der Schulter zu verschlimmern.

Das Knie ist ein besonders verletzliches Gelenk beim EDS. Seine Kontrolle ist für die gesamte Physiologie der unteren Gliedmaßen unerlässlich. Blockaden, Verstauchungen und Rupturen sind häufig, oft verursacht durch eine sehr instabile Luxation der Patella. Eine rückwärts gerichtete Luxation ist sogar möglich, wie sie beim Neffen eines unserer Patienten beobachtet wurde, begleitet von einem Riss der Kniekehlenarterie, der einen Bypass mit einer Vena saphena erforderte. Die Operation ist ineffektiv und verschlechtert öfter den Funktionsstatus. Leider wird dies von vielen Chirurgen immer noch zu sehr ignoriert und einige unserer Patienten hatten bis zu sieben Operationen am selben Knie! Die Muskel-Band-Laxität macht Transpositionen unwirksam und trägt darüber hinaus dazu bei, dass diese anatomische *„Störung“* eine bereits defekte Propriozeption stört. Verschiedene Orthesen können empfohlen werden. Die am häufigsten verwendete Orthese ist eine einteilige Orthese aus flexiblem und elastischem Material, die eine Rückkopplung von einer Extension zu einer passiven Flexion bewirkt. Einige Patienten bevorzugen eine starre segmentale Metall-Knieorthese mit Gelenkanschlag, um Rezidive zu vermeiden. Diese Orthesen werden bei der propriozeptiven Kompressionskleidung verwendet.

Luxationen und Subluxationen der Hüften sind für Blockaden verantwortlich, die manchmal sehr schmerzhaft und sehr behindernd sind und das Gehen beeinträchtigen. Sie sind oft mit sehr schweren propriozeptiven Störungen der unteren Gliedmaßen und des Rumpfes verbunden, so dass nur die Verwendung eines motorisierten Rollstuhls als Option bleibt. In solchen Fällen verwenden wir seit mehr als zehn Jahren und in mehreren hundert Fällen eine große Becken-Kreuz-Tritt-Gelenk-Orthese Es wird von unseren Patienten unter genauer biomechanischer Terminologie bekanntlich als *„Exoskelett“* bezeichnet. Dies sind leichte Kunststoff- und Leichtmetallorthesen, die an Hüften, Knien und Knöcheln per Gelenk verbunden sind, um propriozeptive Empfindungen zu erhalten. Ihr Design basiert auf einer gemeinsam mit Jean Jacques Chignon (74) entwickelten Lauforthese, die von Rami Haidar (75) modifiziert wurde. Die Erfahrung hat uns gelehrt, dass es besser wäre, ein bilaterales Gerät und dessen Gelenk mit einem Beckengurt durch *Hüftelemente* zu verwenden. Eine einseitige Orthese verursacht kontralaterale Schmerzen und eine mangelnde Verbindung zum Becken, was der Stabilität und Wirksamkeit der Orthese schadet. Sie werden mit Hilfe eines Abdrucks oder durch Messungen mit Computergeräten hergestellt. Die Ergebnisse sind bei der ersten Anprobe überraschend, die Person, die manchmal seit mehreren Jahren nicht mehr ging und einen motorisierten Rollstuhl benötigte, die aufsteht und ein paar Schritte mit einem Rollator macht. Eine Woche später geht sie die Stufen der Abteilung für Physikalische Medizin des Hôtel-Dieu in Paris hinunter! Mit dem Einsatz der Orthesen verschwinden unmittelbar die Schmerzen, die ursächlich durch die Belastung der Gliedmaßen entstanden, da die Spannungen zwischen Oberkörper und Boden auf die starren Orthesen und nicht mehr auf die unteren Gliedmaßen wirken. Sehr schnell ist ein physiologischer Spaziergang mit der Wiederherstellung der Autonomie für das tägliche Leben möglich, einschließlich der Möglichkeit zum Einkaufen oder Wiederaufnahme einer Schulaktivität.

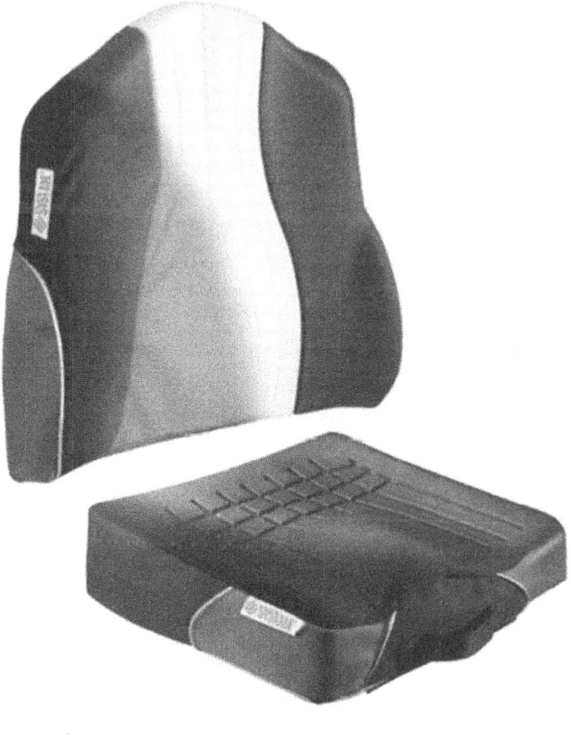

Abbildung 32. Memory-Foam-Kissen, zu Hause, bei der Arbeit, in der Schule.

Geformte Sitze und Korsettsitze sind Indikationen für Kinder, insbesondere für die Teilnahme am Schulleben, um Schmerzen und ständige Bewegung zu vermeiden. Wir haben ihren Gebrauch aus der Praxis von Kindern mit zerebraler Lähmung oder Muskeldystrophie übernommen. Die Auswirkungen von Haltung und Propriozeption sind sehr deutlich und unmittelbar, das Kind, das leidet und sich ständig bewegt, setzt sich in den geformten Sitz und spielt mit seinem Tablet, wie wir es beobachtet haben. Diese Sitze haben Rinnen zur Aufnahme der Oberschenkel. Sie können sich auf das Becken beschränken oder sich bis zum oberen Rücken erstrecken. Unsere Beobachtungen haben gezeigt, dass starre Orthesenmaterialien oft sehr gut akzeptiert werden, möglicherweise weil sie sich nicht verformen und ein besseres Gefühl der Propriozeption vermitteln.

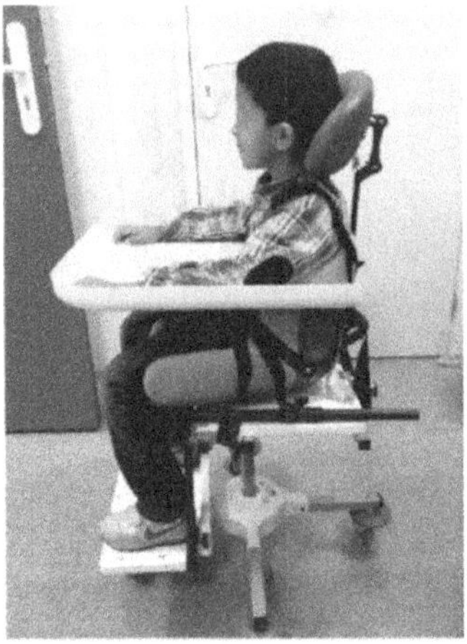

Abbildung 30. Geformter Sitz mit variabler Höhe.
Realisation: Rami Haidar Orthopädie.

Ruheorthesen für die unteren Gliedmaßen. Sie werden sehr häufig bei neurologischen Funktionsstörungen eingesetzt. Sie haben hier eine besondere Indikation. Wir haben sie zuerst bei Kindern eingesetzt, um die teilweise sehr starken Nachtschmerzen zu lindern. Einige von ihnen konnten in *Néofract* angefertigt werden, aber starre Materialien sind nach dem Gipsabdruck aus den gleichen

Gründen wie bei Korsetts viel effektiver. Sie haben ihre Anwendungsgebiete auch bei Erwachsenen. Diese Beobachtungen sind Elemente zugunsten des *„Zusammenspiels"* schmerzhafter Symptome und diffuser propriozeptiver Störung.

Elastische haftende Klebebänder, die bei Athleten unter dem Namen *„K.Taping"* verwendet werden, sind in der Rehabilitationsmedizin und bei Physiotherapeuten weit verbreitet und können von Patienten selbst oder deren Angehörigen angewendet werden, wie es auch von Sportlern benutzt wird. Sie können auf alle Körperteile aufgetragen werden: Hals, Rücken, Gesicht (Kieferbereich), Gliedmaßen, Brust, Unterleib; Hände, Füße. Es gibt sie in Form von Rollen (daher ihr englischer Name) unterschiedlicher Breite und Elastizität. Das elastische Band muss zwischen zwei Zonen angelegt werden, die den zu *„schützenden"* Bereich vor Traktionskontraktionen abgrenzen und gleichzeitig die *„elastische Rückkehr"* fördern, die dazu beiträgt, ein propriozeptives Gefühl zu erzeugen, das hier fehlt. Weniger Einschränkungen, dadurch weniger Schmerzen, mehr Elastizität und damit mehr Präzision in der Bewegung. Es ist wichtig, an die Kontraindikation des Elastoplastspflasters zu erinnern, da es für die Haut zu aggressiv ist. Auch *K-Taping* kann zu Hautreaktionen führen, aber wir haben nicht viele beobachtet. Diese können für einige Tage und während des Duschens belassen werden. Sie sollten unter der Kompressionskleidung platziert werden (Abbildung 24).

Das Memory-Foam-Kissen. Die Idee, sie zu verwenden, kam durch den Hinweis unseres ersten diagnostizierten Patienten, den wir in ein Rehabilitationszentrum am Meer (Granville Functional Rehabilitation Centre) geschickt hatten. *„Dort, sagte er, schlafe ich nachts besser, habe weniger Schmerzen, schlafe besser ... Wir haben alle Anti-Dekubitus-Matratzen"*. Sofort habe ich ihm eine verschrieben. Damals verwendeten wir oft Wasserbettüberzüge. Mit ihnen haben wir angefangen. Dann entwickelten sich die Techniken und die Memory-Foam-Matratzen (Klasse 2) erwiesen sich als die effektivsten sowohl als schmerzlinderndes Mittel als auch als Mittel zur Propriozeption, indem sie sich am Körper anschmiegen und sich bei nächtlichen Bewegungen verformen, was zu Schwankungen der Empfindungen mit sensorischen Rückkopplungen führt, wenn die Matratze in ihre ursprüngliche Form zurückkehrt. Einige Patienten bevorzugen die Memory-Foam-Matratzen. Die tausenden von Verordnungen, die verschrieben wurden, haben sich als wirksam erwiesen, und dieses Hilfsmittel ist heute ein integraler Bestandteil der wirksamen therapeutischen Mittel beim Ehlers-Danlos-Syndrom. Sie wurden sehr schnell durch andere Memory-Foam-Produkte ergänzt: Rollvorrichtung, Memory-Foam-Kissen, Sitzkissen, Rückenkissen (Rückenlehnen). Diese letztgenannten Produkte haben den Komfort im Sitzen, im Unterricht, bei der Arbeit, im Alltag, im Transport verändert. Während einer Beratung beobachten wir schnell ihre Wirksamkeit, wenn wir ein Kissen und eine Rückenlehne anbieten, der Patient, der auf dem ausgestatteten Sitz sitzt, hört auf, sein Becken ständig zu bewegen, sich aufzurichten und muss sich weniger erheben, um zu laufen. Die in der Rehabilitationsmedizin entwickelte Technologie zur Prävention von Dekubitus hat daher den Patienten mit Ehlers-Danlos sehr gut geholfen, obwohl sie trotz sehr empfindlicher Haut, vasomotorischer Störungen, Verlust der Hautsensibilität, die zu oberflächlichen Verbrennungen führen kann, Bewegungsunfähigkeit aufgrund von Schmerzen oder propriozeptiven Störungen, nie Dekubitus erzeugen. Dies ist ein überraschend glückliches Merkmal für Patienten mit EDS, das die Überlegungen zur Pathophysiologie von Dekubitus fördert, der bei querschnittsgelähmten Menschen innerhalb weniger Stunden auftritt, z.B. indem regelmäßige und einschränkende Veränderungen in den Auflagezonen zwingend werden.

Der Einfluss von Rehabilitationstechniken auf die Dyspropriozeption des Ehlers-Danlos-Syndroms

Die körperlichen Anforderungen, die durch die verschiedenen Techniken der kodifizierten Rehabilitation (Krankengymnastik oder Physiotherapie, Ergotherapie, Logopädie, Sprachtherapie, Orthoptiken, Psychomotorik) umgesetzt wurden, können mit einigen Anwendungsmethoden aus der Osteopathie verglichen werden, die 1855 von Andrew Taylor Still (76) in Kansas (USA) vorgestellt wurden. DD Palmer (Davenport Iowa, 1895) entwickelte (77) einen weiteren Ansatz für diese manuelle Medizin: Die Chiropraktik oder

„Praxis“ (Anglizismus aus dem *„Praktischen“*, den die Quebecer in die *„Praxis“* übersetzt haben) aus dem Griechischen *„Keyros“*, die Hand und *„Praxis“*, die Bewegung. Die Etymologie der Osteopathie ist eher obskurer *(„Knochenpathologie“*). Es verweist wahrscheinlich (76) im Sinne seines Erfinders auf die Tatsache, dass er die Pathologie anhand der Verschiebung des Knochensystems erklärte, welches er an Skeletten der Indianer studierte, die er von Friedhöfen ausgrub. Er wird fotographisch abgebildet (76) umgeben von Skeletten, die an den Bäumen in seiner Nähe hängen, während er den Mechanismus der Läsion zeigt, wie er sie sich vorstellt, indem er ein Gelenk an einem Skelett mobilisiert. DD Palmer wird auch mit einem Skelett fotografiert, das in seiner Bibliothek hängt. Diese Attraktion zur Darstellung des Todes kann als eine Möglichkeit interpretiert werden, sich mit Ärzten zu identifizieren, die das *„Privileg“* haben, mit dem Tod in Kontakt zu sein und mit diesem Ritual des Übertritts fortzufahren, was die Todesurkunde (78) ist. Daniel David Palmer's starke religiöse Prägung und die sehr spektakuläre Natur seiner ersten *chiropraktischen Behandlung* (er heilte seinen Concierge von Taubheit) schadeten ihrer Entwicklung. Diese Art der Behandlung wurde von einem meiner Ausbilder und Freund medizinisch betreut: Robert Maigne, ein Spezialist für Physikalische Medizin und Rehabilitation, der sich auch von den empirischen Methoden der Widersacher inspirieren ließ. Er hatte beobachtet, dass in seinem Dorf mehr Patienten insbesondere bei Knochenerkrankungen, bei Knochenklempnern waren als bei Ärzten. Er hat in Frankreich und auf der ganzen Welt enorm viel Arbeit geleistet bei der Erschaffung von *Médecine manuelle*, die er in die Rehabilitationsmedizin (79, 80) integriert hat, indem er seine Techniken (insbesondere Manipulationen) kodifiziert und ihre therapeutischen Indikationen spezifiziert hat und indem er gegen bestimmte Auswüchse kämpfte.

In all diesen Therapieansätzen gibt es ein gemeinsames Merkmal: Sie wirken auf den Körper und durch den Körper. Sie sind daher besonders vorbereitet, auf die Propriozeption einzugehen, die hier mangelhaft ist, hingegen ist es notwendig, sie anzupassen, hier mehr als anderswo. Es sind die Patienten, die sagen können, in welcher Beziehung sie zu ihrem Körper stehen, auf den diese Therapeuten einwirken werden. *„Wenn Sie mein Syndrom verstehen wollen“, schrieb eine* *unserer Patientinnen, „müssen Sie in unsere Haut eindringen“.*

Sie fährt fort und möchte erklären, *„was diese Diagnose ist“, „eine Falle für uninformierte Ärzte. Es ist ein Syndrom, das leicht zu verstehen, aber schwer zu ertragen ist“. „Es ist, als wären wir E.T.... Ein wenig so, als wären wir jemand anderes in einem Körper, der uns fremd erscheint und der für uns schwer zu handhaben ist, der durch den atmosphärischen Druck auf nicht widerstandsfähige Gewebe behindert wird, und jeder Moment ist für uns eine Herausforderung an die Schwerkraft, da wir unseren Schwerpunkt haben und nicht über den für die „aufgerichtete“ Position notwendigen Muskeltonus verfügen... dieser Planet ist nicht für uns gemacht!... Wir sollten besser auf dem Mars leben!“*

Die Physiotherapie ist der am besten zugängliche Rehabilitationsbereich für Patienten mit EDS. Alle Physiotherapeuten können sich mit ihrem Wissen anpassen und effektive Hilfe leisten, wenn sie ihren Patienten zugehört, sich mit ihnen ausgetauscht und ihnen Haltungs- oder Bewegungstherapien angeboten haben, die nicht die Übertragung einer Methode sein werden, die sich in anderen Indikationen bewährt hat. Es geht jedenfalls nicht um eine *„Muskelstärkung“*. Es gibt keine Lähmung, sondern eine tiefgreifende Unordnung in der Organisation des Körpers. Diese **Dyspropriozeption** betrifft alle körperlichen Wahrnehmungen (Interozeption; Exterozeption, Sinneswahrnehmungen und vor allem Sherringtons sechster Sinn im Jahr 1890 (81), definiert als: *„Der kontinuierliche, aber unbewusste sensorische Fluss, der durch die sich bewegenden Teile unseres Körpers (Muskeln, Sehnen, Gelenke) fließt und durch den ihre Position, ihr Muskeltonus und ihre Bewegung ständig kontrolliert und angepasst werden, auf eine Weise, die uns aufgrund ihrer automatischen und unbewussten Natur verborgen bleibt“*. Das Konzept von Berthoz (61) ist sehr gut angekommen, auch das der Haltungen und Bewegungen des Körpers, der uns ständig *„darüber informiert, wer wir sind“*, d.h. *„wie wir uns selbst wahrnehmen“*. Diese Physiotherapie ist viel effektiver, wenn sie zumindest teilweise im Wasser, in der Bädertherapie durchgeführt werden kann, weil das archimedische Prinzip die Wirkung der Schwerkraft und damit die Gewebebeschränkungen reduziert, denen der Körper ausgesetzt ist. Der gleiche Effekt ist bei exoskelettalen Orthesen zu beobachten, da die Orthese die Belastung trägt und nicht die Gelenke und Muskeln. Diese Ausrüstung stellt auch eine echte *„neue Umhüllung"* für einen Körper dar, den einige Patienten als *„unbewohnt"* bezeichnen. Dies gilt sowohl für die unteren Gliedmaßen als auch für den Rumpf und erklärt, warum diese Geräte trotz ihres *„Robocop"*-Aussehens und ihrer Größe sehr geschätzt werden. Die Haltungsrehabilitation und die Fortbewegung mit dieser Art von Gerät sind daher angezeigt. Natürlich nähern wir uns dem schwerelosen Spaziergang, den wir mit dem l'Espace de Toulouse studiert haben, indem wir den Namen le *„Moon Runner"* benutzt haben, einem Simulator des Gehens auf dem Mond, der das Körpergewicht durch sechs teilt (82). Die junge Patientin, die es regelmäßig einsetzte, sah ihre Leistungssteigerung so weit, dass es möglich war, sie von den üblichen Behandlungen bei EDS zu entwöhnen. Um den *„sechsten Sinn"* zu wecken, gibt es viele Möglichkeiten, die bereits in der Rehabilitation genutzt werden. Dies ist der Fall bei den instabilen Schienen des Orthopäden Jean Castaing (83) aus Tours, die für die Rehabilitation von operierten Kniedistorsionen entwickelt wurden. Das Knieproblem bei Menschen mit EDS ist nicht anders. Es ist nur notwendig, die Technik anzupassen, denn die Korrekturfähigkeiten von Menschen mit EDS unterscheiden sich ziemlich von denen von Fußballspielern oder Rugbyspielern. So dürfen die Auflagen an den oberen Gliedmaßen die Schultern nicht in der Höhe belasten. In diesem Katalog sind auch propriozeptive Rehabilitationstechniken enthalten: Steuerung der Bewegung vor einem Spiegel oder einem Computer, der das Bild der Körperbewegungen wiedergibt. Alle Einlagen, einschließlich der propriozeptiven Kleidung und der sehr umfangreichen Verwendung von K-Taping-Rollen (84), tragen zu diesen propriozeptiven Anforderungen bei und machen die Physiotherapie effektiver. Sie schützen auch vor Schmerzen oder Unannehmlichkeiten nach der Behandlung. Während die Mehrheit der behandelten Patienten mit EDS hypermobil ist, können Muskelretraktionen beobachtet werden, insbesondere an den Knien (Kniesehnen), am Trizeps und an kurzen

Plantarflexoren. Die Retraktionen des Trizeps und des Plantarflexors der Knie von Kindheit an sind häufig (85) und nahezu konstant und stellen ein starkes diagnostisches Argument für das EDS dar, ohne dass es eine andere Ursache gibt und im Gegensatz zu einer erhöhten Dehnbarkeit der vorderen Muskeln der unteren Extremitäten mit der Möglichkeit, das Gesäß mit der Ferse in Bauchlage zu berühren. Diese Trizepsrückbildung ist für das Zehenspitzengehen verantwortlich, das oft beobachtet wird. Knieverletzungen tragen zur Muskelfunktionsstörung im Zusammenhang mit der Dyspropriozeption bei. Deshalb ist es ratsam, sie bekannt zu machen, denn manuelle Behandlungen können den Eltern beigebracht und jeden Tag für einige Minuten durchgeführt werden, überwacht und ergänzt durch den Physiotherapeuten. Auch das Halten der Knie in einer Liegeposition während des Tages ist sinnvoll, auch mit Rollstuhlfußverlängerungen. Orthopädische Haltungsorthesen aus starren Materialien, die nach Abdruck durch einen Orthopäden angebracht werden, sind bei den schwersten Formen indiziert. Sie werden während 24 Stunden am Tag eingesetzt, insbesondere nachts. Eine Dehnungsoperation ist kontraindiziert. Die Rolle der Dystonie bei diesen Retraktionen muss beachtet werden und kann zu einer angepassten Behandlung mit L-Dopa oder sogar zu Injektionen von lokalem Botulinumtoxin führen. Das Tragen von starren orthopädischen Schuhen wird nicht empfohlen, denn die Beweglichkeit des Sprunggelenks muss erhalten bleiben, um die Propriozeption so weit wie möglich zu erhalten.

Die Massagen decken ein breites Spektrum an Rehabilitationstechniken ab, und zwar sehr unterschiedlich. Sie sind vor allem für eine schmerzstillende und durchblutungsfördernde Wirkung bestimmt, die schmerzstillende Wirkung kann *„direkt“* durch die Blockade von Schmerzimpulsen auf medullärer Ebene erfolgen, indem die Übertragung von Schmerzen blockiert wird *(„Türeffekt“* oder *„Gate-Control“*). Dieser Mechanismus ist auch an der schmerzstillenden Wirkung durch Kleidung und Orthesen beteiligt. Die Körperberührung ist eine sehr effektive Möglichkeit, dem Patienten zu ermöglichen, sich selbst *„wahrzunehmen“* und Orientierungspunkte an seinen Körpergrenzen zu finden. Diese Empfindungen können Bewegung integrieren, wenn der Rehabilitator die Extremität unterstützt und sanft mobilisiert, indem er immer unter der

Schmerzschwelle bleibt, die hier oft sehr niedrig ist, Anhaltepunkte markiert, den Blick des Patienten direkt auf seinen Körper oder in einen Spiegel richtet (in dem Wissen, dass diese Patienten viele Lateralisations- und Raumlokalisationsprobleme haben, die die Aufgabe für sie schwierig machen können). Der Einsatz dieser sehr *„französischen"* Physiotherapietechnik, von der Aufhängung mit Geräten mit Riemenscheibe (*„Seiltherapie"*) bis hin zu Drahtkäfigen, findet hier Anwendung. Sanftes Stretching weckt auch das Gefühl von Bewegung und kann mit einer *„aktiv-assistierten"* Rehabilitation kombiniert werden, bei der sich der Physiotherapeut mit seinem Patienten *„im Spiegel"* bewegt. Im Allgemeinen werden jedoch isometrische Kontraktionen (ohne Verschiebung) empfohlen. Sie können im Zusammenhang mit der Nutzung von Biofeedback (oder Rückmeldung) stehen, durch Verstärken des auf die Muskeln aufgebrachten Muskelsignals und durch visuelles und akustisches Steuern der Intensität der Muskelaktivität. Dies ist ein bemerkenswertes Instrument der Propriozeption, das wir einst in der Rehabilitation gelähmter oberer Gliedmaßen einsetzten (86), um motorisierte Orthesen zu steuern. Solche Vorrichtungen gibt es insbesondere zur Stärkung der Bauchmuskulatur.

Die Massagen wirken sich auch auf die Durchblutung bei dieser Erkrankung aus, wo diese vaskulären motorischen Schwierigkeiten, mit einem Stillstand am größten sind. Die Lymphdrainage kann bei einigen Formen von Lymphödemen, die hart sind, in Kombination mit speziellen Drucktherapiegeräten mit Ärmeln und Stegen mit Fächern verwendet werden, in denen sich das zu behandelnde Glied befindet, die sich nacheinander aufblasen und allmählich progressiv Druck auf die Extremitäten bis zu den Wurzeln ausgeübt wird. Diese Technik, die wir in den 1970er und 1980er Jahren für die *„dicken Arme"* bei Brustkrebs entwickelt haben (85), ist beim Ehlers-Danlos-Syndrom eindeutig wirksam. Tiefe Muskelmassagen, Muskeldehnungen, Kneten wirken entspannend, sind aber bei Patienten mit EDS aufgrund von Überempfindlichkeit und den vielen schmerzhaften Muskelbereichen oft unbrauchbar. Selbst leichte oberflächliche Massagen werden nicht gut vertragen. Doch geduldige, aufmerksame und kompetente Physiotherapeuten können durch Massagen, die perfekt darauf abgestimmt sind, viele unserer Patienten entlasten. Diese Methode muss daher als eine der wirksamen Behandlungen des EDS beibehalten werden. Zweiwöchentliche Sitzungen scheinen am besten geeignet zu sein, wenn wir die Dauer der Wirkungen der Behandlungen berücksichtigen. Diese Rehabilitationsmaßnahmen können durch Sauerstoffzufuhr begleitet werden: Eine Sitzung 20 Minuten vorher und eine weitere danach, um den Sauerstoff, der verbraucht wird, bereitzustellen und zu ersetzen. Dies reduziert die Auswirkungen von Erschöpfung, erhöht die Schmerztoleranz und die Qualität der Aufmerksamkeit/Konzentration. Schmerzmedikamente (auch niedrig dosiertes Baclofen) und natürlich antidystonische Medikamente können kombiniert werden, wenn nötig. Diese Sitzungen können von Physiotherpeuten vorbereitet und/oder begleitet werden, in Frankreich manchmal auch als *„physikalische Therapie"* bezeichnet. Dabei handelt es sich um Hitze in Form von Pflastern oder Auflagen, die in der Mikrowelle platziert werden können, wobei man sich aufgrund der Empfindungsstörungen bei diesen Patienten vor der Gefahr von Verbrennungen hüten muss. Sie sind den *„klassischen"* Infrarotgeräten vorzuziehen, die von der Haut dieser Patienten schlecht vertragen werden können. Cremes, viskoses Xylocain, können als Vorbereitung zur Reduzierung der Überempfindlichkeit angewendet werden. Es wäre nicht unlogisch, am Tag vor der Physiotherapie eine Reihe von Injektionen von 5 mg oder 10 mg Xylocain pro Milliliter an den *„Trigger"*-Muskelpunkten oder entlang der Sehnen vorzunehmen (87). Der Ultraschall, der häufig bei der Behandlung von Tendinitis eingesetzt wird, hat sich bei dieser Erkrankung nicht als wirksam erwiesen. Wir kennen die sehr bemerkenswerte Effizienz einer Anwendung und ihre Wirkung bei den Patienten, die in der Regel mehrere Tage, Wochen oder Monate (oder mehr...) andauert. Das Wasser, das den Körper von einem Teil seiner Schwerkraft befreit, das mechanische Reize ausübt (ggf. mit Sprudelbädern oder nicht zu heftigen Düsen unter Wasser), das Wärmeempfindungen vermittelt, trägt wesentlich dazu bei, die Wirkung der Physiotherapie durch eine *„Bädertherapie"* zu verstärken, die von unseren Patienten sehr geschätzt wird und nach Möglichkeit verschrieben werden sollte. Gehen im Wasser, Schwimmen, *„indisches Schwimmen"*, wenn möglich oder auf dem Rücken, eine Verwendung von Schwimmhilfen wird empfohlen.

Neben dieser analytischen Rehabilitation, ein Teil des Körpers nach dem anderen, dem *„Schritt für Schritt"* gibt es globalere Aspekte der Rehabilitation, von denen einige gemeinsam mit den Ergotherapeuten und/oder Psychomotorikern (insbesondere bei Kindern), dem Zahnarzt, dem Logopäden und dem Orthopäden angewendet werden können.

Bei der Wahl der Muskelkontraktionen werden sowohl die Kenntnis des propriozeptiven Mechanismus als auch die funktionellen Schwierigkeiten bei der Krankheit Ehlers-Danlos berücksichtigt und die Fähigkeit oder nicht, die gewählten Techniken durchzuführen. Diese Techniken basieren auf den in der Rehabilitationsmedizin (88, 89, 90) erworbenen Kenntnissen über den Einsatz eines oder mehrerer Muskeln und die Verbesserung der eigenen Physiologie. Sie sind eine Möglichkeit für den Menschen mit der Krankheit Ehlers-Danlos, den *„Sinn für Anstrengung"* zu erlernen (Berthoz, 61), wobei der *„Schlüssel"* das Golgis-Sehnenorgan ist: *„Wir wissen jetzt, dass Rezeptoren die Anstrengung messen, die der Muskel auf sein Gelenk ausübt: Golgi-Rezeptoren, die sich an der Sehne und damit in Serie zum Muskel befinden. Sie entladen sich, wenn eine Kraft auf das Ende des Muskels ausgeübt wird, selbst bei gleichbleibender Länge. Sie scheinen daher Kraft- oder Kraftänderungssensoren zu sein."* (Alain Berthoz, *„Die Bewegungsrichtung"*, Januar 2013, Seite 37). Diese Informationen werden mit Informationen über *„die Länge und Geschwindigkeit der Muskeldehnung"* (61) kombiniert. Alle physiotherapeutischen Techniken, die dieses Instrument verwenden, sind daher a priori nützlich und sollten ausprobiert werden. Es scheint jedoch schlüssig, um den Ausbruch schmerzhafter Reaktionen zu vermeiden, *„isometrische statische Arbeit"* zu bevorzugen (Revel, 89), d. h. ohne Verschiebung mit gleicher Intensität zwischen der Kontraktionskraft (niedrig oder mittel) und dem entgegengesetzten Widerstand gemäß einer kurzen Arbeitszeit (zwischen fünf und sieben Sekunden). Diese isometrischen Kontraktionen sollten in verschiedenen Gelenkpositionen in der Position *„innerer Hub"* durchgeführt werden, bei Muskelansätzen sind sie nahe oder *„äußerer Hub"*, sind sie entfernt (Revel, 89). Die Dauer der Kontraktionen basiert auf der Arbeit von Hettinger und Muller (91). In unserer Praxis als Rehabilitationsärzte haben wir schon immer Kontraktionen von sechs bis sieben Sekunden als *„effektive"* Dauer eingesetzt.

Wir haben auch immer die *„intermittierende statische"* Technik von Olivier Troisier (92) verwendet, die sowohl für den Muskelerhalt als auch für das Krafttraining geeignet ist. Es ist die, die wir für die propriozeptive Rehabilitation der 1975 in Algier eingeführten Rückenschulen gewählt haben, dann 1979 in Créteil (93). Aus dieser Erfahrung der intermittierenden statischen propriozeptiven Rehabilitation bei Rückenschmerzen, kombiniert mit dem Tragen von Lendengürteln, haben wir die gleichen Praktiken im propriozeptiven Syndrom der Krankheit Ehlers-Danlos angewandt. Eine Reihe von Techniken, die als Förderung und *„neuromotorische Umprogrammierung"* (Revel 89) bezeichnet werden und die sich insbesondere bei der Rehabilitation von zentralen Läsionen, insbesondere zerebralen Läsionen entwickelt haben, werden bei der Krankheit Ehlers-Danlos eingesetzt. Die bekannteste ist die Kabat-Methode, die von Daniel Deparcy (62) bei der Krankheit Ehlers-Danlos breit angewendet wurde und sofortige Ergebnisse bei der motorischen Kontrolle liefert. Dies gilt auch für die Bobath-Methode und einige Umerziehungsansätze im Zusammenhang mit den Prozessen der neuromotorischen Entwicklung des Kindes (Brunnstrom, Temple Fay). Unter den propriozeptiven Methoden kann man sich auch an Mézières' Techniken (94), die Pilatemethode halten, die rhythmische Stabilisierung (89). In all diesen Anwendungen ist die Installation von Hilfsmitteln zur Erleichterung der Propriozeption (Kompressionskleidung, K-Taping, verschiedene Orthesen) ein Garant für die propriozeptiven Effekte der Rehabilitation.

Neben dieser analytischen Rehabilitation, ein Körpersegment nach dem anderen, *„Schritt für Schritt"*, gibt es globalere Aspekte der Rehabilitation, von denen einige gemeinsam mit den Ergotherapeuten und/oder Psychomotorikern (insbesondere bei Kindern) angewendet werden können. Dies ist der Fall bei der Anstrengungsrehabilitation. Die erzielten Ergebnisse, wenn der Zustand des Antriebs während der Belastungstests seine Bewertung zulässt, sind oft überraschend (Dr. Richard Amoretti) in dem Sinne, dass es nicht katastrophal ist, ganz im Gegenteil, sie zeugen von der Komplexität der Mechanismen am Ursprung der funktionellen Einschränkungen. In den verschiedenen aufgabenlimitierenden Störungen sind Dyspropriozeption, Dysautonomie, neurovegetative Störungen,

Schmerzen, zwerchfellbedingte Atembeschwerden beteiligt. Die Durchführung einer entsprechenden Belastungsrehabilitation, mit vorangehender und nachfolgender Sauerstofftherapie, ohne Schmerzen zu verursachen und bei Verwendung der üblichen, angepassten Geräte (z.B. Laufband), ist aus physiologischer, aber auch aus psychologischer Sicht möglich und wünschenswert. Es zeigt dem Patienten die Möglichkeit, sein funktionelles Potenzial zu steigern, wahrscheinlich durch eine Verbesserung der Gewebedurchdringung (Gehirn, Muskeln...) von Sauerstoff. In diesem Zusammenhang gilt auch hier die mit Jean-Claude Chignon (95) getroffene Regelung zur Belastungs-Rehabilitation bei koronarer Herzkrankheit: Die Möglichkeit zu erhalten, während der Anstrengung zu sprechen. Dies deutet darauf hin, dass genügend Sauerstoff in der Reserve ist, um eine Hypoxie zu vermeiden. Dies ist eine Gelegenheit, daran zu erinnern, dass diese Rehabilitation niemals die Ursache von Schmerzen oder eine Verschlimmerung der Symptome während oder nach den Sitzungen sein soll. Die leider oft verbreitete Ansicht, dass man *„leiden“* und eine schmerzhafte Schwelle überschreiten muss, um ein Ergebnis bei der Anpassung an die Belastung zu erzielen, ist bei der Krankheit Ehlers-Danlos katastrophal.

ProprioEDS. Vorschlag eines einfachen Programms, einfach zu reproduzieren, verwendbar in der Physiotherapie und der Selbstrehabilitation.

Was ist das Proprioeds-Programm?

Das Proprioeds-Programm basiert auf dem folgenden Konzept: Die Schwierigkeiten bei Menschen mit dem Ehlers-Danlos-Syndrom ergeben sich aus der Veränderung (mehr oder weniger) der Botschaften, die von Empfindungssensoren an neurologische Zentren gesendet werden (Propriozeption). Ziel dieses *„Mini-Programms“* der Rehabilitation ist es daher, die Körperregionen zu gewinnen, die eine wichtige Rolle bei der Kontrolle von Sitz- oder Stehpositionen und -bewegungen spielen, und die Propriozeption auf dieser Ebene zu aktivieren. Diese Bereiche sind: die Wirbelsäule als Ganzes (einschließlich des Nackens), der Schultergürtel (Schultern), der Beckengürtel (Becken, einschließlich Hüften), die Knie, die Handgelenke. Die Übungen sind als tägliche Prävention von propriozeptiven Störungen beim Ehlers-Danlos-Syndrom konzipiert.

Beschreibung der Übungen

Ziel ist nicht die *„Muskelmasse"* zu kräftigen, sondern die Fähigkeit zum Fühlen (sechster Sinn, Alain Berthoz' Bewegungsabläufe), propriozeptive Empfindungen aus den Muskeln, insbesondere aus Sensoren (neuro-muskuläre Zonen) in den Muskeln und Golgi's Organen, die auf Sehnenkontraktionen reagieren. Eine ausreichende Wiederholung dieser Übungen wird jedoch zu einer Muskelkräftigung führen.

1. Ziehen Sie die Schulterblätter fest, indem Sie den Kopf zurück in die Schultern ziehen.

Diese Übung kann im Sitzen oder Stehen durchgeführt werden. Führen Sie die Schultern nach und nach hoch und *„ziehen"* Sie dabei die Arme nach hinten, die Ellenbogen so weit wie möglich gebeugt und versuchen Sie die beiden Schulterblätter einander näher zu bringen. Stecken Sie gleichzeitig *„Ihren Kopf in die Schultern"*. Intensivieren Sie die Kontraktionen allmählich, indem Sie bis fünf (sechs Sekunden) zählen und sie plötzlich loslassen, ohne Brutalität. Halten Sie an, indem Sie bis fünf zählen. Je nach Toleranz drei- oder fünfmal wiederholen.

2. „Pressen Sie die Pobacken zusammen" *(„Halten Sie den Druck")*

Diese Übung wird im Stehen durchgeführt. Die Kontraktion kann mit der vorherigen kombiniert werden. Es zielt darauf ab, alle Damm-Muskeln gleichzeitig zu spannen und eine bessere Kontrolle von Urin und Stuhl zu ermöglichen.

3. *„Bein anspannen"* (eigentlich die ganze untere Extremität)

Diese Übung wird im Sitzen oder Liegen durchgeführt. Das Bein wird gestreckt, der Fuß zum Bein gerichtet, der Knöchel maximal gebeugt, die Ferse drückt kräftig auf die Unterlage, ohne Schmerzen zu verursachen (Stuhl, wenn Sie sitzen oder die Matratze, wenn Sie liegen), der Quadrizeps (Oberschenkel) und die Gesäßmuskulatur werden zusammengezogen, *„angespannt"*.

4. Hände zusammenpressen.

Sitzen oder stehen, Ellenbogen gebeugt, beide Hände zusammendrücken, bis 5 zählen, entspannen, bis fünf zu zählen, drei- bis fünfmal wiederholen.

5. Pumpen Sie den Brustkorb auf und entleeren Sie ihn von der Luft.

Diese Übung wird im Sitzen oder Stehen durchgeführt und wird dreimal wiederholt: Atme tief ein, indem du den Brustkorb so weit wie möglich erweiterst, so dass *„so viel Luft wie möglich in* *der Lunge"* ist, ohne Schmerzen im Brustbein oder den Rippen zu verursachen. Dann langsam ausatmen, Mund auf, Bauch einziehen und *„drücken"*, bis *„warme Luft"* durch den Mund austritt.

Die Physio-Bädertherapie ist eine bevorzugte Methode bei der Krankheit Ehlers-Danlos, da sie es ermöglicht, den ganzen Körper mit einer Reduzierung der Schwerkraftbeschränkungen zu nutzen. Die Bewegungen im Wasser sind umsetzbar, dass Gehen im Wasser, Schwimmen, Unterwasserduschen, Schwimmen mit Atemkontrolle, Unterwasserapnoe sind Techniken, die angewendet werden sollen.

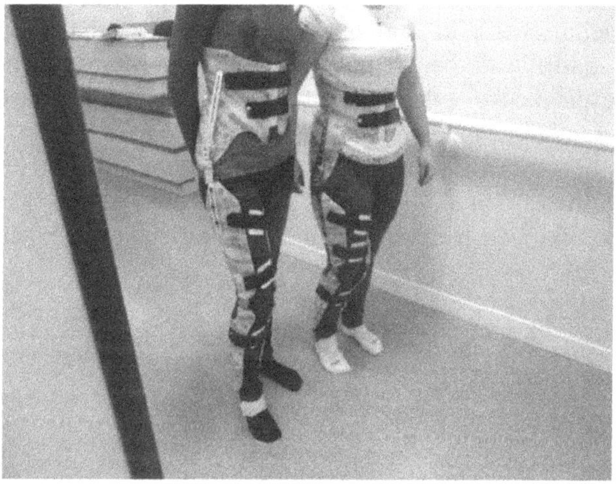

Abbildung 33. Becken-Kreuz-Tritt-Orthese (*„Exoskelette"*) zum Laufen. Realisation Rami Haidar, Orthopädie.

Thermaleinrichtungen verbinden viele dieser Mittel dafür in einem speziellen Rahmen und stellen einen sehr positiven therapeutischen Ansatz für die Krankheit Ehlers-Danlos dar. Die Durchführung von spezifischen überwachten Wärmekuren bei Mont-Dore, die dank des AEDS-Vereins seit mehreren Jahren durchgeführt werden, hat sich als sehr effektiv erwiesen. Allerdings müssen die Häufigkeit und Dauer der Sitzungen aufgrund der höheren Ermüdungsfähigkeit angepasst werden. Auch die Auswahl der Techniken muss angepasst werden: Jetduschen können auf empfindlicher Haut schmerzhaft und traumatisch sein, subkutane Injektionen mit Thermalgas sollten vermieden werden, denn sie können bei diesen Patienten, die eine deutliche Blutungsneigung haben, Hämatome verursachen. Die Kombination einiger Stationen mit einer Wirkung auf die Atemwege („*Heilsport*“, Aerosole) oder auf das Verdauungssystem ist ein zusätzlicher Vorteil für Menschen mit dem Ehlers-Danlos-Syndrom. Vor allem die positiven Auswirkungen auf Schmerzen und Erschöpfung gehen über die dreiwöchige Behandlungszeit hinaus, halten bis zu mehreren Monaten an. Die Verbindung der Heilverfahren von der Heilpädagogik, der Beratung zur Erhaltung der körperlichen Leistungsfähigkeit, der Anpassung von Orthesen und technischen Hilfsmitteln unter Beteiligung von Orthopäden, Ergo- und Physiotherapeuten sowie die Lernhypnose sind Elemente, die die Rolle des Kurzentrums stärken. Die Tatsache, dass Patienten mit den gleichen Problemen zusammengefasst werden, ermöglicht einen Erfahrungsaustausch und schafft ein Klima der Solidarität. „*Heiße Sandbäder*“, wie sie in Algerien oder Marokko praktiziert werden, sind indiziert und haben sich bewährt.

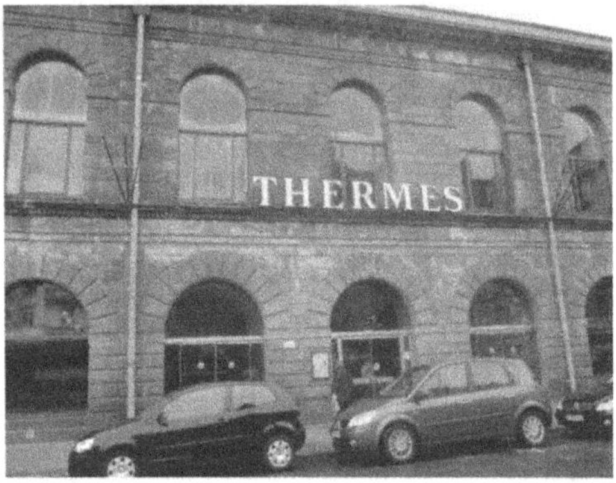

Abbildung 34. Der Beitrag der Thermalkuren (hier der Mont-Dore) ist positiv. Eingeleitet durch AEDS und fortgesetzt durch EDS1+

Die Ergotherapie (*occupational therapy* in englischer Sprache) hat hier einen sehr wichtigen Platz. Ziel ist es, funktionale Bewegungen, kognitive Fähigkeiten und deren Anpassung an Lebenssituationen zu verbessern.

Sie erscheint als die globale Methode der Rehabilitation für eine Wiedereingliederung par excellence, einschließlich der Verbindung zwischen der Lebenssituation und den funktionellen Fähigkeiten. Sie bietet eine doppelte Anwendbarkeit bei Menschen mit motorischen, sensorischen (Vision, Gleichgewicht...) und kognitiven oder mentalen (psychischen) Behinderungen. Leider ist der Zugang viel schwieriger als der zur Physiotherapie, da freie niedergelassene Praxen fehlen. Der Zugang erfolgt hauptsächlich innerhalb von psychiatrischen oder rehabilitationsmedizinischen Strukturen, die für Menschen mit der Krankheit Ehlers-Danlos unzureichend offen stehen und sich sehr oft bestimmten Pathologien widmen (Hemiplegie, Querschnittslähmung, Zerebraltrauma, Muskeldystrophien, degenerative oder entzündliche rheumatische Erkrankungen, Ganzkörpertraumata, kardiovaskuläre Pathologie...) und daher für Patienten mit Ehlers-Danlos wenig zugänglich sind, da diese Krankheit nicht zu denjenigen gehört, für die sie zugelassen sind. Hier finden wir die üblichen Umstände der medizinischen Ablehnung. Dies wird sich mit der Arbeit weiterentwickeln, die die Möglichkeit der sicheren Diagnose durch die Klinik (44) ohne den Einsatz biologischer Untersuchungen aufzeigt. Die Anwesenheit von Ergotherapeuten in den MDPH-Teams ist eine Neuentwicklung und ermöglicht Sozialbewertungen, aber die Ausbildung in den spezifischen Merkmalen der Krankheit Ehlers-Danlos ist immer noch zu gering oder unvollständig, anders als in Belgien wird es in Frankreich an ergotherapeutischen Ausbildungseinrichtungen gar nicht unterrichtet, mit Ausnahme einiger weniger Institute (Créteil, Toulouse). Andererseits hat die Caisse régionale d'Assurance Maladie de l'Ile de France (CRAMIF) eine sehr effiziente Beratungsstelle organisiert, ESCAVIE (**Escavie** CRAMIF - 16 rue de Tanger, 75019 **Paris** 19e - Sécurité sociale - 0140056751. Telefon: 118 712). Kontakte sind ebenfalls möglich mit Escavie 91 und Escavie 77, in der Region Paris. Anpassungsberatung, Prüfung von technischen Hilfsmitteln, einschließlich Rollstühlen und motorisierten Rollstühlen, höhenverstellbaren Betten usw. können durchgeführt werden. Die Rolle des Ergotherapeuten besteht in erster Linie darin, zur funktionellen Beurteilung beizutragen: Greifen, Halten und Bewegen, Gleichgewicht, Sehen und Wahrnehmen von Räumen, Kommunikation, Aufmerksamkeit, Konzentration, Erinnerung, in Verbindung mit anderen Therapeuten (Physiotherapeuten, Logopäden, Psychomotorikern) und Psychologen. Es wäre kontraproduktiv, diesen funktionalen Ansatz zu unterbinden, z.B. durch die Entkopplung der Ergotherapeuten vom kognitiven Teil, der von Psychologen allein nicht bewältigt werden kann, insbesondere wenn wir uns auf Alain Berthoz' Sichtweise von der Propriozeption beziehen (51). Diese Bewertungen sollten den Grad der Ermüdungsfähigkeit (physisch und kognitiv) dieser Patienten berücksichtigen und notfalls voneinander getrennt werden. Sie müssen mit praktischen Rehabilitationsanwendungen unterbrochen werden, die für den Ergotherapeuten sehr nützlich sind, um den Patienten zu verstehen und seine Wahrnehmung von sich selbst und seiner Umgebung besser zu entdecken. Das kann einige Zeit dauern, jede Person mit einem Ehlers-Danlos ist anders als die anderen und von Zeit zu Zeit unterschiedlich. Emotionale Faktoren und Ängste sind immer lebendig, es ist wichtig, sie in diese Vorgehensweise zu integrieren, die beruhigend und konstruktiv sein muss.

Die in der Ergotherapie angewandten funktionellen Analysemethoden sind anwendbar, die Interpretation muss jedoch die beteiligten Mechanismen berücksichtigen. Der Anteil der Schmerzen, vom propriozeptiven Mangel an Körperwahrnehmung bis hin zum Gefühl der Lähmung, Kontrakturen oder unwillkürlichen Bewegungen aufgrund von Dystonie, ist schwierig, aber nützlich, da die arbeitstherapeutische Rehabilitation dies berücksichtigen muss, kombiniert mit lokalen oder allgemeinen medikamentösen Behandlungen. Ein Aspekt, den wir bei Patienten mit der Krankheit Ehlers-Danlos oft sehen, ist ihre enorme Leistungsfähigkeit, ihre nahe Umgebung zu *„absorbieren"*, sie um sich herum zu *„trinken"*. Sie sind ausgezeichnete Beobachter dessen, was auf dem Schreibtisch vor ihnen liegt, während des medizinischen Kontakts wird die Suche durch den Untersucher nach einem Objekt (Stift, Stempel, Dokument...) vom Patienten, der mit dem Finger zeigt: *„Es ist da"* unmittelbar begleitet. Dies betrifft auch das Auftreten, die Mimik und Gestik des Untersuchers. Man nimmt ein sehr starkes *„Mitgefühl"* wahr, das eine Art des Umgangs mit anderen ist. Die Häufigkeit von Geräuschüberempfindlichkeit, Übersensibilität vor Licht und die sehr intensive Wahrnehmung von Gerüchen müssen zur Entwicklung der Empfangsumgebung unter Berücksichtigung dieser sensorischen Eigenschaften führen, um eine positiv wahrgenommene Umgebung zu schaffen.

Die arbeitstherapeutische Rehabilitation beim Ehlers-Danlos-Syndrom ist noch nicht erfunden, da die Erfahrungen noch fehlen. Diese Disziplin verfügt jedoch aufgrund ihrer Erfahrungen über Mittel, die hier direkt anwendbar sind. Dies ist der Fall bei kreativen Rehabilitationsmaßnahmen, die hier ihren angepassten Platz finden, die von der oft überraschenden Kreativität und dem originellen künstlerischen Sinn profitieren, den viele Patienten spontan entwickeln. Töpferei, Näherei, Stickerei, Korbflechterei finden hier neue Anwendungen. Einige dieser klassischen und historischen Aktivitäten sind nicht sehr brauchbar (zu viel Aufwand) oder risikoreich, wegen der Notwendigkeit, die Arme anzuheben, wie z.B. bei der Tischlerei, der Gartenarbeit, dem Weben. Zeichnen, Bildhauerei und Modellieren haben hier vielfältige Anwendungsmöglichkeiten. Es ist notwendig, eine bestimmte Lateralisierung mit oft beidhändigen Kapazitäten zu berücksichtigen, was von Vorteil ist, aber eine mögliche Anpassung der üblichen Gegenstände voraussetzt. Bei diesen und den Aktivitäten des täglichen Lebens werden orthopädische Anpassungen vorgenommen, oder technische Hilfsmittel speziell angefertigt oder *„ready to wear"* verwendet. Alle Aktivitäten des täglichen Lebens sind einbezogen. Bei der Körperpflege liegt eine der Hauptschwierigkeiten in der sehr schlechten Qualität der Stabilisierung des Schulterblattes mit Einschränkungen der Armhebung und des Tragens von Gegenständen *„auf Armlänge"*. Dieser letzte Punkt betrifft auch Orthesen, die aus leichten Materialien hergestellt werden müssen (*Néofrakt* hat Vorteile gegenüber herkömmlichen thermoformbaren Materialien). Die Einführung neuer Materialien wird sicherlich weitere Verbesserungen bringen. Styling und Shampoonieren ist in dieser Hinsicht besonders schmerzhaft und kann menschliche Hilfe erfordern, um den Ausbruch von Schmerzen in den folgenden Tagen zu vermeiden. Das Gleiche gilt für die Oberkörperreinigung, das Make-up, das Zähneputzen. Es ist wichtig, den Mitgliedern der MDPH klarzumachen, dass der Zweck der angeforderten Hilfe nicht nur darin besteht, schwierige Prozeduren zu ermöglichen, sondern vor allem darin, den Beginn von Schmerzen (manchmal in Form von sehr schmerzhaften Anfällen) aufgrund der Fragilität des Gewebes dieser Menschen zu verhindern. Die Intimreinigung ist auch oft schwierig korrekt durchzuführen, aber sie ist besonders wichtig, denn Blasen- und/oder Schließmuskelkontinenzschwierigkeiten sind nicht ungewöhnlich und wiederum manchmal unvorhersehbar. Zumal die Perioden oft stark oder sehr stark sind, was einen häufigen Wechsel der Binden erfordert. Das Anziehen ist oft problematisch, insbesondere das Anziehen von Kleidung aufgrund von Schwierigkeiten bei der Mobilisierung der oberen Gliedmaßen. Dies wird noch verschärft durch die häufige Notwendigkeit, Kompressions-/Propriozeptionskleidung zu tragen, einschließlich Weste, Hose, Socken, Handschuhe, Lendengürtel, Kniepolster, Halskrause oder sogar Halsorthese... Manchmal sind es große Gelenk-Gehhilfen, geformte Sitze (Kinder), Nacht- oder Tagesschienen, vor allem bei Kindern, aber auch bei Erwachsenen, Haltungsschienen für die Muskelretraktion des Knies oder Knöchels. Darüber hinaus müssen Korsetts zur Behandlung der Skoliose, die manchmal auch für nachts verschrieben werden, angelegt werden. Die Ernährung ist ein weiterer schwieriger Aspekt des täglichen Lebens. Das Kauen ist bereits problematisch wegen der Schmerzen des Kiefers, der Schmerzen des Kaumuskels, der unvollständigen Öffnung durch Blockaden, Luxationen sind immer möglich, die Zähne sind unregelmäßig angeordnet, beweglich, zerbrechlich, mit eingezogenem und schmerzhaftem Zahnfleisch. Die Anwendung von zähflüssigem Xylocain oder, besser gesagt, die Injektion einiger Tropfen Lidocain in die Kaumuskulatur oder in die Nähe des Kiefergelenks führt oft zu einer dauerhaften Verbesserung der Beschwerden im Unterkiefer. Die Wahl der Konsistenz der Nahrung, die Vorsichtsmaßnahmen zum Schlucken unter Einhaltung der Schluckzeiten helfen, wenn nötig durch den Rat eines Logopäden und das Tragen einer Gaumenorthese, die den lingualen Wahrnehmungsreflex des Gaumens wiederherstellt, die in das Schlucken und in die Richtung der

Kopfhaltung nach den in der Posturologie bekannten Prinzipien eingreift. Bei Schmerzen hinter dem Brustbein oder sehr schwerer Schluckstörung haben wir unmittelbar vor dem Verschlucken von Nahrung erfolgreich einen Teelöffel zähflüssiges Xylocain verabreicht. Das Schneiden von Lebensmitteln, das Eingießen von Getränken ist oft aus den gleichen Gründen wie das Styling unmöglich oder schmerzhaft. Das Einbringen von Speisen in den Mund kann zufällig daneben gehen und den Mund nicht erreichen. Eine Verbesserung des Haltens von Löffeln und Gabeln kann durch bewährte Techniken der Formveränderung, der Vergrößerung (ohne Belastung) der Arme erreicht werden, Vorrichtungen zur Erleichterung der Anhaftung, wie sie derzeit von Orthopädietechnikern an Propriozeptivhandschuhen durchgeführt werden, die durch eine vor einem Spiegel durchgeführte gestische Rehabilitation und durch die Verwendung von Orientierungshilfen wie z.B. einer Ellenbogenstütze am Tischrand ergänzt werden. Die Korrektur von binokularen Sehstörungen durch Prismen kann in diesem bestimmten Fall ihre Wirksamkeit unter Beweis stellen. Die Rehabilitation der schriftlichen Kommunikation ist ein wesentlicher Punkt. Das Schreiben erfordert eine Hyperflexion der Finger in Positionen, die schwer zu halten sind und Schmerzen verursachen. Die Anpassung des Stiftes oder Bleistiftes ist daher ein erstes Ziel bei Anwendung der üblichen Anpassungsmethoden (Vergrößerung des Objekts, Aufhängevorrichtung, Ringgerät einschließlich der Finger), die bei fehlender Anpassung durch den Ergotherapeuten vorzunehmen sind. Die Verwendung einer flexiblen Handgelenksorthese, die aus propriozeptivem Gewebe unter Verwendung von *K-Taping* oder eines runden Handgelenksstützrings wie bei Tennisspielern (zu finden in Sportgeschäften oder im Internet) angefertigt wird. Ein häufiges Phänomen (möglicherweise im Zusammenhang mit Dystonie) ist der Krampf des Schreibers, der durch eine schmerzhafte Kontraktur der epitrochleären und epicondylären Muskeln gekennzeichnet ist. Er gibt nach 10 bis 30 Minuten nach, wenn das Handgelenk in eine Ruheorthese gelegt wird, was wir ausnahmsweise mit einer leichten (20 Grad) Beugung des Handgelenks empfehlen, um eine Dehnung des Mediannervs zu vermeiden. Der Einsatz von Computern, die oft auch Bildungs- (Schule, Gymnasium, Universität) und Arbeitsmittel sind, muss mit größter Aufmerksamkeit verfolgt werden. Es gibt sehr viele Hilfsmittel, die verwendet werden können: Feste Handgelenksstützen oder in Form von gelenkigen Schienen, die auf einem Tisch befestigt sind, um schmerzhafte Spannungen und Einschränkungen (Handgelenke und Schultern) zu beseitigen, ergonomische runde Tastaturen, sehr empfindliche taktile Bedienelemente, taktile Kontakte an Tabletts, Sprachsteuerung... Die Steuerung per Augenbewegungen sind hier aufgrund der propriozeptiven Schwierigkeiten bei ihrer Kontrolle schwieriger zu bedienen. Bei der Beleuchtung der Tastatur sind Kontraste wegen der oft auftretenden übermäßigen Lichtempfindlichkeit zu berücksichtigen. Die Position in Bezug auf Tastatur und Bildschirm ist wichtig, um schmerzhafte ruhelose Beine oder Kontrakturen, die Kopf- und Nackenbewegungen einschränken, nicht zu fördern. Memory-Foam-Produkte sind hier sehr nützlich, vor allem in der Schule und bei der Arbeit, aber auch die Rücken-/Schulterbandage (*Elcross*) und Halskrausen oder Halsorthesen, wenn nötig. Der Sitz muss bestimmte ergonomische Eigenschaften aufweisen: Leicht zu bewegen (Rollen), drehbar, höhenverstellbar, eventuell mit verstellbarer Rückenlehne und Kopfstütze, möglichst mit einer Verlängerung für die unteren Extremitäten. Diese Eigenschaften entsprechen denen der manuellen oder motorisierten Rollstühle, die einige Patienten benutzen, hier sind verstellbare Fußauszüge unerlässlich. Die Schwierigkeiten dieser Patienten, lange Zeit im Sitzen zu bleiben, machen es notwendig, die Möglichkeit des Aufstehens und die Durchführung einiger Schritte zu planen. Das Verlassen des Arbeitsplatzes kann für einige Patienten notwendig sein, die den starken Drang zum Wasserlassen haben. Die mündliche Kommunikation kann aufgrund von Atembeschwerden schwierig sein, insbesondere durch das Zwerchfell, das in seiner Physiologie durch Blähungen, Rippenschmerzen und Propriozeptionen, Schwierigkeiten bei der mündlich-lingualen Gesichtsmotorik und pharyngolaryngeal gestört ist. Der Kampf gegen Blähungen durch eine glutenarme Ernährung und die Aufnahme von pflanzlicher Aktivkohle ist effektiv. Die jüngsten Erkenntnisse über die Darmflora fördern den Einsatz so genannter *„probiotischer"* Produkte bei der Krankheit Ehlers-Danlos. Lokale Behandlung von Rippenschmerzen: Viskoses Lidocain, Lidocainpflaster (Pflaster) und vor allem perikostale

Mikroinjektionen von Lidocain, die positiven Auswirkungen des Tragens von Kompressionswesten, der Thorax-Becken-Gürtel (Reduzierung der Brustbelastung) und der regelmäßige Sauerstoffgebrauch tragen zur Verringerung dieser Phänomene bei. Die Beratung zur propriozeptiven Rehabilitation der Atemwege, einschließlich einer modulierten Ausatemkontrolle, falls erforderlich, mit einem Wasserrohr, das eine Plastikmurmel enthält, aber auch durch Spielen eines Musikinstruments mit dem Mund, Atempausen, Hustenbekämpfung, Stimmübungen, fördern die Propriozeption der Stimmbänder. Die Atemübungen reichen jedoch nicht aus, um die regelmäßige Sauerstofftherapie bei Erschöpfung und Migräne zu ersetzen. Der Platz des Logopäden ist hier wichtig, oft in Zusammenarbeit mit der Arbeit des Physiotherapeuten, Ergotherapeuten und Psychomotorikers.

Das Szenario wird zunächst durch Erklärungen sorgfältig vorbereitet, die bei Bedarf durch Videotaping veranschaulicht werden, was heute mit Laptops/Handys sehr einfach ist. Um diese erzieherische Pädagogik des Körpers der Person zu praktizieren, ist es notwendig, gut zu verstehen, dass dieser Körper auf sehr zufällige Weise wahrgenommen wird, je nach den Momenten, den Orten und der Art des Empfindens, die er unserer Meinung nach wahrnehmen sollte. Die Rehabilitation der Körperwahrnehmung muss erfinderisch sein und die Emotionen ansprechen, die vom Patienten als angenehm wahrgenommen werden. Die Umsetzung von Szenarien, Rollenspielen und Theater sind mögliche Wege, dies zu erreichen. Viele Patienten erklären, dass sie ihre Aktivitäten nach einem strengen, sogar starren Ritual organisieren müssen, um ihre Aktivitäten richtig auszuführen und um nicht zu vergessen, sich nicht in eine schwierige Situation zu bringen. Es ist wichtig, sich von dem inspirieren zu lassen, was sie selbst geschaffen haben, und sich davon inspirieren zu lassen, um andere Anpassungen vorzunehmen. Gruppenaktivitäten können positive Ergebnisse haben, wenn es darum geht, das Bewusstsein dafür zu schärfen, wie es ist, *„den Kopf in den Sternen zu haben“*, wie uns die Patienten spontan gesagt haben, während man die Füße auf dem Boden hat, so wie es wünschenswert erscheint.

Das Management von Fortbewegungsmitteln ist Teil dieser situativen Rehabilitation. Es betrifft alle Fortbewegungsmittel, von Kindheit an, ob es der Roller ist, der in jedem Alter immer beliebter wird, ob Skateboarden, Dreirad oder Fahrrad. Ob motorisiert (einschließlich neuer motorisierter Plattformsysteme) oder nicht, die Häufigkeit der Stürze erfordert das Tragen von Schutzausrüstung (Helme, Ellenbogenschoner, Knieschoner, Handschuhe), da wir die Zerbrechlichkeit der Haut, der Gelenke, des Knochensystems und die allgemeinen, nachteiligen Auswirkungen durch traumatische Erschütterungen auf das Syndrom kennen. Es scheint uns, dass die Frakturen bei den Kindern nicht sehr häufig sind, trotz der Zerbrechlichkeit des Knochens, vielleicht wegen der leichten Verformung der Weichteile, die die Wirkung des Aufpralls lokal dämpfen. Nicht so bei Neugeborenen, deren Skelette in den ersten Lebensmonaten sehr empfindlich sind, was zu Fehldiagnosen wie Kindesmissbrauch führt. Das Fahren beinhaltet Anpassungen, die durch den zusätzlichen Service von MDPH abgedeckt werden: Automatikgetriebe, vergrößertes Lenkrad mit Joystick, manuelles Auskuppeln und Bremsen, breiter Rückspiegel zum Rückwärtsfahren, ohne sich umdrehen zu müssen. Die Kopfstütze ist obligatorisch (Schutz vor besonders gefürchteten Heckaufprall bei diesen Patienten) sowie der Sicherheitsgurt. Die neuen Lenkassistenten werden neben der Sprachsteuerung auch nützliche Hilfsmittel zur Verfügung stellen. Eine besondere Schwierigkeit besteht darin, herauszufinden, woher Geräusche kommen (es gibt ein stereophones Problem, das wir als *„Zeichen von Tohuwabohu“* bezeichnet haben). Dies hängt mit den Schwierigkeiten zusammen, die Geräusche, die von jedem der Ohren empfangen werden, auf harmonische Weise wahrzunehmen. Hier kann es sich um den Standort eines Polizeiwagens oder eines medizinischen Nottransportes handeln. Nachtfahrten werden als schwierig eingestuft und sind möglicherweise nicht empfehlenswert. Die Blendung durch die Scheinwerfer erzeugt eine behindernde Situation. Trotz dieser Schwierigkeiten ist das Fahren ein wesentliches Mittel zur Selbstständigkeit für das tägliche Leben, das Familienleben (Betreuung der betroffenen Kinder), die Arbeit und die Freizeit. Die Möglichkeit, leicht zu parken und lange Wege nach dem Aussteigen zu vermeiden, erfordert den Zugang zum europäischen Parkausweis, der bei der MDPH immer noch schwer zu erhalten ist, da man die Schwierigkeiten dieser Patientenkategorie nicht kennt.

Der besondere Fall von Schwierigkeiten im HNO-Bereich. Dies sind Geräuschüberempfindlichkeit, Hörverlust, Tinnitus, Schwindelgefühl, Geruch. Die Umgebung kann die Quelle von Unbehagen oder Behinderungen sein, aufgrund von Hypersensibilität, dies gilt insbesondere für das Hören mit der Entwicklung von offenen Büros „*Open space*" bei der Arbeit. Die Fähigkeit, Gespräche aus der Ferne zu hören, die die Aufmerksamkeit und Konzentration stören, ist eine der häufigen Folgen. Das Tragen von Kopfhörern und die Verwendung von Ohrenstöpseln, die von Arbeitern genutzt werden, die Presslufthämmer verwenden, sind Lösungen, die es zu erforschen gilt. Diese Geräuschüberempfindlichkeit wird oft durch Tinnitus verschlimmert, der durch Lärm verursacht wird. Seltener ist es ein Hörverlust, bei dem ein Hörgerät von Nutzen sein kann. An anderer Stelle sind wir in außergewöhnlicher Weise auf eine permanente, einseitige, völlige Taubheit gestoßen. Das Vorhandensein von Schwindel macht eine Anpassung in der Art und Weise erforderlich, wie die Position geändert und bewegt wird. Die Techniken der Kopfmobilisation, die bei gutartigem paroxysmalem Schwindel verwendet werden, können mit Vorsicht (nicht zu abrupt) durchgeführt werden, aber diese Art von Technik kann zu unbequemen Anfällen führen. Die Beeinträchtigung der Geruchsempfindungen kann zu sehr schmerzhaften Empfindungen mit Übelkeit und Unbehagen führen. Der Gebrauch von Geruchsfiltern wurde von unseren Patienten erprobt. Sehstörungen sind sehr häufig aufgrund von binokularen Sehstörungen mit verschwommenem oder doppeltem Sehen. Die am besten geeignete Lösung ist die Platzierung von Prismen auf der Brille, was die Sehwahrnehmung, die Entfernungsbewertung und die visuelle Ermüdung verbessert.

Die Rolle von Sport und körperlicher Aktivität. Dies ist ein sehr wichtiger Punkt, denn körperliche Aktivität ist einer der sehr wichtigen Punkte, um eine Aktivität zu gewährleisten, die wir auf eine Stunde täglich schätzen, um alle Kapazitäten trotz der Behinderung zu erhalten. Es liegt an unseren Patienten, die Einhaltung zu kontrollieren. Wir sind uns der Schwierigkeiten bewusst, dies mit dem Auftreten von Schmerzen, Schwierigkeiten bei der Kontrolle der Gelenke, Erschöpfung zu schaffen. Dies deutet darauf hin, dass eine Verstauchung nicht durch Immobilisation, sondern durch einfache Ruhigstellung und Analgetika, insbesondere lokale, behandelt werden muss, da dies die propriozeptiven Empfindungen unterdrückt. Alle Sportarten sollten ohne Schmerzen oder Gelenkprobleme betrieben werden. Sie müssen mit den vorgesehenen Orthesen durchgeführt werden, da ihre Verwendung sowohl ein Schutz ist als auch eine Zunahme der zu erwartenden Auswirkungen des Sports beinhaltet. Wassersport (einschließlich Tauchen), Reiten, Tai-Chi und Qi-Gong, Tanzen (Walzer, Tango) gehören zu den von uns empfohlenen Aktivitäten. Die Ausübung von angepassten Sportarten ist sehr wünschenswert. Dies ist der Fall beim Bogenschießen. Es scheint jedoch aus den gleichen Gründen wie bei der medizinischen Ablehnung der Diagnose gewisse Vorbehalte zu geben. Wir haben uns dafür eingesetzt und wurden vom Staatssekretär für Sport empfangen. Wir hoffen, dass für die zukünftigen Olympischen Spiele in Paris alles geklärt ist. Dies würde dazu beitragen, diese vergessene Krankheit anzuerkennen. Demgegenüber ist die Schulgymnastik oft schlecht angepasst, begünstigt den Wettbewerb unter den Schülern und verwendet gelegentlich ungeeignete Übungen (Schwierigkeiten beim richtigen Einsatz der oberen Gliedmaßen) wie Seilklettern, die ein Zertifikat über Kontraindikationen oder Einschränkungen rechtfertigen.

Für Kinder mit der Krankheit Ehlers-Danlos sind schulische Situationen oft schwierig. Auf der einen Seite sind sie früh dran, lernen schnell und bereitwillig so gut in der Schule, dass sie sich *„langweilen"*, wenn sie es als *„zu einfach für sie"* betrachten und eine Klasse *„überspringen"*. Aber auf der anderen Seite werden sie von Erschöpfung mit Schläfrigkeit am Nachmittag begleitet, wenn sie zu Hause oder in der Schule keine Sauerstofftherapie erhalten. Sie *„bewegen"* sich viel, müssen aufstehen, um ihre Schmerzen zu lindern, können nicht über einen längeren Zeitraum sitzen. Sie sind ungeschickt und schreiben schlecht. Sie werden durch das Flüstern oder kleine Geräusche der Klasse abgelenkt, die ihre Aufmerksamkeit stören. Einige haben Manifestationen, die (95, 96) zu den *„Dys"* (Legasthenie, Dysorthographie, Dyskalkulie, Schwierigkeiten mit der Geometrie und der 3D-Wahrnehmung) zählen, die eine komplexe, angepasste Betreuung erfordern, die neben der Lehrkraft auch Psychologen, Psychomotoriker und Logopäden einbezieht, um den *„physischen"* Teil (der Propriozeption durch

Veränderungen des Bindegewebes) der Behandlung ihrer Krankheit sicherzustellen. Es handelt sich hier um eine komplexe Organisation, die leider bisher kaum vorhanden war und auf unsicheren und zu verteilten Regelungen beruht. Oberstes Ziel, an dem die Eltern beteiligt sein müssen, ist der akademische Erfolg und die Orientierung an einem mit den funktionalen Fähigkeiten des Kindes kompatiblen Beruf.

Andere Fälle sind noch komplexer, manchmal von Kindheit oder Jugend an. Diese Verhaltensweisen werden als autistisch bezeichnet (97, 98, 99) und werden nun mit einem englischen Ausdruck als *„autistisches Spektrum“* beschrieben. Die Verbindung zwischen den beiden Typen von Manifestationen besteht, und ihre Verbindungen wurden auf dem letzten internationalen Symposium diskutiert, das am 19. März 2018 im Krankenhaus Salpêtrière in Paris in Zusammenarbeit mit Psychologen (Dr. Carolina Baeza-Velasco, Universität René Descartes) und Psychiatern (Professor David Cohen, Universität Paris-Sorbonne) organisiert wurde. Anzeichen für die Diagnose von Ehlers-Danlos finden sich bei Patienten, die in der Psychiatrie wegen Autismus behandelt werden. Behandlungen, die sich bei der Krankheit Ehlers-Danlos als wirksam erwiesen haben (Kleidung, Sauerstofftherapie), haben zu messbaren Verbesserungen geführt (55). Andererseits werden bei der Beratung von Patienten mit einem Ehlers-Danlos (100) häufig Manifestationen beobachtet, die auf Autismus hinweisen. Der Zusammenhang zwischen Ehlers-Danlos und Legasthenie wird häufig gefunden. Es gibt daher ein sehr breites Feld neuropsychologischer Fragestellungen (101), das nicht ignoriert und die Behandlung der Krankheit Ehlers-Danlos nicht auf die Behandlung von Schmerzen oder orthopädischen Problemen reduziert werden darf. Dies zeigt deutlich, wie komplex diese Pathologie ist und dass wir durch ihre Reduzierung auf eine seltene Krankheit, die ausschließlich der biologischen Forschung anvertraut ist, nicht erfolgreich sein können.

Die Psychomotorik stellt durch ihren globalen Ansatz eine Reihe von Methoden und Techniken dar, die auf alle oben genannten Aspekte anwendbar sind, aber auch hier müssen wir angesichts einer Pathophysiologie, die sich deutlich von derjenigen der peri- oder neonatalen

Hirnschäden und psychomotorischen Entwicklungsverzögerungen unterscheidet, völlig innovativ sein. Der Beitrag für das Kleinkind erscheint sehr nützlich.

Die Sprachtherapie (Logopädie für Belgier) hat in mehrfacher Hinsicht einen Platz in der Behandlung: Artikulation, Schlucken, Phonation (Dysphonien sind üblich) sowie die schriftliche und mündliche Sprache und die Kognition. Die Techniken, die für andere Pathologien in diesen Bereichen verwendet werden, sind sehr gut an die Krankheit Ehlers-Danlos angepasst. Wir haben sie bei kognitive Gedächtnisprobleme verordnet, vor allem mit der Bitte um den Einsatz der gleichen Techniken, die sich bei leichten Hirnverletzungen bewährt haben. Logopäden erscheinen als eine Gruppe von Fachleuten, die sich sehr gut an diese Pathologie *„halten"*, bei der sie durch ihre Einschätzungen sehr schnell Schwierigkeiten verstehen.

Orthoptik. Orthoptisten spielen eine wichtige Rolle bei der Behandlung der Krankheit Ehlers-Danlos. Tatsächlich haben die Schwierigkeiten der binokularen Kontrolle Konsequenzen, spielen eine wesentliche Rolle, wie Alain Berthoz (51) in der Haltungskontrolle in Bezug auf die Bewegungen und die Position von Kopf, Rumpf und Empfindungen, die vom vestibulären System gesammelt werden, deutlich gezeigt hat. Es scheint uns, dass dieser Aspekt der visuellen Physiologie für Augenärzte von geringem Interesse ist, die umfangreiche Untersuchungen der Netzhaut, der Linse und des Augeninnendrucks durchführen, aber kein großes Interesse an der binokularen Pathophysiologie haben. Und doch spielt diese Störung der harmonischen Kontrolle beider Augen eine wichtige Rolle bei der Augenerschöpfung (manchmal mit Diplopie, siehe *„Negation"* der Vision eines Auges), das am Ende *„vergessen"* wird und seine Fähigkeiten verliert. Viele unserer Patienten haben bereits in ihrer Kindheit eine orthoptische Rehabilitation erhalten. Es hat sich mittelfristig als wirkungslos und schmerzhaft erwiesen, da übermäßige Muskelkräftigungsbewegungen nicht gelähmt, sondern schlecht *„gesteuert"* sind. Andererseits ermöglicht die Binokularkorrektur durch gut angepasste Prismen den Erhalt, aber nicht immer, eine Verbesserung der funktionellen Schwierigkeiten, einschließlich der Wahrnehmung von Abständen und damit einen zu häufigen Kontakt mit Tür- oder Tischecken.

Die ganzheitliche Kältetherapie. Sie hat sich in jüngster Zeit im Hinblick auf Sportler entwickelt, um die schmerzhaften Folgen von Muskelanstrengungen zu begrenzen. Sie wurde nach und nach bei schmerzhaften rheumatischen Erkrankungen angewendet und wird von einigen Physiotherapeuten praktiziert. Die Kälte ist intensiv (- 150 °C), die gesamte Anwendung auf den Körper mit Ausnahme des Kopfes dauert eine kurze Zeit (einige Minuten). Die Wiederholungen der Sitzungen sind bei der Krankheit Ehlers-Danlos noch nicht festgelegt. Wir empfehlen ein bis zwei Sitzungen pro Woche. Die Aussagen einiger Patienten, die diese Behandlung anwenden, zeigen dauerhafte Verbesserungen (einige Tage bis wenige Wochen) bei Schmerzen, Erschöpfung und Propriozeption. Es gibt keine Verschlimmerung der Symptome. Die Behandlungsmethoden können jedoch dazu führen, dass sich diese ängstlichen Patienten zurückziehen.

Die Orthesen. Durch ihre propriozeptiven Maßnahmen, die Vorbeugung von Schmerzen, von Stürzen, durch Haut- und Gelenkschutz erscheinen als eine der Hauptbehandlungen der Krankheit Ehlers-Danlos, die es vielen Patienten ermöglicht hat, ihr Leben anders zu gestalten. Orthesen gehören zu den Behandlungen in der Rehabilitationsmedizin und sind Teil der sogenannten Hilfsmittelversorgung mit drei Untergruppen: Prothesen, Orthesen und technische Hilfsmittel. Prothesen ersetzen ein fehlendes Organ (Hand, Bein, Auge.... einen Zahn). Orthesen sollen bei einer eingeschränkten Funktion helfen (z.B. Gehen), Gelenkverformungen verhindern, Schmerzen lindern (eine untere Extremitätenruheorthese für die Nacht bei der Krankheit Ehlers-Danlos) oder eine Deformität wie Kniemuskelretraktionen bei einem Kleinkind mit einem Ehlers-Danlos korrigieren. Technische Hilfsmittel, bereits weitgehend im Zusammenhang mit der Ergotherapie erwähnt, sind externe Hilfsmittel für den Körper, die eine Verbindung zur Umwelt herstellen, um sie besser zu kontrollieren, wie z.B. Gehhilfen (Rollatoren oder Stöcke, Zangen zum Aufnehmen eines Gegenstandes, Fernbedienungen usw.). Die Service-Tiere (wie z.B. Hunde, die für Menschen mit dem Ehlers-Danlos-Syndrom oft sehr nützlich sind) rücken näher. In der großen Familie der

Orthesen haben wir Memory-Foam-Produkte, das K-Taping, die Kompressionskleidung, die speziell für diese Pathologie entwickelt wurde, Gelenkorthesen, Korsetts und Plantar-Einlagen aufgenommen.

Die spezielle Kompressionskleidung für EDS hat den Zweck, die Wahrnehmung von Empfindungen zu verbessern, indem sie den Druck auf das Gewebe erhöht. Darüber hinaus hat der Kontakt mit der Haut auch eine propriozeptive und schmerzstillende Wirkung (Türeffekt). Ihre Wirksamkeit bei der Propriozeption wurde durch biomechanische Studien belegt, die 2014 in Créteil im Labor für Gehanalysen und 2016 in Caen (Labor INSERM) durchgeführt wurden. Klinische Studien haben diese Ergebnisse bereits 2010 bestätigt. Die ständige Verbesserung der Produkte geht mit positiven Ergebnissen einher, trotz der Schwierigkeiten, die mit Hauthyperästhesie, Schwitzen, Atemwegsbeschwerden und bei ängstlichen Patienten mit dem Gefühl, zu eng zu sein, verbunden sind. Zur üblichen Ausrüstung gehören Weste, Hose, Handschuhe mit und ohne Finger, Ellenbogenschoner, Knieschoner oder Knöchelschoner.

Die anderen Orthesen sind der Lendenwirbelgurt, vorzugsweise die Rücken-/Schulterbandage Elcross. Plantar-Einlagen sind von erheblicher Bedeutung, um die statischen und dynamischen Auswirkungen des Ehlers-Danlos Fußes auszugleichen, mit einer mittleren retrokapitalen Stütze, einem Gewölbe, einem hinteren Pronatorkeil und einer subkanaalen Stütze von wenigen Millimetern. Leichte Funktions- und/oder Ruhe-Handorthesen (*„Néokraft“*) Einige Orthesen gibt es *„in gebrauchsfertiger Ausführung“*. Sie sind oft zu steif und/oder zu schwer zum Heben, aber nicht immer, so dass einige Handgelenkorthesen, Daumenorthesen (bei Rhizarthrose) oder Armbänder, Ellenbogenschoner für *„Tennis-Ellenbogen“*, die in Sportgeschäften erhältlich sind, geeignet sind. Für die Schulter ist der *„universelle Schultergurt“* sehr nützlich bei Subluxation und Überlastungsschmerzen der Schulter, für die Knie können mehrere Orthesen geeignet sein, wir empfehlen gerne die Knie*reaktions*orthese.

Die grosse Becken-Kreuz-Tritt-Orthesen (Exoskelette) nehmen bei Menschen mit mehrfachen Luxationen und Hüftblockaden, aber auch in anderen Gelenken im Zusammenhang mit den manchmal massiven Störungen der Propriozeption der unteren Gliedmaßen, einen immer größeren Platz ein. Sie unterdrücken Schmerzen und bieten eine sehr gute Haltungskontrolle, was erklärt, warum sie trotz ihrer Größe und „*Robocop*“-Optik immer erfolgreicher werden. Diese Orthesen können effektiv auf ein Gelenk (Knie, Ellenbogen) beschränkt werden.

Geformte Sitze, Sitzkorsetts im Rollstuhl sind für einige Kinder von großem Nutzen. Orthesen nach Gipsabformung oder mit Computertechnik können gegen Schmerzen, insbesondere nachts oder zur Unterstützung bei Muskel-Band-Retraktionen eingesetzt werden. Abschließend, die Skoliose ist viel seltener als unlängst beschrieben und in den meisten Fällen eine sehr moderate, nicht progressive Skoliose, in seltenen schweren und progressiv Fällen, in denen eine Korsettbehandlung erforderlich ist, ist die Physiotherapie allein unwirksam. Hier können zahnärztliche Orthesen mit aufgenommen werden: mit Haltungswirkung und zur Vermeidung von Bruxismus.

Die Sauerstofftherapie. Die zusätzliche Zufuhr von Sauerstoff ist eine der effektivsten Behandlungen dieser Krankheit. Dies ist wahrscheinlich auf eine unzureichende Sauerstoffversorgung des Gehirns, der Muskeln und anderer Gewebe zurückzuführen. Wir wissen, wie sehr das Gehirn ein wichtiger Sauerstoffverbraucher ist. Der Sauerstoff diffundiert schlecht in das Interstitialgewebe, dass von weichem Gewebe mit kleinen Gefäßen umgeben ist, die sich schlecht zusammenziehen. Die klinische Realität ist, dass die Sauerstofftherapie schnelle Auswirkungen auf einige der am stärksten behindernde Symptome der Krankheit hat: Die Erschöpfung, die Migräne, den diffusen Schmerz, sehr häufig die Dyspnoe, die Dystonie, den Schlaf, die Kognition. Die Modalitäten sind die der intermittierenden Sauerstofftherapie von 1,5 bis 5 Liter/Minute, 20 bis 30 Minuten, zwei- bis viermal täglich mit Befeuchtung, durch einen Sauerstoff-Extraktor, so oft und wann immer möglich, mit einem leichten, transportablen Gerät, auch im Flugzeug.

Die Einführung der Impulsator-Behandlung (Schlagwerk des Dr. Bird, mit dem wir einen besonderen Austausch hatten), kombiniert mit der Sauerstofftherapie, verbessert die aerodigestive Propriozeption (Vermeidung von falschen Atemwegen, Atempausen am Tag und in der Nacht, oft verwechselt mit

Schlafapnoe). Diese Sauerstofftherapie erfolgt im Idealfall täglich, insbesondere an den Erschöpfungszustand angepasst. Es wird empfohlen, vor einer körperlichen Aktivität (Haushalt, Sport, Physiotherapie...) eine Sitzung zu machen, um zusätzlichen Sauerstoff zu erhalten und ihn anschließend zu ersetzen.

Seine Wirksamkeit ist bemerkenswert, wie wir in retrospektiven Studien gezeigt haben (die erste bei 124 Patienten mit 27 Monaten Behandlung und prospektiv zu 30 Probanden, die einen Monat lang beobachtet wurden, andere Studien sind in der Auswertung.

Bei der Erschöpfung gibt es in 79% der Fälle einen positiven Effekt, bei 50% der Fälle ein sehr bedeutendes Ergebnis. Bei Migräne ist es bei 56% der Fall, mit einer sehr deutlichen Wirkung (Verschwinden von Anfällen bei den meisten Patienten) in 85% der Fälle. Die Schwierigkeit besteht darin, dass die Medizin die Physiologie weiterhin als das *„Kanonische Recht"* (Georges Canguilhem, *„das Normale und das Krankhafte"*, 102) der Medizin betrachtet, wodurch die Sauerstoffversorgung dazu da sei, eine Unterversorgung zu korrigieren und eine Normalversorgung zu erreichen. Jedoch handelt es sich hier nicht um eine Sauerstoffunterversorgung im Blut, auch nicht in den von uns durchgeführten sechsminütigen Tests, sondern um eine im interstitiellen Bindegewebe, wobei sich der Mechanismus deutlich von dem einer chronischen Bronchopneumonie unterscheidet. Außerdem spielt die bloße Infragestellung der Existenz der Krankheit schrecklich gegen die Kranken, was die Mediziner und Paramediziner gerne für Simulanten verwenden.

Gegen Schmerzen, die besonders heftig und resistent gegen Behandlungen sind, einschließlich der Morphiumtherapie. Wir können bezeugen, dass wir in unserer Karriere als Ärzte für Menschen mit Behinderungen viele Menschen mit Schmerzen betreut haben, aber wir haben noch nie solche Leiden erlebt, sowohl bei Erwachsenen als auch bei Kindern, außerdem verstehen Ärzte und Familie und Freunde nicht, was vor sich geht, fügt das nicht Geglaubte eine Demütigung und eine Form der Verzweiflung hinzu *(„sie werden mich nicht heilen, weil sie mir nicht glauben"*), was einige Patienten zum Selbstmord drängt, wie wir es erst kürzlich wieder erfahren haben.

Der Schmerzmechanismus ist nicht neurologisch, sondern beruht auf einer verzerrten und übermäßigen Wahrnehmung von Sensornachrichten durch Dyspropriozeption und Gewebeverformung. Deshalb haben wir unsere Behandlungen so ausgerichtet, dass sie diese Realität berücksichtigen: Lokale Behandlungen bevorzugen: Wärme, Massagen, Wärme, Lidocain in Pflastern, als Gel, per Injektionen, TENS.

Kein Morphium, keine oder nur sehr wenige Anxiolytika, kein Neuroleptikum. Neoflam erscheint hier die bevorzugte Behandlung, wenn es gut vertragen wird, ohne Risiko einer Abhängigkeit über den Mund oder mittels Injektion bei akuten Attacken. Sauerstoff bei Migräne und Muskelschmerzen. Codein verstopft, ist aber oft wirksam. Baclofen (10 bis 30 mg pro Tag bei Schmerzen) ist öfter deutlich wirksam gegen die Schmerzen der Krankheit Ehlers-Danlos und kann mit der vorherigen kombiniert werden. Ketamin hat eine uneinheitliche Wirkung und ist nicht einfach zu handhaben. Die Behandlung der Dystonie hat eine positive Wirkung auf die Schmerzen. Somatisch-psychologische Therapien, insbesondere Hypnose, Entspannung im Zusammenhang mit psychologischer Unterstützung haben einen bedeutenden Platz. 49% der Frauen sind dyspareunisch und leiden auch außerhalb des Geschlechtsverkehrs an vaginalen Schmerzen. Die Verwendung von Xylocaingel kann hier signifikante Verbesserungen in Verbindung mit Hyaluronsäure-Vaginalzäpfen bringen.

Weitere therapeutische Aspekte

Vitamin D; jeden Monat in Ampullen oder jeden Tag in Tropfen, da es ein erhebliches Defizit und Osteopenie mit Osteoporoserisiko gibt. L-Carnitin, gegen Erschöpfung, Muskelschmerzen und Krämpfe ist sehr effektiv wirksam auch auf die Verdauung (manchmal zu viel).

Niedrig dosierte Anti-Parkinson-Medikamente gegen die **Dystonie**. Diese ist häufig (56%) und verantwortlich für funktionelle Beschwerden. Sie manifestiert sich durch plötzliche unwillkürliche Bewegungen, Zittern, Ungeschicklichkeit, Gelenkerkrankungen (Blockaden, Subluxationen, Luxationen), Schmerzen, Erschöpfung. Diese Anfälle werden zu Unrecht als *„hysterisch"* bezeichnet. Sie sprechen sehr gut auf niedrige Dosen von L-DOPA an (LP 125 mg am Morgen, 65 mg am Abend oder je zwei morgens und abends von 65 mg zweimal täglich). Die Natriumpumpe hemmt die Refluxerkrankung des Magens, zweimal täglich. Betablocker (Biprosolol 1,25 mg oder 2,50) sollen die übermäßige Beschleunigung der Herzfrequenz (Herzklopfen) korrigieren.

Der **Schlaf**. gegen Schlafstörungen, insbesondere das Einschlafen: Melatonin 4 bis 8 mg über Nacht wiederholend, ggf. Lichttherapie.

Die Allergie, die durch Hautausschläge und Juckreiz mit dem Vorhandensein von **MCAS** („*Mastozytose*") hervorgerufen wird: Antihistaminika antiH1 und antiH2 und andere geeignete Medikamente.

Instabile **Blase** und Schweißausbrüche: Solifenacin, Vitamin C, als Blasensäuerungsmittel (Ascorbinsäure) gegen Harnwegsinfektionen und gegen Erschöpfung. Insbesondere andere B-Vitamine können angezeigt sein, insbesondere wenn Haare und Nägel empfindlich sind.

Die Chirurgie hat einen sehr begrenzten, aber manchmal zwingenden Platz. Die Gewebeheilung ist schlecht, die Anästhesie ist problematisch, die Heilung ist von sehr schlechter Qualität, die Blutungen sind stark und schwer zu kontrollieren. Sie geht oft mit einer generalisierten Verschlechterung des Funktionsstatus einher, wie z.B. einem Trauma oder einer schweren Infektion. Am häufigsten versagt sie an den Gelenken bei dehnbaren und zerbrechlichen Bändern. Knochenbrüche und Transplantationen enden oft mit einer Osteolyse. Allerdings sollten Blasensteine vorsichtig entfernt und Aneurysmen, die zur Volumenzunahme neigen, operiert werden. Die Operation von Adipositas und Magenreflux sollte mit größter Vorsicht durchgeführt werden. Wenn eine Hysterektomie bei starken und wiederholten Blutungen gerechtfertigt sein kann, gibt es keine Indikation für eine Kolektomie. Eine Brustptosis ist häufig und verursacht Unannehmlichkeiten und Funktionseinschränkungen. Die plastische Chirurgie ist mit großer Vorsicht durchzuführen (nicht resorbierbare Nähte, Hämostase, nicht aggressive Chirurgie...). Es gibt auch eine Indikation bei Lidverengung mit Einschränkung des Gesichtsfeldes. Diese Aspekte werden im nächsten Kapitel mit iatrogenen Aspekten weiterentwickelt.

Nachwort ohne eindeutige Schlussfolgerungen, aber mit therapeutischen und sozialen Perspektiven

Eine Krankheit, eine Behinderung, unsichtbar.

Diese Reise in die Krankheit Ehlers-Danlos offenbart eine Vielzahl von *„verborgenen Dingen“* angesichts einer Pathologie, die die Vereinigung ASED als *„unsichtbares Handicap“* bezeichnete. Das Erscheinungsbild ist irreführend, es verbirgt sich hinter dieser *„Faszies der Mona Lisa“*, die immer den Eindruck erweckt, dass die Person vor ihnen viel jünger ist und nicht leidet. Ihnen fehlen keine Gliedmaßen, sie sehen *„normal“* aus. Die Augen verraten jedoch die Müdigkeit und den Schmerz, der auch an einem steifen Nacken und einer gewölbten Haltung zu erahnen ist, als ob man in sich zusammengesackt ist. Es ist die Geschichte, die offenbart, wer diese Person wirklich ist, ihre multiplen Schmerzen, die bleiernen Müdigkeit, die sie zerquetscht, die Ungeschicklichkeit, die Atembeschwerden, die Schwierigkeiten mit dem Mund, dem Magen, dem Darm, der Blase, die Verstopfungen oder das Auskugeln der Gelenke die *„knacken“*. Die Haut, die so empfindlich und zerbrechlich ist, die Kiefergelenke, die sich blockieren und schmerzen, die Geräusche anderer, die in einen eindringen, und diese manchmal schrecklichen Gerüche, die einen dazu bringen, sich übergeben zu wollen. Die Nahrungsmittel- und Medikamentenunverträglichkeiten. Alle Arten von Erscheinungsformen, an die der Mensch sich in seinem Leben gewöhnt hat, manchmal schon seit der frühen Kindheit. Die Person wagt es nicht mehr, Ärzten, die ihr nicht glauben, für die all dies unmöglich erscheint und *„nur frei erfunden“* ist, von ihrer Situation zu erzählen. *„Im Kopf! Ja, im Kopf!“*, *„Übernehmen Sie die Verantwortung für sich selbst!“*, *„Hören Sie auf,* sich zu beschweren! " Diagnostische Irrfahrten bei Organspezialisten über die fast obligatorischen Aufenthalten in Schmerzzentren, Notaufnahmen, beim „*Psychologen*" und schließlich: „*zur Arbeitsagentur*"!

Eine Krankheit mit oft „*durch einen Arzt verursachten*" dramatischen Folgen, insbesondere bei chirurgischen Eingriffen.

Wir haben nie verstanden, warum ein so offensichtliches und leicht zu diagnostizierendes Krankheitsbild so unbekannt war. Wir vom Henri-Mondor-Krankenhaus, Bichat-Krankenhaus, Hôtel-Dieu de Paris, Lariboisière, Salpetrière, Garches mit den Genetikern, ELLAsanté Gesundheitszentrum, Quebec, Tunesien, Algerien, Belgien, Boissise le Roi, Reims, etc. An all diesen Orten trafen wir dieselben Patienten, die unter den gleichen Symptomen, den gleichen Zeichen bei der Untersuchung litten, leicht zu identifizieren, die aber bisher nicht diagnostiziert wurden.

Die wöchentliche Konsultation von Patienten mit der Krankheit Ehlers-Danlos zeigt nach wie vor die gleichen Katastrophen, Folgen von Fehldiagnosen und deren invasiven Untersuchungen und aggressiven Behandlungen bei diesen Patienten mit sehr empfindlichem Gewebe. Die häufigsten Verwechslungen gibt es mit psychiatrischer Krankheit mit Kennzeichnungen wie DSM IV (104) oder CIM (105) „*Aufmerksamkeitsstörungen*", „*Stimmungsstörungen*", „*somatomorphe Störungen*", „*Entwicklungsstörungen*", „*Persönlichkeitsstörungen*" oder Vorurteile, die der Gesellschaft als Ganzes mitgeteilt werden: „*Stress*" (für den oft die Mutter verantwortlich gemacht wird), „*Hysterie*", im Zusammenhang mit „*moralischen*" und beschuldigenden Vorwürfen wie faul und kleinmütig zu sein, sich ständig zu beklagen, mutlos, nicht stillstehend, „*verwirrt*" und „*unruhig*" zu sein. Andernorts sind es Diagnosen wie „*Autismus*", „*Aspergerkrankheit*", die auf das Verhalten zurückgeführt werden, im Zusammenhang mit dem propriozeptiven Syndrom, wie wir bereits erläutert haben (100). Die Häufigkeit von kognitiven Störungen und die mit der Krankheit verbundene große Angst (99), die Bedeutung, Vielfalt und Variabilität subjektiver Symptome treiben den in der Krankheit ungeschulten Arzt auf natürliche Weise von der Diagnose weg und führen ihn in die Irre, in Richtung Psychopathologie. Hinzu kommen die eindeutigen Zusammenhänge zwischen Legasthenie und dem Autismus-Spektrum auf der einen Seite und der Krankheit Ehlers-Danlos auf der anderen Seite. Das Vorhandensein von Panikattacken, bestimmten Phobien oder Abhängigkeiten kann dazu beitragen, die Verwechslung aufrechtzuerhalten. Die Psychogenisierung erscheint nach unseren Erfahrungen und denen von Professor Antonio Bulbena, Psychiater in Barcelona (105), die schwerwiegendste iatrogene Komplikation der Krankheit Ehlers-Danlos zu sein. Die Behandlungen ihrer Schmerzen in Schmerzzentren unterscheiden sich nicht wesentlich von denen der Psychiater, wahrscheinlich wegen der *„neuropathischen"* Natur der Schmerzen dieser Patienten, die durch die Anwendung einer Schmerzklassifikation gegeben ist, die die ganz besonderen Schmerzen der Patienten mit einem Ehlers-Danlos nicht berücksichtigt. Man beobachtete dieselben negativen Auswirkungen bei den Patienten.

Die somatischen Folgen sind nicht minder beunruhigend, wenn wir uns auf das beziehen, was wir in unseren Konsultationen beobachten und hören. Die üblichen Verwechslungen bestehen natürlich in der Diagnose von Krankheiten mit ähnlichen Erscheinungsformen. Ihre Liste ist sehr lang, da die Krankheit Ehlers-Danlos, eine diffuse Erkrankung eines in allen Organen vorhandenen Gewebes (des Bindegewebes), zu Beschwerden in jedem dieser Organe führen kann. Das Nervensystem ist unversehrt, außer im Falle eines Traumas, aber es empfängt alle Informationen (Position, Bewegung, Hautsensationen, Bauch, Geruch, Visuelles...) von den verstreuten Sensoren, um den Körper über das Geschehen dort zu informieren und eine angemessene Regulierung sicherzustellen. Dies ist eine Hauptursache für Fehler bei Ärzten, die geschult sind, Verletzungen des Nervensystems aufgrund von Symptomen (sensorische und sensorische Störungen) und Problemen der Körperkontrolle zu interpretieren. Es sind die Krankheiten mit schmerzhaftem Verlauf, die an erster Stelle stehen: *Morbus Bechterew* (meistens sind Männer betroffen, die Wirbel ziehen sich zusammen), *Rheumatische Arthritis* oder *Arthrose* trotz des Fehlens der charakteristischen Deformationen der Finger, Myokardinfarkt oder akuter Koronaranfall, im Angesicht von präkordialen, konstruktiven, intensiven Brustschmerzen, mit einem Gefühl von bevorstehendem Tod, die auf den Kiefer und die linke obere Extremität bis in den kleinen Finger ausstrahlen, im Zusammenhang mit dem Brustsyndrom (Rippenschmerz, der mit Lidocain infiltriert werden muss) und möglicherweise Extrasystolen (hier häufig). Diese Situation ist nicht gravierend („*das Herz ist das stabilste Organ bei der Krankheit Ehlers-Danlos*“), es sei denn, der Arzt verschreibt Antivitamin K und verursacht bei diesen zu starken Blutungen neigenden Patienten Blutungen. Andererseits ist es wichtig, nicht an Patienten mit einem „*Pseudo-Ischias*“ zu operieren, auch wenn eine Bandscheibe „*eingeklemmt*“ oder kollabiert zu sein scheint, wie es bei dieser Krankheit aufgrund der Flexibilität des Gewebes einschließlich der Bandscheiben üblich ist und was bei der Röntgenaufnahme der stehenden Wirbelsäule die Regel ist. Im Schmerzregister ist die häufigste Diagnose „*Fibromyalgie*“. Diese Benennung ist seit der ersten Beschreibung durch Verwechslung mit der echten Krankheit Ehlers-Danlos von Professor Marcel-Francis Kahn (23), Rheumatologe, von SPID („*Diffuse idiopathic polyalgic syndrome*“) sehr beliebt geworden. Die Folge ist eine Katastrophe für die Krankheit Ehlers-Danlos. Dies liegt an den daraus resultierenden diagnostischen und therapeutischen Fehlern (Antidepressiva), aber auch an dem Ruf, den der Missbrauch dieser Diagnose erzeugt hat: Die Fibromyalgie, wie sie von Professor Kahn und seinen Nachahmern beschrieben wurde, wurde in Bezug auf ihre Identität stark diskutiert, auch wenn sie aus Mangel an wissenschaftlicher Unterstützung und insbesondere an Ätiologie oft durch diesen schönen Begriff in medizinischer Sprache „*charakterisiert*“ wird und von einem berühmten Pariser Polizeipräfekten übernommen wurde, der „*Mülldiagnose*“. Das Problem ist, dass eine beträchtliche Anzahl von Ärzten, insbesondere Rheumatologen, weiterhin die spezifische Identität einer Krankheit, die nicht oder „*stellvertretend*“ existiert, verteidigen und sie vor allem mit einer „*echten Krankheit*“ verwechseln, die zwar existiert, die man aber nicht sehen will und bei der man nicht weiß, wie man sie sieht, und wenn man sie nicht verwirft, bezeichnet man sie als „*modische Krankheit*“, was eleganter, aber ähnlich abwertend ist. Das Problem wird noch verschärft durch die Existenz von Patientenverbänden, die die Identität der Krankheit, an die sie sich klammern, energisch, ja sogar gewaltsam (wir haben den Preis dafür bezahlt) verteidigen. Wir können sie verstehen, denn nachdem über ihre Krankheit gesprochen wurde, existieren sie in den Augen der Ärzte und wollen legitimer Weise berücksichtigt werden. Wir diagnostizierten die Krankheit Ehlers-Danlos bei fünf Präsidiumsmitgliedern von Fibromyalgie-Verbänden, von denen einer sagte, dass die Krankheit mit den spezifischen Behandlungen der Krankheit Ehlers-Danlos um 75% verbessert wurde. Es ist an der Zeit, sich daran zu erinnern, dass von 55 Patienten, bei denen der Verdacht auf Ehlers-Danlos besteht und die von einem Arzt der Essonne MDPH überwiesen wurden, 45 mit Fibromyalgie diagnostiziert wurden, keiner von ihnen jedoch mit Ehlers-Danlos (84). Es gibt immer noch ein Problem in unserem Gesundheitssystem und beim sozialen Ausgleich und der sozialen Anerkennung. Dies scheint weder die MDPHs noch das Gesundheitsministerium oder die Sozialversicherungen zu schockieren. Die Gougerot-Sjögren-Krankheit und das Raynaud-Syndrom werden oft bei schmerzhaften Symptomen im Zusammenhang mit neurovegetativen Störungen wie Thermoregulation, Trockenheit und Fragilität der Schleimhäute erwähnt. Die aktuellen Beschreibungen dieser beiden Krankheiten werfen die Frage auf, ob sie mit der Krankheit Ehlers-Danlos verwechselt werden. Die zur Diagnose der Sjögren-Krankheit durchgeführte orale Schleimhautbiopsie kann bei der Krankheit Ehlers-Danlos sehr schlecht toleriert werden. Zur Diagnose der Raynaud-Krankheit gibt es einen Hautkapillaroskopie-Test. Dieser Test ist bei der Krankheit Ehlers-Danlos negativ, wie wir bei zehn Patienten mit einem Ehlers-Danlos in der rheumatologischen Abteilung des Cochin-Krankenhauses in Paris gesehen haben. Die Ähnlichkeit der Symptome der sogenannten Raynaud-Krankheit mit denen der Krankheit Ehlers-Danlos wirft die Frage auf, ob nicht diese Beschreibung auch eine Verwechslung mit der Krankheit Ehlers-Danlos darstellt.

Bei Kindern sind Bauchschmerzen sehr häufig und besonders intensiv und können zur Diskussion bezüglich verschiedener chirurgischer Diagnosen verwendet werden. Die Flexibilität der Bauchdecke, die Schwierigkeit, Spontan- und Untersuchungsschmerzen zu lokalisieren und der ungleichmäßige Temperaturanstieg erschweren die Diagnose. Das Vorhandensein einer Hyperleukozytose ist ein wichtiges Zeichen, um nicht zu spät einzugreifen (Möglichkeit eines Geschwürs) und einer Bauchfellentzündung. Starke *„stichartige"* Brustschmerzen sollten an einen Pneumothorax denken lassen, der bei allen Formen der Krankheit Ehlers-Danlos möglich ist. Und das nicht nur bei bestimmten Formen, die man fälschlicherweise als vaskulär bezeichnet. Hand- und Unterarmschmerzen mit nächtlicher Verschlimmerung deuten wie bei allen Schmerzen dieser Erkrankung oft auf ein Karpaltunnelsyndrom hin, d.h. eine Kompression des Mediannervs am Handgelenk durch das vordere Ringband der Handwurzel. Dies ist aber sehr unwahrscheinlich, da das Band wie die anderen Gewebe dehnbar ist. Das Leiden des Ulnaris-Nervs am Ellenbogen beim Thoracic-outlet-Syndrom kann auch durch die mechanischen Belastungen dieser Nerven an Orten, an denen sie Opfer von Dehnungen durch zu große Flexibilität der Muskeln (Halsmuskeln) werden, die sie schützen sollen, oder durch ein zu bewegliches Gelenk (Ellenbogen) begründet sein. Eine Operation sollte vermieden werden.

Weitere Ursachen für diagnostische Fehlinterpretationen sind Störungen der Motorik. MS (Multiple Sklerose): Gangstörungen, Gleichgewichtsstörungen, Dysarthrie, Schluckstörungen, Diplopie, Störungen der Blase und des Schließmuskels, Schwankungen der Symptome, Vorhandensein von Leukoarrahihiose auf dem MRT, ein Zeichen von Ehlers-Danlos, verwechselt mit einem Bild, das auf MS hinweist und Neurologen bekannt ist, die mit der Bildgebung des Gehirns nach Ehlers-Danlos nicht vertraut sind (42). Die Folgen sind erschreckend, da der Patient viele Risiken trägt: Meningealversagen bei einer Lumbalpunktion, Verschlimmerung seiner Osteopenie unter Kortikosteroiden, zerebrale Folgen von immunologischen Behandlungen. Muskelerkrankungen werden oft erwähnt, ebenso wie Muskelschwäche (Myasthenia gravis). Was die Neurologen am meisten verwirrt, sind die mehr oder weniger wichtigen, mehr oder weniger weit verbreiteten, mehr oder weniger langanhaltenden Defizite aufgrund von propriozeptiven Störungen ohne Anzeichen einer Schädigung des Knochenmarks oder des Gehirns, mit manchmal einem Verlust an Empfindlichkeit. Wir haben sie oft beobachtet. Nach unserer Erfahrung sind sie am häufigsten intermittierend mit sehr variablen Intervallen. In einigen wenigen Fällen sind sie dauerhaft insgesamt über mehrere Jahre, in denen wir diese Patienten verfolgt haben. Sie werden von fast allen Ärzten fälschlicherweise als *hysterisch* bezeichnet. Eine weitere Erscheinungsform, die oft auf die gleiche Weise betrachtet wird, ist zu beobachten: Es handelt sich um diffuse dystonische Anfälle mit Muskelzuckungen, die mehr oder weniger repetitiv sind, und um heftige Kontraktionen, die schwer zu bekämpfen sind. Die Behandlung besteht darin, Dopa zu verschreiben. Andernorts deuten diese generalisierten Kontrakturen auf einen epileptischen Anfall hin, den wir bei der Krankheit Ehlers-Danlos nicht mit besonderer Häufigkeit beobachtet haben. Das Elektroenzephalogramm ist normal. Antiepileptika erscheinen nicht angemessen und sollten vermieden werden. Wir sind auf eine Verwechslung mit der Parkinson-Krankheit aufgrund einer Dystonie gestoßen, die als Folge eine fragwürdigen Operationsindikation hatte.

Die Avatare der orthopädischen Chirurgie sind zahlreich.

Bandplastiken mit pathologischen Sehnen sind meist ineffektiv und stören die unsichere Propriozeption. Im Zusammenhang mit einer Störung der Motorik ist die Durchführung einer Osteotomie sehr gefährlich. Das Gleiche gilt für die Kniescheibe, die man besser nicht neu ausrichten sollte. An der Schulter verhindern vordere Befestigungen nicht die Auskugelungen, die in alle Richtungen verlaufen und das Transplantat löst sich auf... Einige Eingriffe zur Straffung des Bandmuskelsystems der Schulter können zu Ergebnissen führen, diese sind aber inkonsistent. Es ist besser, grundsätzlich andere orthopädischen Lösungen zu entwickeln. Am Knöchel ist der Ersatz der luxierten Sehne des kurzen seitlichen Peronaeus zufallsbedingt und ein gut platzierter Pronatorkeil besser. Die Hüfte ist für die funktionelle Chirurgie nicht zugänglich und die Lösung für Hüftgelenkluxationen (starke Schmerzen in der Leistenhöhle) ist das Exoskelett. Die Erfahrungen mit den wenigen von uns gesehenen Knie- oder Hüfttotalprothesen sind positiv. Allen diesen Operationen gemeinsam ist das Risiko von übermäßigen Schmerzen, die hier sehr häufige Algodystrophie (106), das Risiko einer allgemeinen Verschlimmerung der Krankheit, ähnlich wie bei einem Autounfall. Natürlich sind die Risiken zu berücksichtigen, die auftreten bei Problemen mit der Blutgerinnung, dem Risiko von intraoperativen Blutungen, der Langsamkeit der Heilung, bei der nicht resorbierbare Materialien sehr spät entfernt werden müssen, um das Aufreißen von Nähten zu verhindern.

Eine weitere Gefahr für diese Patienten besteht bei **Magen- und Darmoperationen.** Diagnostische Verwechslungen mit dem Morbus Crohn (mögliche Kolektomien), Entwicklungen in der Refluxchirurgie, Übergewicht und Verschlüsse führen bei Patienten mit Ehlers-Danlos zu nicht ungefährlichen Eingriffen. Es ist notwendig, bei einer Bauchdeckenoperation sehr vorsichtig zu sein und die Installation von chirurgischen Netzen zu vermeiden, die nicht in einer Operation verbleiben. Dennoch ist Folgendes notwendig: Das Entfernen von Blasensteinen zur Verhinderung einer Perforation und Bauchfellentzündung, die jährlich mittels Ultraschalls zu untersuchen sind.

Die plastische Chirurgie hat ihre Berechtigung. Die Hängebrust kommt häufig vor und wird aus ästhetischen und funktionellen Gründen (Brustschmerzen und Wirbelsäulen-, Atembeschwerden) operiert. Dabei ist die Haut mit geeigneten Nähten zu behandeln und Blutungen müssen verhindert werden. Die Verengung der Augenlider ist manchmal so gravierend, dass sie das Gesichtsfeld einschränkt. Auch hier ist eine gut angepasste Operation angezeigt. Das manchmal beobachtete Abstehen der Ohren rechtfertigt auch eine Operation, wobei die Gefäßbrüchigkeit des Knorpels beachtet werden sollte. Andererseits sind die uns oft vorgeschlagenen Nasenscheidewandoperationen nicht zu empfehlen. Mandeloperationen sind häufig, können blutig sein und erfordern Vorsicht. Die sehr hohe Häufigkeit von HNO-Infektionen (insbesondere Ohrinfektionen) scheint dies zu rechtfertigen.

Zahnärztliche Chirurgie. Sie muss wegen der Bedeutung der oralen Symptome sorgfältig abgewogen werden. Es ist ratsam, bei zerbrechlichen Zähnen konservativ vorzugehen, um eine Zahnlosigkeit zu vermeiden... Zahngelenkserkrankungen sind angesichts der Risiken von Blutungen, Narbenbildung und Resistenz gegen Lokalanästhesie schwer zu korrigieren.

Zysten und Knötchen sind häufig, in der Regel regressiv oder stabil und rechtfertigen eine Operation nur, wenn sie druck- oder funktionsstörend oder blutungsgefährdet sind (Eierstöcke). Die Unwissenheit über Zysten und Knötchen, sowie über das Syndrom kann zu unüberlegten Handlungen führen, wie dies beinahe der Fall bei einem unserer Patienten war, dem eine Lebertransplantation angeboten wurde und der seine Zyste spontan verschwinden sah.

Die Haut muss während der Enthaarung sorgfältig gepflegt werden, Xylocaingel macht diese Behandlung weniger schmerzhaft; ein *„Piercing"* wird nicht empfohlen. Tattoos hingegen verformen sich nicht. Tattoo-Künstler sagen, dass sie *„die Tinte trinken"*.

Erklärung der Nicht-Diagnose einer häufigen Erkrankung

Einer unserer Freunde, der Präsident der nationalen Ethikkommission, gegenüber dem wir diese Bemerkung gemacht haben, hatte uns gesagt *„Die Krankheit wird nie diagnostiziert, weil sie so häufig vorkommt."* Ich denke, es sollte hinzugefügt werden, dass es auch an ihrer sehr vielfältigen und eher *„banalen"* Symptomatik liegt, die a priori nicht die Aufmerksamkeit und das Interesse des Arztes auf sich zieht. Wir haben unsere Überlegungen fortgeführt und können mehrere Argumente nennen, um Patienten besser zu verstehen und somit besser aufzuklären und Ärzte und andere Fachleute im Gesundheits- und Sozialwesen zu unterrichten.

1. Die Vielfältigkeit der Symptome. Es ist schwer, es einer Krankheit zuzuordnen. Wir hatten 79 davon in der Analysetabelle des Hôtel-Dieu de Paris aus dem Zeitraum von 2009 bis 2016 identifiziert. Dies ermöglichte die Erstellung der Datenbank, aus der Stanislas Pommeret das mathematische Modell erstellte, mit Hilfe dessen wir genügend klinische Anzeichen für eine sichere Diagnose auflisten konnten (44). Diese Vielzahl klinischer Symptome ist für Ärzte unserer Zeit *„verdächtig"*, die ihre Tätigkeit auf einen Teil der Krankheit beschränkt haben, meist um ein Organ oder eine Gruppe von Organen herum (*„Apparat"* im Fachjargon der Ärzte). Wie mein Freund Henri Margeat, Doktor der Rechtswissenschaften, Versicherer und Spezialist für die Behebung von Körperschäden sagte: *„Sie führen eine Ersatzteilmedizin durch“*. Für jedes Element *(„Teil“* oder *„Gegenstand“*) des menschlichen Körpers, mit dem sie vertraut sind, kennen sie eine Liste der entsprechenden Krankheiten mit ihren Symptomen und Behandlungen. Es ist für sie sehr schwer vorstellbar, dass Hauterkrankungen, Hyperakusis und gastroösophageale Refluxerkrankungen Ausdruck derselben Erkrankung sind und dass ein gemeinsamer Mechanismus die Symptome erklärt (hier Dyspropriozeption).

Und doch ist es gerade diese Vielfalt der Symptome, die durch ihre Bündelung charakteristisch ist. Um dies zu erreichen, müssen wir kohärentes klinisches Denken anwenden, indem wir die Prinzipien des einfachen medizinischen Denkens und des gesunden Menschenverstands anwenden, wie wir es von Professor Michel Bourel in den ersten Jahren unserer medizinischen Ausbildung im Hôtel-Dieu de Rennes gelernt haben: *„Im Angesicht einer Vielzahl von Symptomen, sollte versucht werden, diese zu gruppieren und sie auf eine gemeinsame Ätiologie zurückzuführen.“* Das gilt ganz besonders für die Krankheit Ehlers-Danlos. Das Zusammentreffen einer Reihe von Zeichen, die auf eine Schädigung des Bindegewebes hindeuten, ist für seinen diffusen Verlauf von Bedeutung.

2. Die Art der Symptome. Sie sind isoliert und von einer traurigen Banalität unbedeutend. Daraus ergeben sich die Überlegungen: *„Jeder ist müde“*, *„Jeder schläft schlecht“*, *„Jeder hat Schmerzen“* (besonders im Rücken). Sicherlich, aber sie haben nicht alle diese Symptome zur gleichen Zeit mit dieser Intensität. Schlimmer noch, einige dieser Symptome werden von Ärzten, die sich nicht für sie interessieren, *„heruntergespielt“* und sie sind sogar *„verärgert“* über ihre Anwesenheit und vielleicht über ihre Unfähigkeit, sie zu behandeln. Dies ist der Fall bei Verstopfung, bei der unter unserer Leitung im Labor für Medizin- und Rechtsethik von Professor Christian Hervé an der Universität Paris-Descartes ein Master-Abschluss in Ethik erworben wurde. Diese Arbeit zeigte das mangelnde Zuhören der Ärzte auf, ihr mangelndes Interesse und die Einstufung dieser Darmfaulheit als geringes Symptom. Gleiches gilt für andere Erscheinungsformen der Krankeit Ehlers-Danlos:

Erschöpfung, widerspenstige und diffuse, schlecht systematisierbare Schmerzen, Schlafstörungen, Harndrang, Schwindel. Dies erleichtert nicht den Kontakt mit dem Patienten, dessen Symptome vom Arzt schwer zu akzeptieren sind: Sie widersetzen sich seinen Behandlungen. Um *„all dies zu krönen"*, werden Medikamente schlecht vertragen und noch schlimmer, sie verstärken manchmal die Symptome. Das ist zu viel! Und wir verstehen, dass ein Arzt sich so unwohl und verwirrt fühlt und dass er es vorzieht, einen *„Spezialisten"* für diese Krankheit zu beauftragen, der sich nicht wie andere verhält und seine medizinische Tätigkeit in Frage stellt.

3. Das Fehlen eines biologischen Markers. Der *„Niedergang"* der Klinik und... der medizinischen Ethik. Es gibt einen Rückzug der Klinik angesichts der Zunahme von Untersuchungen, die einst als *„paraklinisch"* oder *„komplementär"* bezeichnet wurden, mit Einfluss auf die Lehre in den Fakultäten, die sogenannten *„grundlegenden"* Disziplinen in den klinischen Fachgebieten seit der Revolution im Mai 1968, die Entwicklung von Bild- und mikrobiologischen Techniken, der Vormarsch der *„EBM"* (*„Evidenzbasierte Medizin"*, Medizin auf der Grundlage von Beweisen). Es muss gesagt werden, dass Lehrer in diesen Fachgebieten oft frustriert waren und sogar von ihren klinischen Kollegen verachtet wurden. Es war diese Frustration, die sie zu destruktiven Aussagen führten, die wir von Medizinphysikern hörten. Zuerst, als wir noch Medizinstudenten im Krankenhaus waren. Der Physikprofessor, Leiter der Krebsabteilung, wagte es, einen Finger auf eines der unteren Augenlider von uns zu legen und sagte: *„Rote Körperchen, 3 Millionen"*, um das Betrachten der Blässe der Bindehaut als Zeichen für eine Anämie zu verspotten. Der zweite war unser Chef, als wir Assistent in der medizinischen Biophysik an der Medizinischen Fakultät in Paris waren und sagte, ohne mit der Wimper zu zucken: *„Was nützt es, den Studenten die Lungenauskultation beizubringen, wenn es genügt, ein Röntgenbild zu machen!"* Laennec muss sich in seinem Grab umgedreht haben. Man kann sich auch vorstellen, wie perfekt dies zutrifft auf die Diagnose einer Lungenentzündung bei einem Kind zwischen Leben und Tod, das verloren an einem der verschiedenen Orte der gestrandeten Migranten aus Afrika ist. (107). Gleichzeitig tragen die Medien, die auf die Überlegenheit der modernen Technologien gegenüber dem Menschen einschlagen, durch die Allgegenwart der *„Roboter“* dazu bei, diesen wesentlichen Aspekt der *„Klinik“* zu diskreditieren, d.h. diesen einzigartigen Austausch zwischen dem Patienten, der mit seinen Symptomen kommt, und dem Arzt, der dem Patienten zuhört und *„glaubt“* und sein Wissen und seine Erfahrung zur Verfügung stellt, um ihn zu Erklärungen (eine Diagnose) und Lösungen (eine Aufklärung, eine Behandlung) zu führen. Es ist der *„Betroffene“*, der seine Diagnose stellt (Osler), unterstützt vom Arzt.

Diese Entwicklung auf Kosten der Klinik wurde in Jérôme Garcins neuestem biographischem Buch (59) *„Le syndrome de Garcin“* über seinen Großvater erwähnt, eine der Säulen der französischen Neurologie, Raymond Garcin, der darum bat, nicht *„der abergläubischen Bewunderung der Techniken“* zu erliegen. Dies hinderte den Wissenschaftler nicht daran, die Elektronenmikroskopie am Salpêtrière-Krankenhaus zu fördern. Die Biologie (einschließlich Histologie, Genetik) und Bildgebung zur Entkräftung oder Bestätigung einer Hypothese (positive Diagnose) nach Eliminierung anderer Krankheiten (Differentialdiagnose), die ein *„klinisches Bild“* ergeben könnte, sollte beibehalten werden. Wir wissen, dass sie aufgrund der Vielzahl der Symptome der Krankheit Ehlers-Danlos sehr zahlreich sind. Das Fehlen eines formalen biologischen Tests bei der Krankheit Ehlers-Danlos, trotz einiger Fortschritte der Genetiker, ist eine Tatsache, die berücksichtigt werden muss. Es ist notwendig, die Diagnose zu stellen und entsprechend zu handeln, ohne auf die hypothetischen Ergebnisse dieser Forschung zu warten, um den Patienten zu helfen und sie aus der schmerzhaften und gefährlichen Phase herauszuholen, in der sie sich mit ihren Familien befinden. Die Abnahme des klinischen Handelns, die in diesem Fall zu einem diagnostischen Misserfolg führt, wird von einem *„bildgebenden Fiasko“* begleitet, was trotz fortschrittlichster Techniken normal ist. Dieser Gegensatz zwischen einer so intensiven Symptomatik, die zum Teil zum Selbstmord geführt haben mag, und einer normalen Bildgebung ist für den Arzt schockierend und für den Patienten enttäuschend, jedoch sollte hierbei in erster Linie an die Krankheit Ehlers-Danlos gedacht werden, anstatt den Patienten im Namen einer *„wirren“* Anwendung der Psychosomatik mit der rituellen Formel: *„Es ist im Kopf“* selbst zu belasten. Die Emotionalität und die gewohnte Angst können den Patienten selbst trösten, der am Ende denkt, er habe psychiatrische Probleme. Die intensive Betreuung von Patienten mit dem Ehlers-Danlos-Syndrom und das gewissenhafte Hören auf die Geschichten ihrer medizinischen Erlebnisse ist ein bemerkenswerter Indikator für den Wandel des medizinischen Denkens und der soziologischen Einflüsse, denen es seitens einer Welt ausgesetzt ist, in der die unmittelbaren und vielfältigen Eigenschaften der Kommunikation viele Verwirrungen, Unsicherheiten und partielle Visionen hervorrufen, insbesondere im Bereich der Gesundheit. Über die Qualität der Praxis der Gesundheitslehre hinaus tendiert die aktuelle Entwicklung der Sozialorganisation dazu, den sozialen Zusammenhang unter dem falschen Anschein von Hyperkommunikation zu zerstören, die auch als *„virtuell“* bezeichnet wird. Wir stellen also die Frage der Ethik, indem wir die Klinik hinterfragen. In der Tat ist laut unseres Freundes Professor Christian Hervé, dem Gründer des Lehrstuhls für medizinische und rechtliche Ethik an der Universität Paris-Descartes, die *„Ethik in der Medizin ist die Klinik“* (108). Aufgrund der Geschichten der Patienten bietet die Krankheit Ehlers-Danlos auch hier eine sehr anschauliche Darstellung. Das Zuhören, die klinische Untersuchung und die Erklärungen fehlen viel zu oft. Einige Patienten empfinden sich sogar *„gewalttätigen“* Verhaltensweisen in der Art und Weise ausgesetzt, wie sie angesehen und angesprochen werden.

4. Die gesicherte Diagnose ist allein möglich durch die Klinik, ohne den Beitrag der Genetik. Die übereinstimmenden Beobachtungen von Grahame (London), Bulbena (Barcelona), Bravo (Santiago de Chile), Manicourt (Brüssel) und vielen anderen haben das von Tschernogobov (Moskau), Danlos (Kopenhagen), Miget (Paris) beschriebene Krankheitsbild schrittweise bereichert. Wir haben dabei durch eine Kohorte von 5.600 Patienten, die 1997 (109) initiiert wurde, und durch das kontinuierliche Eintreten weiterer Patienten, die unsere ersten Beobachtungen bestätigt haben, erheblich mitgewirkt. All diese Patienten ähneln sich sehr. Unsere erste Analysetabelle, die im Hôtel-Dieu in Paris entwickelt wurde, umfasste 79 Elemente, die nach einer Klassifizierung der traditionellen Klinik (Symptome und Organe) in 16 Kategorien unterteilt waren. Die Bedeutung jedes Symptoms oder Zeichens bei der Untersuchung wurde auf einer Likert-Skala von 0 bis 4 quantifiziert, ähnlich dem, was wir in unserer Forschung zur Quantifizierung bei Behinderungen validiert haben (110). Auf diese Weise konnte die Bedeutung der Zeichen (Hyperlaxität, Hautbrüchigkeit) und die Schwere der Symptomgruppen (Schmerz, krankhaft gesteigerte Geruchswahrnehmung, Verstopfung, etc.) vergleichbar bewertet werden. 853 Fälle wurden untersucht. Auf Wunsch von Stanislas Pommeret, dem Mathematiker, der uns half, wurden die sechszehn Gruppen auf sechs reduziert, um eine zuverlässige statistische Verarbeitung zu ermöglichen. Dies zwang uns, eine andere Logik zur Klassifizierung von Zeichen und Symptomen zu *„entwickeln"* als die übliche Systematik in der Medizin. Wir beriefen uns auf die pathophysiologischen Hypothesen, die von der Beobachtung der Patienten inspiriert waren, vor allem auf die Störung der Propriozeption in ihrer weiten Definition (motorische Kontrolle, Dysautonomie, Wahrnehmungsstörungen mit auditorischen, geruchsbedingten, visuellen, hauteigenen Hypersensibilitäten), Hautläsionen, Blutungen und kognitive Störungen. Eine statistisch perfekte Korrelation zwischen vier der oben genannten Gruppen (Hauterscheinungen, Bewegungs- und Gelenkerkrankungen, Dysautonomie, Sinnesstörungen) wurde nachgewiesen, so dass wir bestätigen können, dass diese scheinbar heterogenen Symptomgruppen (z.B. Haut und Hyperosmie) Teil derselben Krankheit sind. Die gleiche Population von 853 Fällen wurde mit einer Population von 826 vermutlich *„normalen"* Probanden verglichen, die sich im Rahmen einer vorgeschriebenen Arbeitsuntersuchung befanden und einer anderen Gruppe von 206 Patienten, die aus einem anderen Grund als Ehlers-Danlos nach dem Zufallsprinzip einer allgemeinen oder fachärztlichen Beratung zugewiesen wurden. Die Unterschiede sind äußerst signifikant.

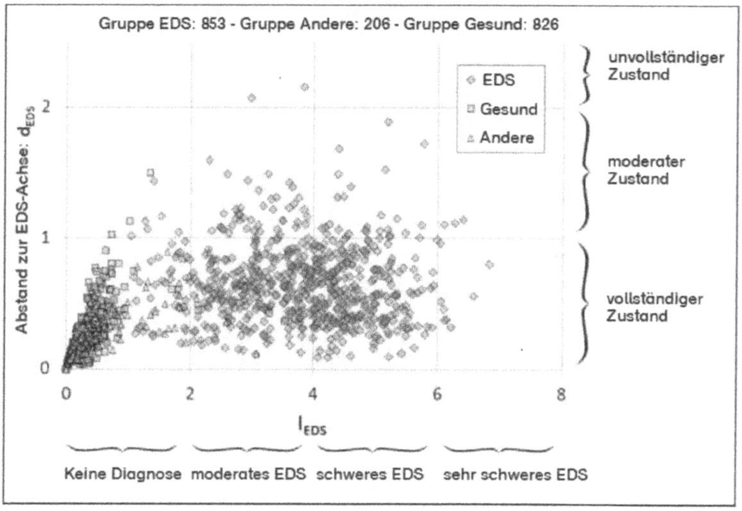

Diese Grafik zeigt die signifikante Streuung zwischen der Ehlers-Danlos Gruppe (EDS) und denen der sogenannten *„normalen"* Menschen (Gesund) und Patienten mit einer anderen Krankheit (*„Andere"*). EC Neurologie 10.6 (2018).

Die Merkmale, auf denen die Diagnose von Ehlers-Danlos beruht, sind daher nicht zu verwechseln mit *„banalen"* Erscheinungsformen, die bei einem normalen gesunden Probanden auftreten oder die *„gewöhnliche"* Patienten ihrem Arzt mitteilen. Aus diesen digitalisierten Daten konnte ein mathematisches Modell erstellt werden. Es ermöglicht die Erstellung von Listen mit besonders wichtigen Ereignissen, um die Diagnose mit einer Sensitivität (Diagnose der betroffenen Personen) von 99,6% und einer Spezifität (Eliminierung der nicht betroffenen Personen) von 98% zu stellen. Es sind weitere Listen von Anzeichen möglich. Wir haben eine Liste von neun Zeichen gewählt, die alle in 70% oder mehr der Fälle vorkommen, von denen fünf ausreichen, um die Diagnose mit der zuvor angegebenen Sensitivität und Spezifität zu stellen. Bei der Erstellung dieser Liste haben wir die Anzeichen berücksichtigt, die für jeden Arzt oder Chirurgen am einfachsten zu identifizieren sind, auch wenn er wenig klinische Erfahrung bei der Untersuchung der Haut oder der Gelenke hat. Das Fehlen eines Zeichens, einschließlich der Gelenkhypermobilität, eliminiert das Syndrom nicht, wir hatten oft Gelegenheit, dies zu sehen. Diese Hypermobilität *„festgeschrieben"* in einem Neun-Punkte-Erfolgstest, der Beighton zugeschrieben wird, wird oft schlecht durchgeführt und berücksichtigt nicht die Tatsache, dass 55 Gelenkkomplexe (einschließlich Schultern und Hüften) die menschliche Biomechanik umfassen und dass die Untersuchung von fünf von ihnen sehr unzureichend ist. Eine vollständige Überarbeitung, an der mehrere Forscher arbeiten, ist notwendig. Gleiches gilt für die Haut, die häufig nicht sehr dehnbar ist, die aber in der Vorstellung der Ärzte, insbesondere der Rheumatologen (beeinflusst durch Danlos' Fehler bei der Beschreibung einer anderen Krankheit), mehrere Zentimeter vom Handrücken gezogen werden können muss, sonst wird die Diagnose ausgeschlossen. Die semiologische Anarchie ist bei dieser Krankheit so groß, dass wir einen Rehabilitationsarzt getroffen haben, der sie ausschließt, wenn keine Skoliose vorliegt (40% der Fälle in der Tat). Andere schließen die Krankheit ebenfalls aus, wenn der Patient den Boden nicht mit den Händen berührt, ohne seine Knie zu beugen, während die Rückbildung der Kniesehnen und Trizeps häufig und sogar ein Zeichen der Krankheit sind, besonders bei Kindern (111, 112). Viel zu oft treffen wir auf *„ängstliche"* Ärzte, die es nach Ansicht der Patienten *„selbst nicht wagen, die Diagnose zu stellen"*, eingeschüchtert durch den falschen Ruf seltener Krankheiten und manchmal ängstlich vor den Reaktionen der medizinischen Fachärzte. Diese Situation könnte sich durch die Anwendung neuer diagnostischer Kriterien, die Ärzte selbst anwenden könnten, schnell ändern. Dieses Argument über die Zugehörigkeit von Symptomen zur gleichen Krankheit bestätigt, dass es nur eine Form von Ehlers-Danlos und nicht mehrere Arten von Syndrom gibt. Der Begriff Syndrom ist daher ungeeignet, da er darauf hindeutet, dass mehrere Krankheiten für die auftretenden Symptome verantwortlich sind. Dies ist wichtig, da die Verwendung des Begriffs Syndrom eine *„Unschärfe"* bei der Identifizierung dieser Pathologie mit sich bringt. Schlimmer noch ist die Tatsache, dass man oder dass ein Arzt denkt, dass es sich nicht um die als *„schlimmste"* eingestufte Form, d.h. die *„vaskuläre Form"* handelt, da alle Fälle dieser Krankheit zu arteriellen Komplikationen (Aneurysmen, Dissektionen) führen können. Die Tatsache, dass diese *„schlimmste"* Form als *„selten"* angesehen wird, ist auch nicht beruhigend, da die Krankheit nicht selten ist und sogar eine *„seltene"* Form einer häufigen Krankheit (2 Millionen Patienten in Frankreich) immer noch eine große Anzahl von Menschen repräsentiert. Die klinischen Argumente für diese *„risikoreichen"* Formen sind sehr fragwürdig und für uns widersprüchlich. Die genetischen Argumente (COL3A1) sind inkonsistent oder fehlen bei wirklichen komplizierten Formen von Aneurysmen. Die konsequente Vorgehensweise besteht daher darin, sie systematisch durch Erforschung der Hirnarterien und der Aorta und ihrer Zweige zu suchen und in allen Fällen klinisch mit den neun vorgeschlagenen Kriterien zu diagnostizieren. Umgekehrt sollte die Entdeckung eines Aneurysmas zu einer Suche nach der Krankheit Ehlers-Danlos führen. Die Entdeckung eines identischen Falles oder identischer Fälle bei Vorfahren, Hinterbliebenen und Nachkommen ist ein sehr starkes Argument zur Authentifizierung dieser Krankheit und ein sehr nützliches Element für ihre frühzeitige Erkennung und Behandlung.

Aktueller Stand des klinischen Wissens

1. **Schmerzen am Gelenk und in Gelenkregion**, an verschiedenen Stellen, unterschiedlich verteilt (Hals, Schultern, Ellenbogen, Handgelenke, Finger, Rücken, Becken, Hüften, Knien, Knöcheln, Füßen), vom Typ her *„neuropathisch"* oder kurz und sehr heftig, variabel in der Intensität (oft sehr stark) je nach Ort; meist Schübe zusätzlich zu einem kontinuierlichen Schmerz, oft mit einer Veränderung am Morgen und verstärkt durch körperliche Aktivität. Die Schmerzen können lange andauern.

2. Ein **Gefühl von erheblicher Erschöpfung**, das sofort nach dem Aufwachen auftritt, mit dem Gefühl von Schwerfälligkeit, Schwere des Körpers, ausgeprägt bei unvorhersehbaren Anfällen, mit gelegentlichen Anfällen von Schläfrigkeit. Die Erschöpfung wird von Patienten sehr oft als das Symptom angesehen, dass die meisten Behinderungen verursacht.

3. **Probleme bei der Kontrolle von willkürlichen Bewegungen, die propriozeptiven Ursprungs** sind, mit Ungeschicklichkeit, Anschlagen an Hindernissen (*„Zeichen der Tür"*), Gangstörungen, machmal Stürzen.

4. **Gelenkinstabilität**, die für Pseudodistorsionen, Gelenkblockaden, Subluxationen (einschließlich Gelenkknacken) oder Luxationen verantwortlich ist.

5. **Dünne, blasse, transparente Haut**, die das subkutane Venennetz in den Unterarmen, über den Brüsten und am Rücken hervorscheinen lässt, die zart bei Berührung und nicht vor

Elektrostatik geschützt ist, was bei Kontakt mit Metallgegenständen (Autotür, Einkaufswagen, Körperkontakt mit einer anderen Person) zu Stromschlägen führen kann.

6. Das Aufzeigen einer mehr oder weniger diffusen **Gelenkhypermobilität**, die es in der Kindheit gegeben haben kann (einen Fuß hinter den Kopf legen, einen Spagat machen) und später verschwunden ist oder aufgrund von Muskelschmerzen und/oder Muskelverspannungen an bestimmten Gelenken unmöglich zu erkennen geworden ist. Die Abwesenheit einer Gelenkhypermobilität schließt eine Diagnose nicht aus. Eine Rückbildung (Trizeps, Kniesehnen) kann sogar auftreten.

7. **Gastroösophageale Refluxerkrankung**, die früh im Leben auftreten kann (Flaschenernährung). Sie verursachen bronchiale Irritationen.

8. Umfangreiche **Blutergüsse**, die bei minimalen Traumata auftreten, oft unbemerkt, oder Purpura.

9. **Hypersensivität, Hyperakusis** mit einer sehr feinen Wahrnehmung von Geräuschen und Intoleranz gegenüber Lärm.

Das Vorhandensein von **fünf dieser neun Zeichen** reicht aus, um Ehlers-Danlos zu diagnostizieren (Sensitivität: 99,6%; Spezifität: 98%).

- Das Fehlen eines dieser Zeichen kann EDS nicht ausschließen. Sie variieren von der Geburt bis zum Ende des Lebens. Einige können verschwinden, andere können mehr oder weniger spät auftreten, manchmal bei traumatischen Ereignissen (z. B. Verkehrsunfällen) oder hormonellen Ereignissen (Pubertät, Menstruation, Schwangerschaft).

Die **folgenden Anzeichen** können nebeneinander existieren, sie bilden einen integralen Bestandteil des klinischen Bildes des Ehlers-Danlos-Syndroms, tragen zu dessen Identifizierung bei und sind ein Teil des therapeutischen Managements durch Sozialeinrichtungen: **Dysautonomie** (vasomotorische Störungen der Extremitäten mit kalten Füßen, die zu Unrecht als ein Raynaud-Syndrom angesehen werden, Herzklopfen, Schwitzen, Schüttelfrost, unerklärliches Fieber), **Überempfindlichkeit** (Haut, Geruch), **Verstopfung**, **extraartikuläre Schmerzen** (Bauch, Rippen,) **Schlafstörungen, Dystonie** (Zittern, Zuckungen, muskuläre Kontrakturen, **Hautbrüchigkeit** (Narbenerkrankungen, Dehnungsstreifen), übermäßige Hautdehnbarkeit, **diffuse Blutungsneigung** (Gingiva, Genital), **Atemwegssymptome** (Blockaden, Kurzatmigkeit), **binokulare Sehstörungen**, **Mund- und Zahnveränderungen, Blasen- und Schließmuskelstörungen**, sexuelle Störungen (**Dyspareunie**), **Probleme bei der Geburt, kognitive Probleme** (Gedächtnis, Aufmerksamkeit, Konzentration, Orientierung), **Affektivität, Verhalten (Angst, Emotionalität, Autismus-Spektrum**), Symptome, die auf ein

Mastzellaktivierungssyndrom oder SAMA hinweisen (oberflächliche und tiefe Urtikaria, Flush, unspezifisches Exanthem insbesondere nach einer Dusche, Juckreiz).

Diese klinischen Argumente reichen für die Diagnose aus, sie werden durch die **Beobachtung identischer Familienfälle verstärkt**, die **mehr oder weniger aussagekräftig** sind und den **erblichen Charakter** dieser Bindegewebserkrankung belegen.

„Frustrierende" Formen sind häufig, ihre Diagnose basiert auf dem Vorhandensein mehrerer Zeichen in einer Familie, in der ein Muster mit allen für die Diagnose notwendigen Elementen gefunden wird.

5. Die Frage der erblichen Übertragung. Nachdem diese These indirekt von Ehlers (1) vorgeschlagen wurde, wurde sie erst ab den 1960er Jahren ernsthaft aufgegriffen. (29). Es ist jedoch einer der zentralen Aspekte und hat die erheblichen Anstrengungen der Genetiker, auf Beightons Arbeit basierend, gerechtfertigt, die Krankheit durch ihre genetischen Eigenschaften und die Suche nach spezifischen Kollagenmutationen anzugehen. Die wenigen gefundenen genetischen Veränderungen sind verbunden mit einer Vielzahl von klinischen Erkrankungen. Die klinische Realität, die auf der sorgfältigen Untersuchung einer sehr großen Zahl von Patienten und ihren Familien beruht, erlaubt es nicht, diesen Ansatz zu unterstützen, wie wir gerade oben gezeigt haben. Die sehr große und lange Patientenkohorte sowie die Erfahrungen von Ärzten, die wissen, wie man die Krankheit diagnostiziert und die mit uns zusammenarbeiten, zeigen eine offensichtliche Tatsache, die Gegenstand einer laufenden Publikation ist (113): Jedes Mal, wenn eines der Elternteile an der Krankheit Ehlers-Danlos leidet, sind alle Kinder betroffen, sogar eineiige Zwillinge auf unterschiedliche Weise. Jungen haben meistens eine weniger ausgeprägte Symptomatik. Paare, bei denen beide Elternteile an der Krankheit leiden, sind keine Ausnahme, wie wir bei Richard Amoretti gesehen haben, einem Kardiologen, der 1200 Menschen diagnostizierte. Das ist jedoch ein wesentlicher Punkt. Bei Nicht-Diagnose wird der Patient mit den betroffenen Kindern alleine gelassen. Das Zögern der Diagnose (*„Sie müssen warten"*) ist negativ, weil es Zweifel aufkommen lässt und den Arzt in Misskredit bringt. Es gibt kein Alter, um es zu tun, je früher, desto besser. Damit würden die Fälle von falschen Gewaltvorwürfen vermieden, die so häufig, so schmerzhaft für Eltern und Kind und so gefährlich für das Kind sind. Diese systematische Art der Krankheitsübertragung ist ein Argument für den Einsatz der medizinisch unterstützten Fortpflanzung.

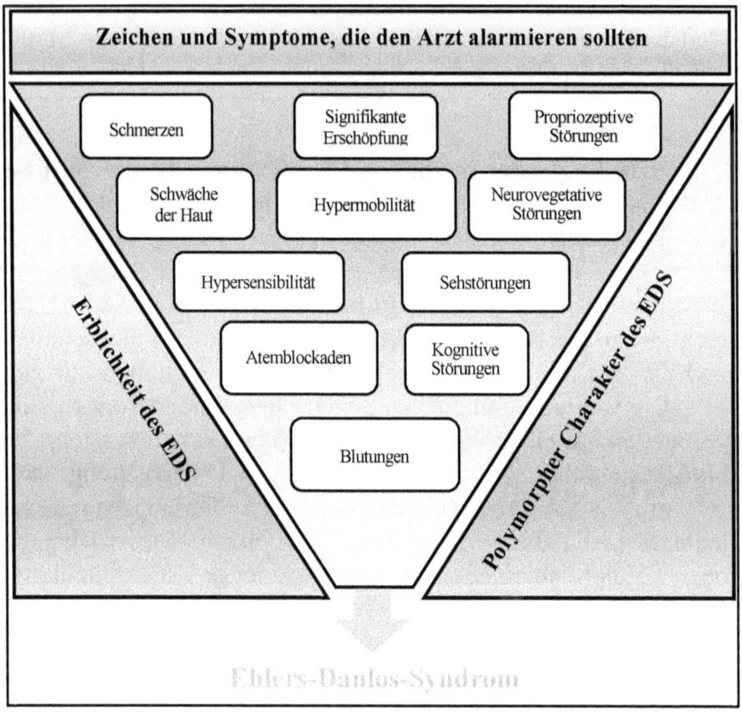

In Zusammenarbeit mit Frau S. Pommeret

SCHLUSSFOLGERUNGEN

Projekte für die Zukunft... Von der „medizinischen Anerkennung" (114) über die Organisation von Pflege und von der Verzweiflung zur Hoffnung für Patienten und ihre Familien.

Dieser lange Weg mit einer großen Kohorte von 5.600 Menschen, die an derselben Krankheit leiden, die sowohl ihren Körper in seiner Ganzheit als auch ihre Nachkommen in allen Fällen betrifft, hat es uns ermöglicht, mit Sicherheit eine Krankheit zu identifizieren, die im 19. Jahrhundert entdeckt wurde, aber inzwischen vergessen oder vor allem weitgehend mit anderen verwechselt wurde. Diese Verwirrung hat sich bis hin zur Verleugnung verschärft, paradoxerweise zeitgleich zum unbestreitbaren Fortschritt der Biologie in der Medizin. Tatsächlich steht Ehlers-Danlos im Widerspruch zu Mendel und wird nicht wie erwartet begleitet von einem durch die immer leistungsfähigeren Methoden unserer Mikrotechnologien identifizierbaren Marker übertragen. Dies ist ein *„unverzeihlicher"* Fehler gegenüber der modernen Medizin. Es ist ein Fehler, für den die Betroffenen einen sehr hohen Preis zahlen: Mangelnde Anerkennung, oft gewaltsame Diskriminierung, falsche Anschuldigungen, psychiatrische Einweisung, mangelnde Behandlung, Mangel an lebenswertem Leben. Viele konnten es nicht ertragen und zogen es vor, dieses unerträgliche Leben zu verlassen. Ein Punkt muss unterstrichen werden: Die außergewöhnliche Bereitschaft (Mut?) dieser Jugendlichen und Erwachsenen, die so viel Feindseligkeit ihres eigenen Körpers und der anderer Menschen ausgesetzt sind, weiterzumachen. Die Besonderheiten der an dieser Krankheit beteiligten Verletzungsmechanismen stellen viele vorgefasste Ideen und Vorurteile in der Medizin, Psychologie, Psychiatrie, Schulbildung und künstlerischer Kreativität in Frage. Eine neue Herangehensweise an die Beziehung zwischen Körper und Geist ist daher denkbar. Ehlers-Danlos ist eindeutig eines der produktivsten Forschungsthemen im Moment, auch für Genetiker, aber unter Berücksichtigung des Phänotyps und nicht nur auf der Suche nach einem hypothetischen Genotyp.

Aber am dringendsten ist es, die Patienten zu schützen und ihre Familien zu informieren. Das bedeutet: Eine völlige Veränderung der vorgeschlagenen Pflegeorganisation und nicht mehr die Identifikation mit einer seltenen Krankheit, sondern mit einer, die sehr häufig auftritt. Es ist an der Zeit, sich daran zu erinnern, dass eine seltene Krankheit eine ist, von der nach der Definition der Europäischen Union weniger als einer von 2000 Menschen betroffen ist. Das ändert sich je nach Land: In den Vereinigten Staaten ist eine Krankheit selten, wenn sie weniger als einer von 1500 Menschen betrifft; in Japan wird die Rate auf einen von 2500 Menschen festgelegt. Mit zwei Millionen Menschen in Frankreich sind wir von diesen Zahlen sehr weit entfernt. Außerdem sollten wir diese Medienverwirrung vermeiden: Erbkrankheit = seltene Krankheit. Aufhören zu glauben, dass nur wenige Menschen, die für die Diagnosestellung seltener (oder sehr seltener) genetischer Krankheiten geeignet sind, eine klinisch komplexe Krankheit diagnostizieren können; außerdem damit aufhören, gemäß dem schweren Fehler in unserem Gesundheitssystem, Kinder von Erwachsenen zu trennen, sondern eine Krankheit, die die ganze Familie betrifft, zu diagnostizieren. Dies bedeutet auch, dass Komplikationen, die das Leben des Patienten kosten können (Aneurysmen, vesikuläre Steine), erkannt und behandelt werden. Der vorletzte Aspekt ist therapeutisch, diese Krankheit ist nicht mehr *„verwaist"*, d.h. im medizinischen Verwaltungsjargon trifft *„unheilbar, für die es keine Behandlung mehr gibt"* bei Ehlers-Danlos nicht mehr zu, viele Behandlungen tragen dazu bei, das Leben vieler dieser Patienten zu verändern, auch wenn es schwierig und unbeständig ist. Die medizinischen Berater der Krankenkassen dürfen jedoch den Ärzten nicht verbieten, sie zu verschreiben oder ihre Erstattung auf Grundlage altertümlicher Bestimmungen, die den Besonderheiten dieser Patienten nicht Rechnung tragen, zu verweigern. Dies ist eine dringende Maßnahme, die von unseren medizinischen Behörden ergriffen werden muss, um die Situation aufzulösen. Nicht zuletzt im wirtschaftlichen und sozialen Kontext, in dem wir alle leben und der alle Menschen betrifft, Arbeitnehmer, Arbeitgeber oder Selbstständige und Rentner, die Sozialversicherungen und Versicherungsgesellschaften mit ihren Beiträgen finanzieren, sind die exorbitanten Kosten dieser Krankheit zu betrachten, wenn sie nicht diagnostiziert wird. Die medizinische Irrfahrt durch unnötige Untersuchungen, unnötige Medikamentenbehandlungen, Benachteiligungen durch Operationen, vermeidbaren Arbeitsunterbrechungen, Fehler in der beruflichen Orientierung, ist sehr teuer… Die eingesetzten Behandlungen sind, auch wenn sie komplex erscheinen, insgesamt günstiger. Sie haben sich nach Regeln bewährt, die sich nach den Kriterien, die für die bei dieser Art von Patienten für die angewandten Techniken gelten, weitgehend als wirksam erwiesen (115). Manchmal werden zwei Fragen gestellt: Kann man bei der Krankheit Ehlers-Danlos Blut und Organe spenden? Für Blut ist die Antwort ja, für Organe ist die Antwort nein.

Paris, 3. Juni 2018

LITERATURVERZEICHNIS

1 Ehlers E. *Cutis laxa. Neigung zu Haemorrhagien in der Haut, Lockering mehrerer Artikulationen,* dans Dermatologische Zeitschrift.,

2 Claude Hamonet, Lucette Ducret, Carolina Baeza-Velasco, K. Ladayi, « *Ehlers-Danlos-Tschernogobow: histoire contrariée de la maladie* », Histoire des sciences médicales 50: 29- 41 January 2016.

3 Tschernogobow N. A: *Über einen Fall von Cutis laxa.* (Presentation at the first meeting of Moscow Dermatologic and Venerologic Society, Nov 13, 1891.) Monatshefte für praktische Dermatologie, Hamburg, 1892, 14: 76.

4 Hamonet C., Brock I., Pommeret St., Pommeret S., Baeza C., Metlaine A., Syndrome d'Ehlers-Danlos (SED) type III (hypermobile): validation d'une échelle clinique somatosensorielle (ECSS-62), à propos de 626 cas Ehlers-Danlos Syndrome type III (hypermobile): clinical somatosensory scale (SSCS-62) validation, about 626 patients, Bull. Acad. Natle Méd., 2017, 201, nos 1-2-3, 405-415, séance du 28 février 2017.

5 Gould S.J., *La mal-mesure de l'Homme*, éditions Ramsay, 1983, Paris.

6 Beighton P., The Ehlers-Danlos Syndrome. William and Hellemann Medicine Books Ltd 1970.

7 Likert, R. (1974) A method of constructing an attitude Scale. In: Maranell, G.M., Ed., Scaling: A sourcebook for behavioral scientists, Aldine Publishing, Chicago, 233-243.

8 Hamonet Cl., Magalhaes T., Gagnon L., Laurent G., « Bien *mesurer les handicaps, un passage incontournable pour la réadaptation et la santé* », Rééducation 1997, journées de médecine physique et de rééducation; Expansion scientifique, pp110-121, 1997, Paris.

9. Rodney Grahame, le syndrome d'hypermobilité, actes du premier colloque international francophone, les traitements du syndrome d'Ehlers-Danlos (SED), Paris-Créteil, 7 mars 2015, Journal de Réadaptation médicale, 2016;36:7-8
10 Gould, G.M. & Pyle, W.L. (1897) Anomalies and Curiosities of Medicine. W.B. Saunders & Co., Philadelphia, PA, p. 217. Fig. 70.
11 Van Meeckeren J. A. De ditatabilitate extraordinaria cutis, in observations chicorurgicae-chapter 32, Amsterdam /1682, 134-136.
12 Cohn P., présentation d'un malade avec peau en caoutchouc (cutis laxa) avec des modifications circonscrites de la peau sous forme d'elcoures brun-rouge dépressibles, IXè congrès des sociétés allemandes de dermatologie, 1907, P. 107, 1907, P. 415.
13 Danlos A., Un cas de cutis laxa avec tumeurs par contusion chronique des coudes et des genoux (xanthome juvénile pseudo-diabétique de MM Hallopeau et Macé de Lépinay) Bull. Soc. Fr. Dermatol. Syphiligr., 1908, 19, 70-72
14 Miget A., Le syndrome d'Ehlers-Danlos, Thèse Médecine, Arnette, Paris 1933.
15 Galopin V., Les syndromes d'Ehlers-Danlos, étude bibliographique à propos d'un cas, thèse de médecine. Faculté de Médecine de Nancy, Université Raymond Poincaré, Nancy I, 2004.
16 Petges G., Lecoulant P., Peau élastique-In: Nouvelle pratique dermatologique, Tome VI, Paris: Masson et Cie / 1936, 255-270.
17 Schulman E., Lévy-Coblentz G., Hyperélasticité cutanée (cutis laxa) et laxité articulaire avec fragilité anormale de la peau et tumeurs molluscoïdes post-traumatiques (syndrome de Danlos). Bull. Soc. Fr. Dermatol. Syphiligr., 1932, 39, 1252-1256
18 Weber, F.P. (1936) The Ehlers-Danlos Syndrome. British Journal of Dermatology and Syphilis, 48, 609.
19 Mackusick V.A. Heritable disorders of connective tissue, C. V. Mosby Company, Saint-Louis, 1966
20 Kirk JA, Ansell BM, Bywaters EG. The hypermobility syndrome Musculoskeletal complaints associated with generalized joint hypermobility, Ann Rheum Dis. 1967 Sep;26 (5):419-25
21 Bravo J. F. Ehlers-Danlos Syndrome (EDS), with special emphasis in the joint hypermobility syndrome January 2010 Revista Médica de Chile 2009, vol.137, n.11, pp. 1488-1497.

22 Grahame R. Bird HA, Child A. The revised (Brighton 1998) criteria for the diagnosis of benign joint hypermobility syndrome (BJHS). J Rheumat. 2000;27:1777-9.
23 Kahn M; F., syndrome polyalgique idiopathique diffus, fibrosite, fibromyalgie, Doul. et Analg., 1, 159-164, 1988
24 Jansen L.H., The structure of the connective tissue, an explanation of the symptoms of the Ehlers-Danlos Syndrome. Dermatologica, 1955, 110, 2, 108-120
25 Johnson S.A.M., Falls H.F., Ehlers- syndrome. A clinical and genetic study. Arch. Derrnatol. Syph., 1949, 60, 1, 82-105.
26 Barrabas A.P., Heterogeneity of the Ehlers-Danlos Syndrome: description of three clinical types and a hypothesis to explain the basic defect(s). Br. Med. J., 1967, 2, 5552,
27 Barrabas A.P., Vascular complications in the Ehlers-Danlos Syndrome: with special reference to the « arterial type » or Sack's syndrome. J. Cardiovasc. Surg., 1972, 13, 2, 160- 167
28 Sack G.: *Status dysvascularis, ein Fall von besonderer Zeereislichkeit der Blutgefässe.* Deutsches Archiv für klinische Medicin, Leipzig, 1935-1936, 178: 663-669.
29 Beighton P. X-linked recessive inheritance in the Ehlers-Danlos Syndrome. BrMedJ. 1968 Aug 17;3(5615):409-11.
30 Beighton P., Price A., Lord J., Dickson E. Variants *of the Ehlers-Danlos syndrome: clinical, biochemical, haematological, and chromosomal features of 100 patients*. Ann. Rheum. Dis., 1969, 28, 3, 228-245
31 Beighton, P., *The Ehlers-Danlos Syndrome*. In: Mckusick's Heritable Disorders of Connective Tissue (ed. by P. Beighton), 1993, pp. 189–251. University of Cape Town Medical School, Cape Town, South Africa.
32 Beighton P, De Paepe A, Danks D, Finidori G, Gedde-Dahl T, Goodman R, Hall JG, Hollister DW, Horton W, McKusick VA, Opitz JM, Pope FM, Pyeritz RE, Rimoin DL, Sillence D, Spranger JW, Thompson E, Tsipouras P, Viljoen D, Winship I, Young I (1988): *International nosology of heritable disorders of connective tissue*, Berlin, 1986. Am J Med Genet 29:581–594.
33 Beighton P., De Paepe, A., Steimann, B., Tsipouras, P. & Wenstrup, R.J. (1998) Ehlers-Danlos Syndrome*: revised nosology, Villefranche*, 1997. Ehlers-Danlos National Foundation (USA) and Ehlers-Danlos Support Group (UK). American Journal of Medical Genetics, 77,
34 Tinkle BT, Bird HA, Grahame R, Lavallee M, Levy HP, Sillence D. *The lack of clinical distinction between the hypermobility type*

of Ehlers-Danlos Syndrome and the joint hypermobility syndrome (a.k.a. hypermobility syndrome). Am J Med Genet A. 2009;149A:2368–70.

35 Castori M., Brad Tinkle B., Levy H., Grahame R., Malfait F., Hakim A. *A Framework for the Classification of Joint Hypermobility and Related Conditions.* American Journal of Medical Genetics Part C (Seminars in Medical Genetics) 175C:148–157 (2017).

36 Holick, M. L. (Col*)* « *Multiple fractures in infants who have Ehlers-Danlos/hypermobility syndrome and or vitamin D deficiency A case series of 72 infants whose parents were accused of child abuse and neglect* ». Dermato-Endocrinology, Volume 9, 2017, issue 1.

37 Bulbena A, Duró J, Mateo A, Porta M, Vallejo J. Joint *hypermobility syndrome and anxiety disorders*. Lancet 1988;2:694.

38 Bulbena A, Pailhez G, Bulbena-Cabré A, Mallorqui-Bagué N, Baeza-Velasco C. *Joint hypermobility, anxiety and psychosomatics: two and a half decades of progress toward a new phenotype.* Adv Psychosoma Med 2015;34:143-157.

39 Baeza-Velasco C, Gely-Nargeot MC, Vilarrasa AB, Fenetrier C, Bravo JF. *Association between psychopathological factors and joint hypermobility syndrome in a group of undergraduates from a French university*. Int J Psychiatry Med 2011;41:187–201.

40 Baeza-Velasco C, Van den Bossche T, Grossin D, Hamonet C. *Eating difficulties and significant weight loss in Joint Hypermobility Syndrome/Ehlers-Danlos Syndrome, Hypermobility Type.* Eating and Weight Disorders. Doi:10.1007/s40519-015-0232-x.

41 Guinchat V., Vlamynck E., *Application des traitements de la maladie d'Ehlers-Danlos à des personnes autistes.* Troisième colloque International Traitements du syndrome d'Ehlers-Danlos. Third International Colloquium. Ehlers-Danlos 27 Mars 2017 Amphithéâtre Charcot Groupe Faculté de Médecine Paris-Descartes, rue des Saints-Pères Paris.

42 Hamonet C., Frédy D., Lefèvre J. H., Bourgeois-Gironde S., and Zeitoun J. D., *Brain injury unmasking Ehlers-Danlos Syndromes after trauma: the fiber print* Orphanet J Rare Dis. 2016; 11: 45. Published online 2016 Apr 22. doi: 10.1186/s13023-016-0428-9.

43 Hamonet C., Ravaud, Villeneuve S., A. Gompel A., Serre N., Fredy D., Mellereau C., Deparcy D., Mazaltarine G., Zeitoun JD., Metlaine, Léger D., Benachi A., CordierAG., Césaro D,

Loche C., Dantchev N., Vienne M., Séjourné, C., Gogly G. Landru MM., Moussa-Badran S., Raffray Y., Challe G., Laouar N., Doursounian L., Mohler J.. *Ehlers-Danlos (about 664 cases) Statistical analysis of clinical signs from 644 patients with a Beighton scale ≥ 4/9.* First international Symposium on the Ehlers-Danlos Syndrome. 8-11 Septembre 2012 Ghent Belgium

44 Hamonet C., Brissot R., Gompel A., Baeza-Velasco C., Guinchat V., Brock I., Ducret L., Pommeret S., Metlaine A. *Ehlers-Danlos Syndrome - Contribution to Clinical Diagnosis - About 853 cases,* EC Neurology 10.6 (2018).

45 Justine Hugon-Rodin, Géraldine Lebègue, Stéphanie Becourt, Claude Hamonet and Anne Gompel, *Gynecologic symptoms and the influence on reproductive life in 386 women with hypermobility type Ehlers-Danlos Syndrome: a cohort study,* Orphanet Journal of Rare Diseases (2016) 11:124 DOI 10.1186/s13023-016-0511-2

46 Patrick Quercia, *Contribution de la Posturologie au Syndrome d'Ehlers-Danlos*, troisième colloque international les traitements du syndrome Ehlers-Danlos, Faculté de médecine, Université René Descartes, rue des Saints-Pères, Paris, 25 mars 2017

47 Cypel D., *Test de mise en évidence une hypermobilité de l'épaule dans le syndrome d'Ehlers-Danlos* ; Mémoire pour l'obtention du certificat universitaire Ehlers-Danlos, Faculté de Médecine, Université Paris-Est-Créteil, année 2013-2014.

48 Hamonet Cl., Vienne M., "*Le syndrome (ou maladie) d'Ehlers-Danlos et l'appareil respiratoire. A propos de 1700 patients".* Poster, 18ème Congrès de Pneumologie de langue française, Marseille 24 janvier 2014.

49 Hamonet Cl., Vienne M., Mazaltarine G. « *Les Manifestations Respiratoires du Syndrome d'Ehlers-Danlos- S.E.D. Rôle de la Rééducation Respiratoire par le Percussionaire® »,* XXIème congrès de la Société Française de Médecine Physique et de Réadaptation, Lyon, 15-16-17 octobre 2009.

50 Hamonet C., Vlamynck E., Vienne M., Leroux F., Mazaltarine G., Jaussaud R., Baeza-Velasco C. *Ehlers-Danlos Syndrome (EDS). Contributions of therapeutic compression garments and oxygen therapy.* II International congress on *hypermobility, Ehlers-Danlos Syndrome and pain.* 21 to 23 August, 2015. São José do Rio Preto – SP – Brazil.

51 Dragomir-Kirchner S., Bayle N., Hutin E., Hamonet C., J.-M. Gracies JM., Loche CM, *Étude urodynamique des troubles*

vésico-sphinctériens dans le syndrome d'Ehlers-Danlos, Annals of Physical and Rehabilitation Medicine 56S (2013) e229–e233.

52 Hamonet C., Cesaro P., *Ehlers-Danlos and dystonia. Positive effects of Amantadine*, Pressemédicale, Vol 43 — N° 9 P. 1017-1018 — septembre 2014.

53 Hamonet C, Ducret L, Marié-Tanay C, Brock I (2016) *Dystonia in the joint hypermobility syndrome (a.k.a. Ehlers-Danlos Syndrome, hypermobility type).* SOJ Neurol 3(1), 1-3.

54 Delarue M., *Syndrome d'Ehlers -danlos (SED) et odontologie,* Journal de Réadaptation médicale, 2016;36:85-88.

55 Guinchat V, Vlamynck E., *Application des traitements du syndrome d'Ehlers-Danlos à des personnes autistes,* Quatrième colloque international Ehlers-Danlos, Aspects cognitifs et psychopathologiques, 17 mars 2018, Hôpital de la Salpêtrière.

56 Claude Hamonet, Pierre-Marie Schatz, Philippe Bezire, Lucette Ducret, Régine Brissot, « *Cognitive and psychopathological aspects of Ehlers-Danlos Syndrome - experience in a specialized medical consultation* », in press, Brain Therapy.

57 Claude Hamonet1, Lucette Ducret, *Ehlers-Danlos- Tschernogobow Syndrome: A Frequent, Rarely Diagnosed Disease whose Patients are often the Victim of an Abusive Psychiatrization,* J Depress Anxiety, J Depress Anxiety 2017, 6:3

58 *Le Handitest, Un instrument d'analyse et de mesure du handicap en quatre dimensions, Selon le Système d'Identification et de Mesure du Handicap « S.I.M.H. »* (Paris, Porto, Montréal, Tunis, Jérusalem, Padoue, Belgrade). www.handitest.free.fr

59 Jérôme Garcin *le syndrome de Garcin*, Gallimard Paris, 2017.

60 Jérôme Perdu, Pierre Boutouyrie, Khadija Lahlou-Laforêt, Philippe Khau Van Kien, NicolasDenarié, ElieMousseaux, Marc Sapoval, Pierre Julia Frank, Zin Zindohoué Philippe Touraine, Yves Dumez, Denis Trystram, CatherineVignal-Clermont, Anne-PauleGimenez-Roqueplo, Xavier Jeunemaitre, Jean-Noël Fiessinger, *Syndrome d'Ehlers-Danlos vasculaire, Vascular Ehlers-Danlos Syndrome*, La Presse médicale Volume 35, Issue 12, Part 2, Décembre 2006, Pages 1864-1875

61 Alain Berthoz, « *le sens du mouvement* ». Odile Jacob, Paris, 2013.

62 Daniel Deparcy, *Proprioception et posture dans le syndrome d'Ehlers-Danlos Posture and proprioception in Ehlers-Danlos Syndrome,* Journal de réadaptation médicale, Doi: 10.1016/j.jrm.2015.08.001

63 Roland Jaussaud, *Hypermobility, posture, psychological links, Fourth International meetiing Ehlers-Danlos, Cognitive and psychopathological aspects.* Quatrième colloque international Ehlers-Danlos. Aspects cognitifs et psychopathologiques, March 17 2018, amphitheatre Charcot, Salpetriere hospital Paris.

64 Adalbert Kapandji, *Qu'est-ce que la Biomécanique?* Sauramps médical 2011 Montpellier France.

65 Oliver Sacks, (traduction : Edith de la Héronnière) *l'homme qui prenait sa femme pour un chapeau, et autres récits cliniques* Seuil 1992 Paris

66 Didier Bouhassira, *Définition et classification des douleurs neuropathiques. Definition and classification of neuropathic pain*s La Presse médicale Volume 37, Issue 2, Part 2, February 2008, Pages 311-314

67 Hamonet C, Bahloul H., Ducret L., *Anesthesia and Ehlers-Danlos Syndrome (EDS),* J Anesth Pain Med, 2018 Volume 3 | Issue 1 | 4 of 4.

68 Peres R., Hamonet Cl., Fredy D., Ducreux D., Pico F., *MRI findings in an Ehlers Danlos Syndrome type III misdiagnosed as a multiple sclerosis",* European congress of Neurology, September 2012, Stockholm.

69 Claude Hamonet, Elodie Vlamynck, orthesist, Raimi Haidar, orthesist prosthesist, Richard Amoretti, cardiologist, Régine Brissot, PRM, Jean-Marie Schatz, neurologist, Daniel Deparcy, MPR, Chantal Marié-Tanay, Michel Horgues, Daniel Grossin & Marie Hamonet, family doctors, DR. Carolina Baeza-Velasco, PhD, Psychologist, Isabelle Brock MD, the members of GERSED and collaborating patients. *Mises eu point sur les traitements et la prévention dans le syndrome d'Ehlers-Danlosb (SED). Efectividad del entorque therapeutico frances en el sindrome Ehlers-Danlos. 20 anos de experiencia. Mas de 5000 pacientes. Vingt ans d'expérience française du traitement du Syndrome d'Ehlers-Danlos (SED).* « *The french touch* ». Cours international Ehlers-Danlos. Murcia (Spain) 28 octobre 2017.

70 Claude Hamonet, Richard Amoretti, Daniel Grossin, Houda Bahlaoum, Régine Brissot, Isabelle Brock, Véronique Riou, Julie Jegu, Philippe Bezire. *Overarching care of Patients with EDS at the Ellasanté Health Center in Paris,* III International Congress of Hypermobility, Ehlers-Danlos Syndromes and Pain ». Medical School of São José do Rio Preto - FAMERP from October 27 to 29.

71 Hamonet Cl., Laouar R., Vienne M., Brissot R., Bernard J.-C., Comberg A., *Vêtements compressifs et syndrome d'Ehlers-Danlos*. Étude multicentrique et prospective sur 49 personnes du handicap avec le Handitest. Journal de réadaptation médicale, no 4 2010; 30:pp 184–191.
72 Claude Hamonet, « *Le syndrome d'Ehlers-Danlos, nouvelles conceptions physiopathologiques, applications à son traitement par la Médecine Physique et la Réadaptation* ». Colloque organisé par le Centre national de référence sur la maladie de Fabri et le syndrome d'Ehlers-Danlos, Service de génétique médicale (Professeur Dominique P. Germain), 30 09 20112, Hôpital Raymond Poincaré, 92380 Garches. France
73 Audrey Sultan, Christophe Chesneau, Pierre Denise, Stéphane Besnard, Boris Bienvenue, Emma G. Dupuy, Pascale Leconte, Elodie Vlamynck, *Ehlers-Danlos Syndrome, Hypermobility Type: Impact of Somatosensory Orthoses on Postural Control (A Pilot Study*). Front. Hum. Neurosci., 08 June 2017 |
74 François Lelièvre, Jean-François Lelièvre *Pathologie du pied. Physiologie, clinique, traitement médical, orthopédique et chirurgical*, Elsevier-Masson1981 (5ème *édition*), Paris.
75 C. Hamonet, E. Vlamynck, *Orthèse cruropédieuse à tenseurs élastiques réglables et syndrome d'Ehlers-Danlos, Lower limbs dynamic adjustable orthosis and Ehlers-Danlos Syndrome* Journal de Réadaptation Médicale: Pratique et Formation en Médecine Physique et de Réadaptation Volume 33, Issue 3, October 2013, Pages 93-95
76 Claude Hamonet, *Andrew Taylor Still et la naissance de l'ostéopathie (Baldwin, Kansas, États-Unis, 1855). Andrew Taylor Still and the birth of osteopathy (Baldwin, Kansas, USA, 1855)* Revue du rhumatisme Volume 70, n°1 pages 91-96 (Janvier 2003).
77 Palmer D.D., *The Science, Art and Philosophy of Chiropractic.* Portland, Oregon: Portland Printing House Company, 1910.
78 Claude Hamonet, *Etre étudiant en médecine et découvrir la mort*, IHP Interne des -Hôpitaux de Paris, revue de l'Association des anciens internes des hôpitaux de Paris, 2017.
79 Robert Maigne, *Douleurs d'origine vertébrale et traitements par Manipulations,* 1974, l'Expansion éditeur, Paris.
80 Robert Maigne *Mal de dos mal du siècle* 1983 Marabout Paris
81 Charles Scott Sherrington CS (1906), *The integrative action of the nervous system.* Yale UniversityPress, NewHaven.

82 Claude Hamonet, Rozani Lemos *Amélioration spectaculaire des symptômes du syndrome d'Ehlers-Danlos chez un enfant par mise en apesanteur*. Poster. Deuxième colloque international Ehlers-Danlos, 19 mars 2016, Faculté de médecine de Créteil, Université Paris Est Créteil.
83 *Le Taping*, Vigot 2015 Paris.
84 C. Hamonet, D. Grossin *Rétractions musculo-tendineuses et syndrome d'Ehlers-Danlos.* Journal de Réadaptation Médicale 36, 3 168–170 2016
85 Hamonet Cl., Montgolfier A. de, Bedoiseau M., Lacert Ph; Pannier S., Raoult J.C., Fournier F., Carré G., Mézière D; Grossiord A.. « *Orthèses à commande myoélectrique pour main paralytique* », Annales de chirurgie, Volume 27, Numéro 5, Mai 1973, 541-545.
86 Montagne A., Bouras R., Vivant R., Boulongne D., Hamonet Cl., « *Les gros bras après traitement du cancer du sein; place de la rééducation fonctionnelle* », Cahiers Rééd. Réadapt. 1979, 14, n06, pp178-181.
87 Hamonet C1, Bahloul H., Ducret L., J Anesth Pain Med, 2018 Volume 3 | Issue 1 | 1 of 4
88 André Grossiord, Jean-Pierre Held, *Médecine de rééducation*, Flammarion Médecine, 1981, Paris,
89 Jean-Pierre Held, Olivier Dizien, *Traité de Médecine Physique et de Réadaptation*, 1998, Médecine-Science, Flammarion.
90 Joel Delisa, Rehabilation Medicine, principles and practice, Third edition, 1998, Lippincott, Williams and Wilkins Philadelphia, Baltimore, New York, London.
91 Hettinger T., Muller EA., « Troisier O., « *Le travail statique intermittent en rééducation* », in J.N. Heuleu et L. Simon, *Muscle et rééducation.* Paris Masson 1988: 166-174.
92 Troisier O., « *Le travail statique intermittent en rééducation* », in: J.N. Heuleu, L. Simon, Muscles et rééducation, Paris, Masson, 1988: 166-174.
93 Françoise Mézières, *La Gymnastique statique*, Paris, Vuibert, 1947
94 Chignon JC., Papelard D., Montagne A., Bordet B., Galanth E., Hamonet Cl., "*Réadaptation des cardiaques* », J. Réad. Med. 1981, 1, n°1, p.23-25
95 David Cohen *Les Dys en 2018, mise au point* 4ème colloque international Ehlers-Danlos 19 mars 2018 Hôpital de la Salpêtrière. Paris

96 Patrick Quercia (Inserm U1093). *Lien entre troubles des apprentissages et dysproprioception,* 4ème colloque international Ehlers-Danlos 19 mars 2018 Hôpital de la Salpêtrière. Paris

97 Akira Takei, Kazuhiko Mera, Yuzuru Sato, Yoichi Haraoka, *High-functioning autistic disorder with Ehlers-Danlos Syndrome.* https://doi.org/10.1111/j.1440-1819.2011.02262.

98 Carolina Baeza-Velasco, Claude Hamonet, Amaria Baghdadli & Régine Brissot. Autism Spectrum Disorders and Ehlers-Danlos Syndrome Hypermobility-Type: Similarities in clinical presentation Trastornos del Espectro Autista y Síndrome de Ehlers-Danlos Hipermóvil: Similitudes en la presentación clínica, C. Med. Psicosom, N° 118 - 2016.

99 Antonio Bulbena, Carolina Baeza-Velasco, Andrea Bulbena-Cabre, Guillem Pailhez, Hugo Crithley, Pradeep Chopra, Nuria Mallorqui-Bague, Charissa Franck, Stephen Porge *Psychiatric and Psychological Aspects in the Ehlers–Danlos Syndromes*, American Journal of Medical Genetics Part C (Seminars in Medical Genetics) 175C:237–245 (2017).

100 Claude Hamonet, Pierre-Marie Schatz, Philippe Bezire, Lucette Ducret, Régine Brissot, « *Cognitive and Psychopathological Aspects of Ehlers-Danlos Syndrome - Experience in a Specialized Medical Consultation* », RABDT-104. DOI: 10.29011/RABDT-104. 100004.

101 Marie de Jouvencel et Caroline Bourdon, *Problèmes cognitifs et le rôle du neuropsychologue dans le traitement du syndrome d'Ehlers-Danlos*, 4ème colloque international Ehlers-Danlos 19 mars 2018 Hôpital de la Salpêtrière. Paris.

102 Georges Canguilhem, « *le normal et le pathologique* », Presses universitaires de France, 1966, Paris.

103 *Diagnostic and Statistical Manual of Mental Disorders*), American Psychiatric Association, APA. *DSM-IV-TR, Manuel diagnostique et statistique des troubles mentaux (2002)* [archive], Elsevier Masson, Paris 2002, 1120 pages. (ISBN 978-2-294-01818-3). *DSM-IV-TR, Manuel diagnostique et statistique des troubles mentaux, texte révisé [archive].* (ISBN 2-294-00663-1). Elsevier Masson, Paris 2003. 1002 pages

104 *Classification CIM-10 des troubles mentaux et des troubles du comportement.* Organisation mondiale de la santé, Genève.

105 Antonio Bulbena. *Ehlers-Danlos et hystérie: le lien manquant*, 4ème colloque international Ehlers-Danlos 19 mars 2018 Hôpital de la Salpêtrière. Paris.

106 Stéphane Daens, *Ehlers-Danlos et algodystrophie*, Poster Troisième colloque international, Traitements du syndrome d'Ehlers-Danlos, 21 mars 2017, Faculté de Médecine, Paris Descartes, Paris.
107 Xavier Emmanuelli, *Accueillons les migrants* éditions Archipel 2017.
108 C.Hamonet, C.Baeza-Velasco, C. Hervé, *La clinique base de l'éthique dans la pratique médicale. The clinic basis of ethics in medical practice* Ethics,MedicineandPublicHealth Volume3, Issue2, April–June 2017, Pages 203-215.
109 Hamonet Cl., Saraoui A., Lambert M., Roncey K., Malingrey L. « *Ehlers-Danlos et hypermobilité commune. Syndromes déconcertants. Apport de la réadaptation* », Communication affichée, 14ème Congrès SOFMERR, Lyon Octobre 98.
110 Dreyfus P., Hamonet Cl., Dumont D., Ghezail M., Cherfaoui D., Chiali R., Boissier MC « *Application à 50 patients hospitalisés en rhumatologie d'un instrument de mesure du handicap, le Handicapomètre D.A.C.* », *in* Problèmes en Médecine de Rééducation, n° 24, Masson, 1993.
111 Hamonet Cl., Vlamynck E., Serre N., "*Ehlers-Danlos Syndrome, retractions of muscles flexor of Knees and Beighton test*", Poster, First international Symposium on the Ehlers-Danlos Syndrome, September 8th-11th 2012, Ghent, Belgium, Abstracts book of First international Symposium on the Ehlers-Danlos Syndrome, September 8th-11th 2012, Ghent, Belgium, p. 113
112 Trabelsi N., Hamonet Cl., « *Contribution à l'épidémiologie du syndrome d'Ehlers-Danlos* », Journal de réadaptation médicale, Volume 32, N° 2, pp. 51-55. 2012.
113 Hamonet C. & all « Ehlers-Danlos. New results on clinical diagnosis and genetic counselling. About a cohort of 5.500 patients », article soumis pour publication.
114 J. E. Gilibert, Docteur en médecine de la Faculté de Montpellier, agrégé au Collège des Médecins de Lyon, professeur de Botanique, d'Anatomie et de Chirurgie. *L'anarchie médicinale ou la médecine considérée comme nuisible à la société*, Paris 1776.
115 Hamonet Cl. « *Raisonnement médical, preuves, prescriptions médicales et médico-sociales en rééducation-réadaptation (Médecine Physique et de Réadaptation*) », communication à L'Académie de Médecine auprès du groupe de travail sur EBM, 24 juin 2003.

REDAKTIONELLE STRUKTUREN DER L'HARMATTAN-GRUPPE

L'Harmattan Italie
Via degli Artisti, 15
10124 Torino
harmattan.italia@gmail.com

L'Harmattan Hongrie
Kossuth l. u. 14-16.
1053 Budapest
harmattan@harmattan.hu

L'Harmattan Sénégal
10 VDN en face Mermoz
BP 45034 Dakar-Fann
senharmattan@gmail.com

L'Harmattan Cameroun
TSINGA/FECAFOOT
BP 11486 Yaoundé
inkoukam@gmail.com

L'Harmattan Burkina Faso
Achille Somé – tengnule@hotmail.fr

L'Harmattan Guinée
Almamya, rue KA 028 OKB Agency
BP 3470 Conakry
harmattanguinee@yahoo.fr

L'Harmattan RDC
185, avenue Nyangwe
Commune de Lingwala – Kinshasa
matangilamusadila@yahoo.fr

L'Harmattan Congo
219, avenue Nelson Mandela
BP 2874 Brazzaville
harmattan.congo@yahoo.fr

L'Harmattan Mali
ACI 2000 - Immeuble Mgr Jean Marie Cisse
Bureau 10
BP 145 Bamako-Mali
mali@harmattan.fr

L'Harmattan Togo
Djidjole – Lomé
Maison Amela
face EPP BATOME
ddamela@aol.com

L'Harmattan Côte d'Ivoire
Résidence Karl – Cité des Arts
Abidjan-Cocody
03 BP 1588 Abidjan
espace_harmattan.ci@hotmail.fr

UNSERE BUCHHANDLUNGEN IN FRANKREICH

Librairie internationale
16, rue des Écoles
75005 Paris
librairie.internationale@harmattan.fr
01 40 46 79 11
www.librairieharmattan.com

Librairie des savoirs
21, rue des Écoles
75005 Paris
librairie.sh@harmattan.fr
01 46 34 13 71
www.librairieharmattansh.com

Librairie Le Lucernaire
53, rue Notre-Dame-des-Champs
75006 Paris
librairie@lucernaire.fr
01 42 22 67 13

www.ingramcontent.com/pod-product-compliance
Lightning Source LLC
LaVergne TN
LVHW011313061026
849535LV00005B/1541